关节去神经术

JOINT DENERVATION
AN ATLAS OF SURGICAL TECHNIQUES

A. Lee Dellon ［编著］

陈增淦 张峰 ［主译］

Springer

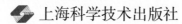
上海科学技术出版社

图书在版编目（CIP）数据

关节去神经术 /（美）李·德伦（A. Lee Dellon）编；陈增淦，张峰主译. -- 上海 : 上海科学技术出版社，2021.3
书名原文：Joint Denervation: An Atlas of Surgical Techniques
ISBN 978-7-5478-5233-0

Ⅰ. ①关… Ⅱ. ①李… ②陈… ③张… Ⅲ. ①关节疾病－去神经－外科手术 Ⅳ. ①R687.4

中国版本图书馆CIP数据核字（2021）第026157号

First published in English under the title
Joint Denervation: An Atlas of Surgical Techniques
by A. Lee Dellon
Copyright © Springer Nature Switzerland AG, 2019
This edition has been translated and published under licence from
Springer Nature Switzerland AG.

上海市版权局著作权合同登记号 图字：09-2019-615 号
封面图片由译者提供

关节去神经术

A. Lee Dellon　[编著]

陈增淦　张峰　[主译]

上海世纪出版（集团）有限公司
上 海 科 学 技 术 出 版 社　出版、发行
（上海钦州南路 71 号　邮政编码 200235　www.sstp.cn）
浙江新华印刷技术有限公司印刷
开本 787×1092　1/16　印张 17.5
字数 350 千字
2021 年 3 月第 1 版　2021 年 3 月第 1 次印刷
ISBN 978-7-5478-5233-0/R·2250
定价：168.00 元

本书如有缺页、错装或坏损等严重质量问题，
请向承印厂联系调换

内容提要

    关节相关的疼痛是目前骨科临床上最常见的疼痛，也是最常见的门诊和住院患者需要解决的问题。本书由世界周围神经领域的权威、美国约翰斯·霍普金斯大学的 A. Lee Dellon 教授编写，全面描述了四肢各关节及颞下颌关节的去神经术的历史、手术技巧、疗效及注意事项。本书是目前世界上该领域最权威，也是最为完整和详细地描述关节去神经技术的图书。

    书中配有大量的解剖和手术图片，图文并茂，对于有兴趣开展此类手术的医师来说非常有帮助，特别是对于骨科、疼痛科、康复科、整形外科、风湿科、口腔科及神经内科等从事疼痛相关治疗的医师，本书是一份很好的参考资料。A. Lee Dellon 教授提出的部分关节去神经的治疗理念是目前世界上非常先进的关节疼痛治疗理念，对于提高我国的关节相关疼痛治疗水平有着很好的参考价值。

本书献给我的妻子 **Luiann Olivia Greer**。她在出版准备、演讲幻灯片制作和本书的写作方面帮我做了很多工作。最重要的是，她帮忙做好了书中手术患者的准备工作，分享他们的痛苦磨难以及术后疼痛缓解带来的欢乐。简而言之，我爱你，**Luiann!** 你见证了《关节去神经术》这本书的诞生。在过去的 **20** 年里，有你陪伴我工作真的很高兴。

Lee

致　谢

感谢 Elaine Lanmon，她天才般地创作了本书中的许多绘图。她把每张临床照片都转变成手绘格式，并将草图转换为带有文本内容的清晰示意图。感谢约翰斯·霍普金斯大学整形外科医师 Karan Chopra 博士。他对我们的周围神经外科专业很感兴趣，拍摄了很多本书中使用的尸体照片。最后我要感谢 Andreas Gohritz 博士，他在德国汉诺威做整形外科住院医师时我就认识他，直到现在他仍在巴塞尔大学任教。我们分享了彼此的专业感受，也就是周围神经外科的历史所带来的真正的学术愉悦。他对本书的贡献显示了他对发掘专业历史的热爱。

编著者

A. Lee Dellon

Department of Plastic Surgery and Neurosurgery,
Johns Hopkins University, Baltimore, MD, USA

Andreas Gohritz

University Hospital, Basel, Switzerland
Swiss Paraplegia Center, Switzerland

译者名单

主 译

陈增淦　复旦大学附属中山医院
　　　　上海市公共卫生临床中心（复旦大学附属中山医院南院）
张　峰　上海市公共卫生临床中心（复旦大学附属中山医院南院）
　　　　复旦大学附属中山医院
　　　　Joseph M. Still Burn and Reconstructive Center,
　　　　Jackson，Mississippi，USA

译 者（以姓氏笔画为序）

江立波　复旦大学附属中山医院
孙　毅　复旦大学附属中山医院
李　娟　复旦大学附属中山医院
张世民　同济大学附属杨浦医院
林毓泽　复旦大学附属中山医院
洪光辉　复旦大学附属中山医院厦门分院

中文版前言

关节相关的疼痛是目前临床上最常见的疼痛，也是目前临床上最常见的门诊和住院患者最需要解决的问题。随着我国经济的快速发展，人民生活水平的不断提高，人民平均寿命大幅度提升，而随着年龄的升高，四肢各关节的疼痛发生率逐渐上升。目前对于关节疼痛的治疗，症状较轻者一般以药物治疗为主，而严重者则需要进行关节置换。长期的药物治疗除了产生巨额的药费支出以外，往往还伴随明显的胃肠道刺激、肝肾损害等副作用，迫使患者停用药物，忍受关节疼痛之苦，生活质量明显下降；关节置换手术则意味着巨额的费用和较多的手术并发症风险，如术后感染、脱位、松动等。关节去神经术则仅需微创手术就可以达到长期无痛的疗效，费用低，疗效好，对于无绝对关节置换手术指征的关节疼痛患者是很好的选择之一。但是目前没有详细描述关节去神经术手术技巧和解剖入路的专业参考书。

本书英文版由美国约翰斯·霍普金斯大学的 Dellon 教授编写，是当今世界上最为权威、系统描述关节去神经术手术技巧的专业图书。该书图文并茂，详细描述了四肢各关节及颞下颌关节的去神经术的历史和相关解剖、手术入路和技巧、疗效及注意事项，对于计划开展此类手术的医生来说有很好的参考价值。

Dellon 教授和本书两位主译长期以来有着良好的合作关系，因此在本书英文版出版的同时，他希望能将这本书翻译成中文版，将他总结的关节去神经术的宝贵经验推广到有着 14 亿人口的中国来，造福更多的关节疼痛患者。因此本书中文版的出版对于广大关节疼痛患者来说也是个很好的福音。本书的翻译团队成员都是长期从事周围神经和显微外科手术的医生，对于这部分的专业内容非常熟悉，非常感谢他们的辛勤劳动！

陈增淦　张峰

2020.11

英文版前言

解剖学研究是人们歌颂造物主最美的赞美诗。

——盖伦[1]

关节疼痛是人类日常生活中常见的症状，随着年龄的增长，很多人都罹患骨关节炎。即使我们的祖先不像这样，他们也肯定患有创伤后关节痛，只能服用草药和忍受疼痛。

如今，人们普遍认为关节疼痛源自韧带、软骨和骨头。当骨软骨韧带重建工作完成后，目前持续疼痛的治疗变成了物理治疗和药物治疗领域的事情。这在很大程度上导致诱发当前阿片类药物成瘾的流行。

如今，整形外科、足踝外科、手外科、神经外科医师与传统的介入疼痛管理医师和康复医学医师共同参与到全球范围内关节疼痛患者的急症和慢性病治疗中。关节疼痛患者的数量很可能已经超过偏头痛和糖尿病患者。

这本《关节去神经术》就是告诉世界各地治疗慢性关节疼痛的医师：关节疼痛即使不是周围神经来源，但最后肯定是由它来传导的。

关节疼痛起源于神经的假设最早源自 19 世纪中叶的巴伐利亚。路德维希·马克西米利安·慕尼黑大学的解剖学教授 Nikolaus Rüdinger (1832—1896) 在他的博士学位论文里研究了这一课题。它以德语出版，标题为 *Die Gelenknerven des menschlichen Körpers*[2]（《人体的关节神经》），于 1857 年由费迪南恩克出版社出版（图 1）。

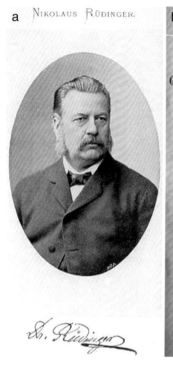
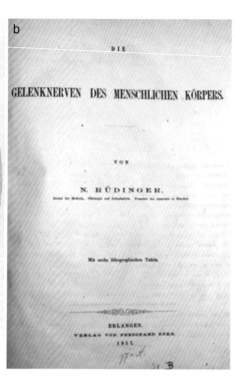

图 1（a、b） Nikolaus Rüdinger（1832—1896）。照片（a）和他的博士学位论文标题页（b）（来源：Rüdinger[2]。Public Domain）

如果不是因为博士论文晦涩难懂及其细小的关节神经线条图，这项惊人的开创性工作可能已经为现代关节去神经术理论奠定了基础。在 Rüdinger 描述的关节中，包括了颞下颌关节、肩关节、肘关节、腕关节、指关节、骶髂关节、髋关节、膝关节、踝关节，以及第一、二跖趾关节[3]。

在 19 世纪，当时的医师几乎完全缺乏对关节神经分布的兴趣（参考第 1 章）。在这种状况下，路德维希·马克西米利安·慕尼黑大学年轻的解剖助理 Albrecht Wilhelm 发现了 Rüdinger 的著作和插图，并在 1958 年、1963 年、1965 年、1966 年和 1972 年对该出版物进行了进一步扩展[4-9]。但是他所有的文章都是德语版本，由于内容相对晦涩，Wilhelm 的文章并没有获得应有的荣誉。

Wilhelm 确实提出了腕部完全去神经术的概念。这需要 4 个切口并切除 10 条分开的远端神经分支（参考第 3 章、第 4 章和第 5 章）。德国汉堡的 Dieter Buck-Gramcko 教授于 1977 年在 *Journal of Hand Surgery*（美国版）第 2 期上发表英文文章 "*German Speaking People's Results of 300 Total Wrist Denervations*"，使得腕关节去神经术这项技术受到现代人的关注[10]。

关节去神经术优点如下：

（1）缓解疼痛，同时保留关节。

（2）无须内植物。

（3）可以立即进行关节功能锻炼。

（4）手术可以在门诊进行。

（5）与关节融合或置换相比，降低了成本。

（6）将来仍可进行关节融合或置换。

关节去神经术从"全部"到"部分"的进展，使得通过阻断疼痛传导通路缓解关节疼痛成为可能。1978 年，医学博士 A. Lee Dellon 准确地描述了腕关节的背侧神经及骨间背侧神经的位置[11]；1984 年又描述了骨间掌侧神经的位置[12]。同时期的传统解剖学图书说明这些神经一旦到达支配的肌肉就会终止，但实际上这些神经会向远端延伸使关节囊神经化。Dellon 的方法是首先做神经阻滞以确定导致疼痛的神经，并且（在阻滞情况下）患者可以更充分地行使关节功能而不会感到疼痛。这奠定了将关节部分去神经术向更多其他上下肢关节扩展应用的基础，并且该理论不断地被反复验证[13-15]。Dellon 还继续描述了颞下颌关节[16, 17]，肱骨外侧[18, 19]与内侧，以及肱骨上[20, 21]、肩[22, 23]、膝盖[24-26]、足踝[27-29]的神经支配和去神经术。

当意识到没有一本解剖学教科书可以阐明人体中除椎骨关节突关节以外关节的神经支配时，这本书的重要价值就显现出来了。

Dellon 进行的基础解剖研究以多种形式发表于不同的医学期刊。这使得医师很难掌握支配关节的神经的确切位置，因而难以学习其手术方法，同时成为学习关节部分去神经术的手术结果循证医学根据的阻碍。这有点类似于 Wilhelm 在出版他所有早期德语论文时提出的问题。因此本书除"关节去神经术历史"章节外的每一章，都将包括所讨论关节相关的解剖结构、手术方法，以及目前支持部分或全部关节去神经术的循证医学证据。

本书的目的是让更多关注关节疼痛的医师了解关节去神经术如何缓解关节疼痛。这些医师首先包括那些处理慢性关节疼痛患者的一线医师，例如运动医学医师以及介入性疼痛管理医师，包括康复理疗师、放射科医师以及麻醉师。这有别于传统的外科手术，这些医师可以利用包括 X 线、CT、MRI 和超声波影像来帮助进行神经定位，然后可以进一步采用射频干预和水分离技术来进行神经阻滞。一旦传统疗法不能进一步减轻疼痛，那么经过培训的口腔颌面外科医师和颅面外科医师可以对颞下颌关节进行手术治疗；骨科医师和足踝外科医师可以对下肢进行手术治疗；手外科医师和整形外科医师可以对手进行手术治疗；最后可以由整形外科医师和神经外科医师对上、下肢体进行手术治疗。

为了便于编写本书，我们决定营造一个可以重新发现并重新确认这种解剖学知识的氛围。这是 2017 年 8 月 23 至 25 日（图 2 和图 3）在美国明尼苏达州罗切斯特市梅奥诊所的一个研讨会上完成的。讲习班由梅奥诊所骨科和手外科主任 Richard A. Berger（医学博士）及他的继任者 Marco Rizzo（医学博士）、梅奥诊所神经外科主任 Robert J. Spinner 及马里兰州巴尔的摩约翰斯·霍普金斯大学整形外科神经外科教授 A. Lee Dellon 共同指导。约翰斯·霍普金斯医院整形外科住院医师 Karan Chopra（医学博士）负责制作并拍摄书中人体模型的照片。关节去神经术能够取得什么样的辉煌，只有将来您和进行关节去神经术的学生们才能知道。

美国马里兰州巴尔的摩市

A. Lee Dellon

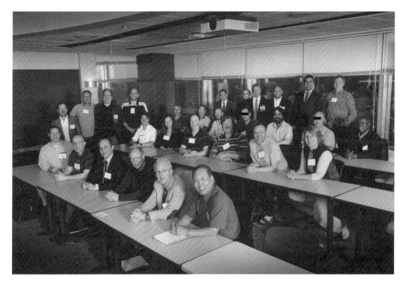

图 2　2017 年 8 月在明尼苏达州罗切斯特市梅奥诊所举行的首届关节去神经术研讨会上的教职员工及与会者

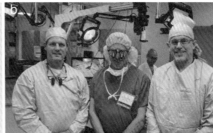
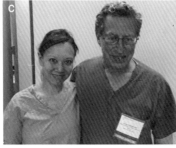
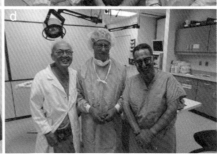

图 3　关节去神经术工作室。（a）工作室名称。（b）专业讲师：从左至右分别是 Eric H. Williams 医学博士、A. Lee Dellon 医学博士和 Timothy W. Tollestrup 医学博士。（c）来自马萨诸塞州的医学博士 Virginia Hung，她在做完整形外科和手外科的博士后以后，在 Dellon 医师的指导下做周围神经的博士后。（d）Nho（Bill）Tran 医学博士、Mayo 诊所的整形外科医师；Dellon 博士及该中心的联合主任、梅奥诊所神经外科主任 Robert J. Spinner 医学博士

参考文献

[1] Cruveilhier J. The anatomy of the human body, 1834–1836, translated from the French by Madden WH. New York: Harper & Brothers; 1844: Author's Preface, page x.

[2] Rüdinger N. Die Gelenknerven des menschlichen Körpers. Erlangen: Verlag von Ferdinand Enke. p. 1857.

[3] Gohritz A, Kaiser E, Guggenheim M, Dellon AL. Nikolaus Rüdinger (1832–1896), his description of joint innervation in 1857 and the history of surgical joint denervation. J Reconstr Microsurg. 2018;34:21–8.

[4] Wilhelm A. Zur Innervation der Gelenke der oberen Extremmität. Z Anat Entwicklgsch. 1958;120:331–71.

[5] Wilhelm AW, Gieseler H. Treatment of epicondylitis humeri ulnaris by denervation. Chirurg. 1963;34:80–3.

[6] Wilhelm A. Denervation of the wrist. Hefte Unfallheilkd. 1965;81:109–14.

[7] Wilhelm A. Die Gelenkdenervation und ihre anatomischen Grundlagen. Ein neures Behandlungsprinzip in der Handchirugie. Hefte Unfallheilkd. 1966;86:1–109.

[8] Wilhelm A. Radial nerve compression. Handchirurgie. 1976;18:113–6.

[9] Wilhelm A. Management of epicondylitis humeri radialis through the decompression of the radial nerve. Handchirurgie. 1977;9:185–7.

[10] Buck-Gramko D. Denervation of the wrist joint. J Hand Surg. 1977;2:54–61.

[11] Dellon AL, Seif SS. Neuroma of the posterior interosseous nerve simulating a recurrent ganglion: case report and anatomical dissection relating the posterior interosseous nerve to the carpus and etiology of dorsal ganglion pain. J Hand Surg. 1978;3:326–32.

[12] Dellon AL, Mackinnon SE, Daneshvar A. Terminal branch of anterior interosseous nerve as source of wrist pain. J Hand Surg (Br). 1984;19:316–22.

[13] Dellon AL. Partial joint denervation I: wrist, shoulder, elbow. Plast Reconstr Surg. 2009;123:197–207.

[14] Dellon AL. Partial joint denervation II: knee, ankle. Plast Reconstr Surg. 2009;123:208–17.

[15] Gohritz A, Dellon AL, Kalbermatten D, Fulco I, Tremp M, Schaefer DJ. Joint denervation and neuroma surgery as joint-preserving therapy for ankle pain. Foot Ankle Clin. 2013;18:571–89.

[16] Davidson JA, Metzinger SE, Tufaro AP, Dellon AL. Innervation of the temporomandibular joint. J Craniofac Surg. 2003;14:235–9.

[17] Dellon AL, Maloney CT Jr. Denervation of the painful temporomandibular joint. J Craniofac Surg. 2006;17:828–32.

[18] Berry N, Russel R, Neumeister MW, Dellon AL. Epicondylectomy versus denervation for lateral epicondylitis. Hand. 2011;6:174–8.

[19] Rose N, Forman S, Dellon AL. Denervation of the lateral humeral epicondyle for treatment of chronic lateral humeral epicondylitis. J Hand Surg [Amer]. 2013;38:344–9.

[20] Dellon AL, Ducic I, DeJesus RA. Innervation of the medial humeral epicondyle: implications for medial Epicondylar pain. J Hand Surg. 2006;31B:331–3.

[21] Dellon AL. Relief of pitcher's elbow by denervation of the medial humeral epicondyle. J Sports Med Doping Stud. 2014;4:135.

[22] Aszmann OC, Dellon AL, Birely B, McFarland E. Innervation of the human shoulder joint and its implications for surgery. Clin Orthop Relat Res. 1996;330:202–7.

[23] Dellon AL. Anterior shoulder denervation. Clin Exper Plast Surg. 2004;36:175–80.

[24] Horner G, Dellon AL. Innervation of the human knee joint and implications for surgery. Clin Orthop Relat Res. 1994;301:221–6.

[25] Dellon AL, Mont MA, Hungerford DS. Partial denervation for treatment of persistent neuroma pain after total knee arthroplasty. Clin Orthop Relat Res. 1995;316:145–50.

[26] Dellon AL, Mont M, Mullik T, Hungerford D. Partial denervation for persistent neuroma pain around the knee. Clin Orthop Relat Res. 1996;329:216–22.

[27] Rab M, Ebmer J, Dellon AL. Innervation of the sinus tarsi: implications for treating anterolateral ankle pain. Ann Plast Surg. 2001;47:500–4.

[28] Dellon AL. Denervation of the sinus tarsi for chronic post-traumatic lateral ankle pain. Orthopedics. 2002;25:849–51.

[29] Dellon AL, Barrett S. Sinus tarsi denervation: clinical results. J Amer Pod Med Assoc. 2005;95:108–13.

目　录

第1章
关节去神经术的历史

Historical Perspective on Joint Denervation

孙毅 译

简 介

关节去神经术可以定义为将关节疼痛传递到大脑的传入纤维通过手术进行切断。关节去神经术有望保留或改善关节功能，并且是疼痛性骨关节炎的替代治疗方法之一，可以替代更具破坏性的外科手术方法，例如人工关节置换术或带假体的人工关节置换术。关节去神经术的可实施性必须基于存在关节传入神经的证明，因为所有标准解剖学文献中基本上都没有这些神经。

本章重点介绍了关节去神经术及其主要角色的历史。

Nikolaus Rüdinger（1832—1896）

首次描述关节神经的是慕尼黑的解剖学家 Nikolaus Rüdinger（1832—1896）（图 1.1）。在 1857 年，他的博士论文 *The articular nerves of the human body* 中对此做了详尽的描述[1]。

Nikolaus Rüdinger 于 1832 年出生，是家里 12 个孩子中最小的。Rüdinger 的父亲是农民和屠夫，在他 3 岁时便去世了。14

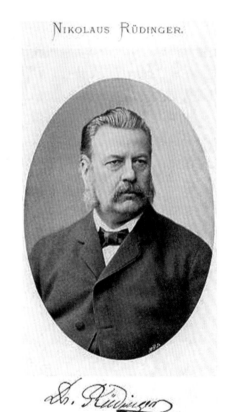

图 1.1 Nikolaus Rüdinger（1832—1896）：理发师，军事外科医师，解剖学教授，以及"人体关节神经"（1857）的第一描述者（版权：Rüdinger N. Die Gelenknerven des menschlichen Körpers. Erlangen: Ferdinand Enke; 1857. Public Domain）

岁到 18 岁，Rüdinger 在理发店当学徒，后来他在图宾根（Tübingen）应聘为解剖助理并得以学医 4 年。Theodor Bischoff（1807—1882），吉森（Giessen）解剖协会主席认识到 Rüdinger 在解剖学方面的非凡才能，并给他提供解剖员的工作。因此，Rüdinger 放弃了他最初移民俄罗斯和在克里米亚战争中担任军队医师的计划，他跟随导师到了慕尼黑，并于 1857 年在慕尼黑发表了关于关节去神经术的医学论文。尽管经历了许多挫折，但 Rüdinger 仍坚定不移坚持研究。直到 1864 年，巴伐利亚当局四次拒绝他的"教授头衔"要求，因为 Rüdinger 没有参加巴伐利亚学校考试，而且他的学习时间也被认为很短。尽管他的研究广受赞誉，但他仅被官方任命为讲师。1868 年，通过 Justus von Liebig（1803—1873）个人举荐后，1870 年，他被巴伐利亚国王路德维希二世任命为副教授。在 1870—1871 年的法德战争中，Rüdinger 被誉为军事外科医师。在 1882 年 von Bischoff 去世后，他成为解剖学研究所的正式教授和馆长，并成为路德维希·马克西米利安·慕尼黑大学的解剖学系主任[2]。1886 年，Rüdinger 对其伟大的导师巴伐利亚国王路德维希二世（1845—1886）进行了尸体解剖和随后的防腐处理。与直到今天声称路德维希二世被谋杀的阴谋理论相反，Rüdinger 在尸检报告中指出："尤其是在身体表面没有受伤，颈部或面部皮肤无明显损伤。"[3]Rüdinger 于 1896 年死于阑尾炎。

Rüdinger 的医学论文和 1857 年首次公开发表的论文标题为 *The articular nerves of the human body*。[1]它专门描述人体的整个关节神经，包括颞下颌关节，上肢的肩膀、肘部、腕部和手指关节（图 1.2）；胸锁关节；骶髂关节、臀部、膝盖、足踝（图 1.3）以及下肢的第一和第二趾关节。总体而言，Rüdinger 撰写了约 90 篇学术论文。他在解剖学图集中有史以来第一次介绍了巴伐利亚宫廷摄影师和轻印刷发明者 Joseph Albert（1825—1886）拍摄的照片图纸。"作为那个时代与艺术摄影家突破性合作的研究者……值得庆祝的从未有过的胜利，无论解剖学家在哪里工作和教导，Rüdinger 的名字都闪耀着。"这就是 1897 年他的讣告[2]。Rüdinger 在手工和技术上非常有才能，他发明了将碳酸与甘油和乙醇混合的注射液，用于保存人体尸体，并通过许多独特的解剖、个人绘画和雕刻（例如内耳和周围神经系统的解剖和雕刻）丰富了解剖学收藏（图 1.4）。像现代俄罗斯外科手术的创始人（Nikolai Pirogov）（1810—1881）一样，他使用冷冻尸体的切片作为早期成像。在学生中（也是作者个人所知），他以独特的塑料纸将躯干模型分成八个矢状切面，称为"切片托尼（Scheibentoni）"，不幸的是几年前丢失了（图 1.5）。Rüdinger 接受过外科医师和妇产科医师的培训，但据我们所知，他从未接收过任何关节疼痛患者的手术。

John Hilton（1805—1878）：希尔顿法则（1863）

大多数解剖学家对希尔顿法则（1863）都很熟悉："相同的神经干，其支配关节运动肌群的分支，同时在插入同一肌肉后还发出分支分布于皮肤。而且，在此刻更值得我们注意的是，关节内部从同一来源接受神经。"作为"临床解剖学中最有用和最著名的公理之一"，它可靠描述了复杂的关节神经支配[4]。

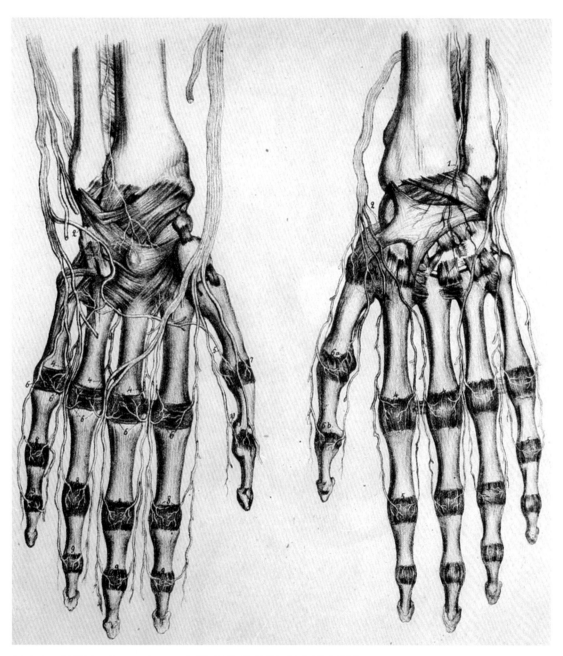

图 1.2　根据 Rüdinger（1857）进行的腕部神经支配（版权：Rüdinger N. Die Gelenknerven des menschlichen Körpers. Erlangen: Ferdinand Enke；1857.Public Domain. Bayerische Staatsbibliothek München/4 Anat. 157 s，Tab. 3 urn:nbn:de:bvb:12−bsb10331108−1）

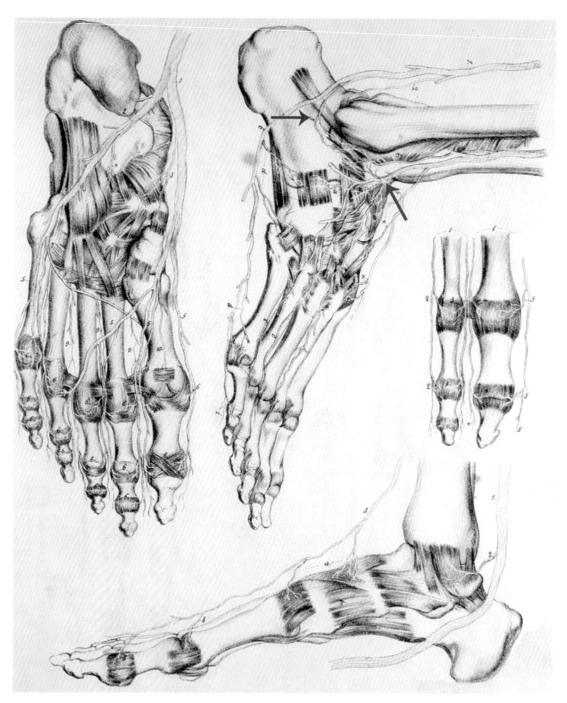

图 1.3 根据 Rüdinger（1857）进行的踝关节去神经（版权：Rüdinger N. Die Gelenknerven des menschlichen Körpers. Erlangen: Ferdinand Enke；1857.Public Domain. Bayerische Staatsbibliothek München/4 Anat. 157 s，Tab. 5，urn:nbn:de:bvb:12−bsb10331108−1）

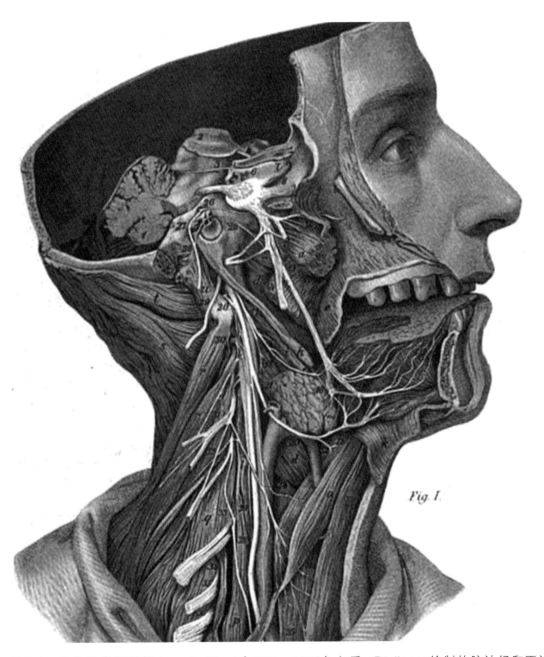

图 1.4 皇家法庭摄影师 Joseph Albert（1825—1886）之后，Rüdinger 绘制的脑神经和面神经图（版权：Rüdinger N. Die Gelenknerven des menschlichen Körpers. Erlangen: Ferdinand Enke；1857. Public Domain.Bayerische Staatsbibliothek München/4 Anat. 157 s，Tab.1，urn:nbn:de:bvb:12-bsb10331108-1）

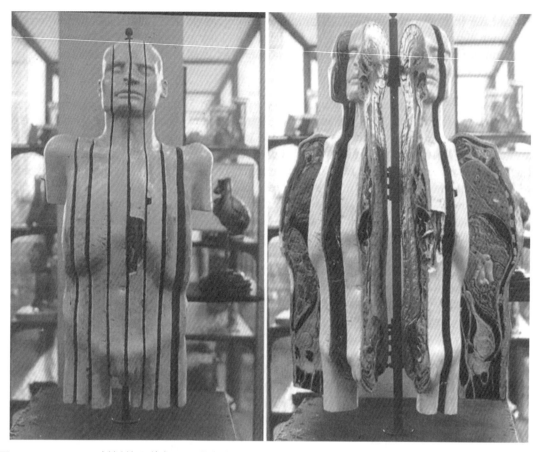

图 1.5 　Rüdinger 创新的人体躯干三维纸机模型，称为"切片托尼"（Scheibentoni）：头和脖子呈现在八个矢状切面中，这些切面是从冷冻人体切成薄片后设计的，这是现代技术的一种先行技术断层扫描（由 Erich Kaiser 博士提供）

"完全"关节去神经术

　　1857 年，在 Rüdinger 发现的七十多年后，瑞典外科医师 Helge Camitz 在 1933 年提出了闭孔神经切断术治疗髋关节内收挛缩疼痛，但主要是为了治疗肌肉失衡，而不是治疗由于骨关节炎引起的疼痛（表 1.1）[5]。1942 年，在对髋关节神经支配进行新式解剖学研究后，Tavernier 验证了该方法的可行性并加以改进[6]。随后，该原理被成功应用于其他关节，包括 Marcacci 1954 年的膝关节[7]，Nyakas 和 Kiss 1955 年的肩关节以及 Nyakas1958 年的踝关节[8]。Nyakas 通过引入术前普鲁卡因神经阻滞以测试神经切断术成功的可能性，这增加了去神经手术的可靠性[9]。

Albrecht Wilhelm（1929—2017）

　　20 世纪 50 年代后期，德国外科医师 Albrecht Wilhelm（图 1.6）在慕尼黑解剖学研究所担任几乎无薪的解剖助理（图 1.7），然后再开始手术培训。他因为他的著名著作 *Practical Anatomy: A Manual for Physicians*

表 1.1 手术关节去神经发育的发展历程

年份	作者	贡献
1857	Rüdinger（德国）	对"人体的关节神经"的首次描述
1863	Hilton（英格兰）	希尔顿法解释了复杂的关节神经支配模式
1933	Camitz（瑞典）	提出在疼痛的髋内收内切开闭孔神经以治疗挛缩的想法，而不是骨关节炎引起的疼痛（仅取得了部分成功）
1942	Tavernier（法国）	经过特定的解剖学研究，改善了髋部去神经后的疼痛缓解
1954—1958	Nyakas（匈牙利）	发表关于踝部神经支配的文章（受测神经阻滞后）
1955—1956 1959	Wilhelm（德国）	重新发现上肢关节神经作为外科手术关节神经的基础，在维尔茨堡首次发现腕部神经失调（腕骨关节炎）
1962—1966	Wilhelm（德国）	作为"手外科手术的新概念"进行联合神经支配
1984 年至今	Dellon（美国）	在腕、肩、肘、膝、踝、颞下颌关节中进行新的去神经技术的解剖学和临床研究

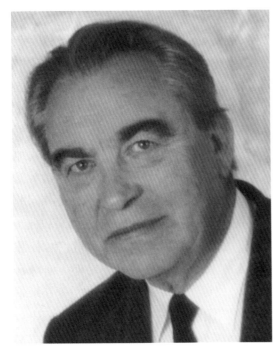

图 1.6 Albrecht Wilhelm（1929—2017），于 1966 年出版了 *Surgical Joint Denervation: A New Concept in Hand Surgery*，并成为"全腕神经去神经化"概念的主角（由 Ulrich Lanz 教授提供）

and Surgeons，在 Titus Ritter von Lanz 教授（1897—1967）（图 1.8）的指导下工作。Wilhelm 医师在研究所的图书馆里找到了 Rüdinger 的书（上面有手写的评论和图画）并且首次想放弃他自己的研究。Wilhelm 认识到自己发现了重要的新细节，大大补充了 Rüdinger 的研究后，于 1958 年发表了整个上肢神经支配[10]。他在 1963 年[11] 和 1966 年[12] 介绍了肩、腕和手指关节的去神经方法。他通过损伤手的感觉或运动分支细致的解剖学研究证明，可以对关节分支进行神经切断术而不会引起感觉丧失或瘫痪，并为可靠的上肢关节去神经术提供了基础。对于腕部，他描述了"完全腕部神经支配术"，并报道了 80% 的病例初次缓解疼痛，平均超过 10 年后，疼痛缓解率仍远高于 60%[13, 14]。尽管已证明全关节神经支配术对腕部疼痛有益，但并不经常使用，可能是由于要求的手术技术选择性地切除 10 个传入疼痛分

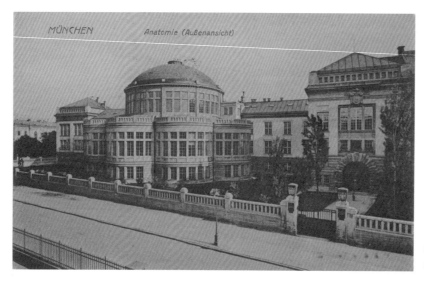

图 1.7 慕尼黑的 Anatomische Anstalt，关节神经支配和上肢关节神经支配的"发源地"。Albrecht Wilhelm 从 1955 年 4 月至 1956 年 5 月在 Titus Ritter von Lanz 教授的指导下在这里工作（版权：Stad-tarchiv München, Winzererstraße 68, Munich, Germany）

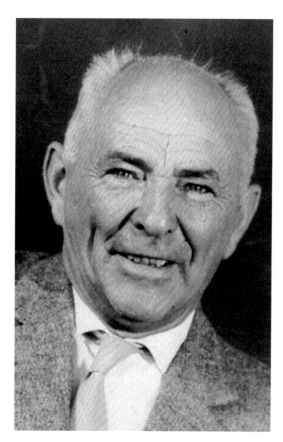

图 1.8 Titus Ritter von Lanz（1897—1967），功能解剖学丰硕著作的作者，其中包括著名的 *The Arm*（1959）（由 Ulrich Lanz 教授提供）

支，而未治疗潜在疾病的缘故。普遍接受的另一个障碍是 Wilhelm 的早期出版物大多以德语撰写。1977 年，Buck-Gramcko 在第 2 期 *Journal of Hand Surgery* 上用英语发表了关于腕关节完全关节去神经术（超过 300 例）的德国治疗经验 [15]。Wilhelm 将他的上肢关节去神经术应用于肱骨外上髁炎，他不仅将肱骨外上髁去神经，还将肱桡关节去神经 [16]。最近，在他 2017 年去世前不久，他总结了他一生在肩部、肘部、腕部和手部关节去神经以及上肢其他有争议的疼痛问题方面的工作，例如桡神经近端的刺激和神经压迫、肱骨外上髁炎、胸廓出口综合征和通过经腋路减压治疗的复杂局部疼痛综合征 [17]。值得注意的是，Wilhelm 后来在维尔茨堡大学任教，辅导了他的导师 Titus Ritter von Lanz 的儿子 Ulrich Lanz（* 1940）[18]，他后来成为德国当代手外科的主要人物，并且与人合著了两部非常有影响力的专著：*Anatomy of the Hand* 和 *Diagnostic Imaging of the Hand*（图 1.9）。

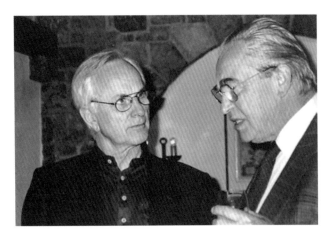

图 1.9 Albrecht Wilhelm（右）与他的外科门徒 Ulrich Lanz（＊1940）讨论，后者成为德国手外科手术的主要权威。他与人合著了两本关于手部解剖学和手部诊断成像的经典专著，并在他的国家培训了许多手外科医师（由 Ulrich Lanz 教授提供）

Elbio Cozzi（1926—1984）

来自阿根廷的 Cozzi 在 1961 年至 1980 年独立解剖了惊人的 500 多只手，以研究主要关节的神经支配，尤其是拇指的掌指关节。他的解剖学研究结果和外科手术结果仅在 Tubiana 死后以法语发表，然后以英语发表[19]。

Guy Foucher 领导的法国外科医师热情地遵循并接受了 Wilhelm 的方法[20]。Foucher 和他的学生（例如 Loréa）将这种方法应用于腕骨、后腕骨和指间近端关节[21-23]。他们同意关节失神经的禁忌证，失败的最常见原因是关节不稳定。

"部分"联合神经支配

在 1978 年，即 Buck-Gramcko 关于全腕神经支配的经典论文的第二年，其中描述通过在远端骨 / 韧带上多次穿刺电灼术使部分腕关节去神经，Dellon 和 Seif 清楚地描述了第四伸肌室桡侧骨间后神经确切的解剖位置[24]，成功于 1985 年报道[25]进行部分腕背部关节去神经术。

1984 年，Dellon 及其同事确定了进入手掌腕韧带的前骨间神经的解剖位置，从而使得在掌侧进行部分腕关节去神经术成为可能[26]。后来，罗切斯特市梅奥诊所的 Richard Berger 的小组证实了这种局部手腕去神经治疗方法的成功[27, 28]：

腕部完全和部分腕部去神经之间的主要区别在于，通过在已知解剖位置对单个周围神经关节传入神经进行术前局部麻醉阻滞，可以减轻疼痛并改善手术前的功能，从而减少了多处切口，避免使关节丧失功能。

一系列研究表明，首先需要使用放大镜放大解剖新鲜的尸体，然后进行临床系列研究，要求局部麻醉阻滞以证明疼痛缓解和功能改善，从而将腕部局部神经支配的概念扩展到其他关节。从历史上看，Dellon 及其同事在 1994—1996 年将其扩展到膝盖[29-31]，在 1996—2004 年扩展到了肩膀[32, 33]，在 2001—2005 年到足踝[34-36]，在 2003—2006 年到颞下颌关节[37, 38]，2006 年到肱骨内上髁[39]，2011 年到肱骨外上髁[40]，2014 年到腕关节的尺骨侧，包括三角形纤维软骨复合体（triangular fibrocavtilaginous complex，TFCC）[41]。这些研究最近得到了综述[42, 43]，现在已包括在整形外科和上下肢外科专家的教科书中[44-47]。

2017 年，Dellon 在罗切斯特的梅奥诊所组织了第一场关于"关节去神经术"的国际指导课程（图 1.10）。

讨 论

Rüdinger 对关节去神经的见解与现代技术与研究的比较显示出惊人的相似之处，但是对神经来源的确切描述并未提及频率或变异性。Rüdinger 研究的成功证实了他的要点，增加了重要的手术细节，并使用了不同的解剖学术语。最终，尽管 Rüdinger 可能从未打算这样做，但他对关节神经的描述却成为开始进行外科去神经术技术的基础。

如今，在慢性关节痛的治疗中，这种趋势显然正朝着部分关节去神经化的方向发展，而其他手术方法对这种关节破坏性更大。重点在于理解这些传入神经的切断除了产生明显的伤害感受外，还会产生哪些作用。虽然部分去神经术不会导致产生"夏科特"型关节，但连续的组织学切片结果表明韧带内存在缓慢和快速适应两种感觉末梢感受器[48]，这引起了人们对于这样的关节去神经术是否会导致明显的本体感受或肌腱平衡反射被抑制的质疑[49, 50]。然而最有可能的是，部分关节去神经不会产生明显的有害影响[51, 52]，并且可以推断，这种方法将被改进应用于上肢和下肢的更多关节，因为已有报道长期成功率高达 80%（表 1.1）。

最近，鉴于"关节去神经"的方法已应用于并非真正关节的骨骼部分，例如肱骨外上髁。因此，不足为奇的是最近它已通过类似的机制应用于其他运动慢性损伤，例如腹股沟拉伤[28]。

现代对关节去神经术的更大兴趣是这种手术可以增加受益的患者数量，这是 Rüdinger 以及 Wilhelm、Cozzi 和 Dellon 等外科开创者的努力所带来的。

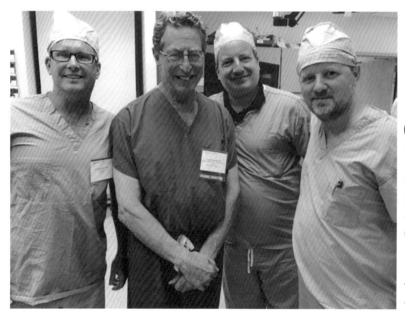

图 1.10 "选择性关节去神经"技术的开创者 Arnold Lee Dellon，医学博士（左二），于 2017 年 8 月在罗彻斯特市梅奥诊所就"外科关节去神经"国际教学课程教授外科医师。Dellon 和来自德国卡尔斯鲁厄的医学博士 Thomas Gohla、来自瑞士巴塞尔的医学博士 Andreas Gohritz 以及来自德国柏林的医学博士 Andreas Steiert 站在一起（从左至右）

直到今天，具有整形外科和整形外科背景的作者仍继续发表新的临床系列文章，并已证实对上肢和下肢患者的去神经治疗有巨大的益处[53-57]。

关节去神经术的时代到了！

参考文献

[1] Rüdinger N. Die Gelenknerven des menschlichen Körpers. Erlangen: Ferdinand Enke; 1857.

[2] Kupffer WW, Rüdinger N. Anatomischer Anzeiger. Centralblatt für die gesamte wissenschaftliche Anatomie; 1897. p. 219–232.

[3] Gohritz A, Kaiser E, Guggenheim M, Dellon AL. Nikolas Rüdinger, his first description of joint innervation and the history of surgical denervation. J Reconstr Microsurg. 2018;34:21–8.

[4] Herbert-Blouin MN, Tubbs RS, Carmichael SW, Spinner R. Hilton's law revisited. Clin Anat. 2014;27:548–55.

[5] Camitz H. Die deformierende Hüftgelenksarthritis und speziell ihre Behandlung. Acta Orthop Scand. 1933;4:193–213.

[6] Tavernier L, Truchet P. La section des branches articulaires du nerf obturateur dans le traitement de l'arthrite chronique de la hanche. Rev Orthop. 1942;28:62–8.

[7] Maracci G. I Resultati a distanza delle denervazioni articolari. Minerva Ortop. 1954;5:309–12.

[8] Nyakas A, Kiss T. Heilung von Beschwerden nach Calcaneus-Frakturen mittels Denervation. Von Schultergelenkarthrose stammende Schmerzen–Heilung durch Denervation. Zentralbl Chir. 1955;80:955–8.

[9] Nyakas A. Unsere neueren Erfahrungen mit der Denervation des Knöchel- und tarsalen Gelenks. Zentralbl Chir. 1958;83:2243–9.

[10] Wilhelm A. Zur Innervation der Gelenke der oberen Extremität. Z Anat Entwicklungsgesch. 1958;120:331–71.

[11] Wilhelm A. Die gezielte Schmerzausschaltung am Schultergelenk und ihre anatomischen Grundlagen. Langenbecks Arch Klin Chir. 1963;302:799–809.

[12] Wilhelm A. Die Gelenkdenervation und ihre anatomischen Grundlagen. Ein neues Behandlungsprinzip in der Handchirurgie. (Hefte zur Unfallheilkunde, H 86). Berlin: Springer; 1966.

[13] Wilhelm A. Die Eingriffe zur Schmerzausschaltung durch Denervierung. In: Wachsmuth W, Wilhelm A (Hrsg). Die Operationen an den Extremitäten. Dritter Teil: Die Operationen an der Hand. Berlin: Springer; 1972. p. 274–285.

[14] Wilhelm A. Denervation of the wrist. Tech Hand Up Extrem Surg. 2001;3:14–8.

[15] Buck-Gramcko D. Denervation of the wrist joint. J Hand Surg [Am]. 1977;2:54–61.

[16] Wilhelm A. Tennis elbow: treatment of resistant cases by denervation. J Hand Surg (Br). 1996;21:523–33.

[17] Wilhelm A. Controversial pain syndromes of the arm: pathogenesis and surgical treatment. Berlin, Heidelberg: Springer; 2016.

[18] Lanz U. Professor Dr. Albrecht Wilhelm. Handchir Mikrochir Plast Chir. 2018;50:221–2.

[19] Cozzi E. Denervation of the wrist and hand joints. In: Tubiana R, editor. Surgery of the hand. Philadelphia: Saunders; 1993. p. 827–32.

[20] Foucher G, Long Pretz P, Erhard L. La dénervation articulaire, une réponse simple à des problèmes complexes de chirurgie de la main. Chirurgie. 1998;123:183–8.

[21] Braga-Silva J, Calcagnotto G. The innervation of the proximal interphalangeal joint and its application in neurectomy. J Hand Surg (Br). 2001;26:541–3.

[22] Merk R, Rudigier J. Die Denervierung von Fingergelenken als Alternative zur Arthrodese und Endoprothese. Handchir Mikrochir Plast Chir. 2002;34:182–6.

[23] Loréa P. First carpometacarpal joint denervation: anatomy and surgical technique. Tech Hand Up Extrem Surg. 2003;7:26–31.

[24] Dellon AL, Seif SS. Neuroma of the posterior interosseous nerve simulating a recurrent ganglion: case report and anatomical dissection relating the posterior interosseous nerve to the carpus and etiology of dorsal ganglion pain. J Hand Surg. 1978;3:326–32.

[25] Dellon AL. Partial dorsal wrist denervation: resection of distal posterior interosseous nerve. J Hand Surg [Am]. 1985;10:527–33.

[26] Dellon AL, Mackinnon SE, Daneshvar A. Terminal branch of anterior interosseous nerve as source of wrist pain. J Hand Surg (Br). 1984;19:316–22.

[27] Weinstein LP, Berger RA. Analgesic benefit, functional outcome, and patient satisfaction after partial wrist denervation. J Hand Surg Am. 2002;27:833–9.

[28] Gay A, Harbst K, Hansen DK, Laskowski ER, Berger RA, Kaufman KR. Effect of partial wrist denervation on wrist kinesthesia: wrist denervation does not impair proprioception. J Hand Surg Am. 2011;36:1774–9.

[29] Horner G, Dellon A. Innervation of the human knee joint and implications for surgery. Clin Orthop Relat Res. 1994;301:221–6.

[30] Dellon AL, Mont MA, Hungerford DS. Partial denervation for treatment of persistent neuroma pain after total knee arthroplasty. Clin Orthop Relat Res. 1995;316:145–50.

[31] Dellon AL, Mont M, Mullik T, Hungerford D. Partial denervation for persistent neuroma pain around the knee. Clin Orthop Relat Res. 1996;329:216–22.

[32] Aszmann OC, Dellon AL, Birely B, McFarland E. Innervation of the human shoulder joint and its implications for surgery. Clin Orthop Relat Res. 1996;330:202–7.

[33] Dellon AL. Anterior shoulder denervation. Clin Exp Plast Surg. 2004;36:175–80.

[34] Rab M, Ebmer J, Dellon AL. Innervation of the sinus tarsi: implications for treating anterolateral ankle pain. Ann Plast Surg. 2001;47:500–4.

[35] Dellon AL. Denervation of the sinus tarsi for chronic post-traumatic lateral ankle pain. Orthopedics. 2002;25:849–51.

[36] Dellon AL, Barrett S. Sinus tarsi denervation: clinical results. J Am Podiatr Med Assoc. 2005;95:108–13.

[37] Davidson JA, Metzinger SE, Tufaro AP, Dellon AL. Innervation of the temporomandibular joint. J Craniofac Surg. 2003;14:235–9.

[38] Dellon AL, Maloney CT Jr. Denervation of the painful temporomandibular joint. J Craniofac Surg. 2006;17:828–32.

[39] Dellon AL, Ducic I, DeJesus RA. Innervation of the medial humeral epicondyle: implications for medial epicondylar pain. J Hand Surg. 2006;31B:331–3.

[40] Berry N, Russel R, Neumeister MW, Dellon AL. Epicondylectomy versus denervation or lateral epicondylitis. Hand. 2011;6:174–8.

[41] LaPorte DM, Hashemi SS, Dellon AL. Sensory innervation of the triangular fibrocartilage complex: a cadaveric study. J Hand Surg Am. 2014;39:1122–4.

[42] Dellon AL. Partial joint denervation. I: wrist, shoulder, and elbow. Plast Reconstr Surg. 2009;123:197–207.

[43] Dellon AL. Partial joint denervation II: knee and ankle. Plast Reconstr Surg. 2009;123:208–17.

[44] Gohritz A, Dellon AL, Kalbermatten D, Fulco I, Tremp M, Schaefer DJ. Joint denervation and neuroma surgery as joint-preserving therapy for ankle pain. Foot Ankle Clin. 2013;18:571–89.

[45] Dellon AL, Mont MA, Hungerford DS. Partial denervation for the treatment of painful neuromas complicating total knee arthroplasty. In: Insall JN, Scott WN, editors. Surgery of the knee. Philadelphia: Saunders; 2000. p. 1772–86.

[46] Dellon AL. Knee pain of neural origin. In: Noyes FR, editor. Knee disorders: surgery, rehabilitation, clinical outcomes. Philadelphia: Saunders; 2010. p. 1096–115.

[47] Gohritz A. Denervation bei Schmerzsyndromen der oberen und unteren Extremität. In: Vogt PM, editor. Praxis der Plastischen Chirurgie. Berlin: Springer; 2011. p. 411–7.

[48] Tomita K, Berger EJ, Berger RA, Kraisarin J, An KN. Distribution of nerve endings in the human dorsal wrist ligaments. J Hand Surg Am. 2007;32:466–73.

[49] Chikenji T, Berger RA, Fujimiya M, Suzuki D, Tsubota S, An KN. Distribution of nerve endings in human distal interphalangeal joint and surrounding structures. J Hand Surg Am. 2011;36:406–12.

[50] Hagert E, Persson JK, Werner M, Ljung BO. Evidence of wrist proprioceptive reflexes elicited after stimulation of the scapholunate interosseous ligament. J Hand Surg Am. 2009;34:642–51.

[51] Hagert E. Proprioception of the wrist joint: a review of current concepts and possible implications on the rehabilitation of the wrist. J Hand Ther. 2010;23:2–16.

[52] Dellon AL. It is OK to lose your nerve: commentary on: Hagert E et al: desensitizing the posterior interosseous nerve alters wrist proprioceptive reflexes. J Hand Surg Am. 2010;35:1059–66, commentary; 35:1067–1069.

[53] Dellon AL, Williams EH, Hashemi S, Tollstrup T, Hagan RR, Peled Z, Furtmueller G, Ebmer J, Rosson GD. Denervation of the periosteal origin of the adductor muscles in conjunction with adductor fasciotomy in the surgical treatment of refractory groin pull. Plast Reconstr Surg. 2011;128:926–32.

[54] Shi SM, Meister DW, Graner KC, Ninomiya JT. Selective denervation for persistent knee pain after total knee arthroplasty: a report of 50 cases. J Arthroplast. 2017;32:968–73.

[55] Zhong G, Liang Z, Kan J, Muheremu A. Selective peripheral nerve resection for treatment of persistent pain around the knee joint after total knee arthroplasty. J Int Med Res. 2018;46:2301–6.

[56] Madsen RJ, Stone LA, Knapp JB, Solomon JS. Joint denervation in the digits: technique and patient satisfaction. Ann Plast Surg. 2018;80:27–31.

[57] Tuffaha SH, Quan A, Hashemi S, Parikh P, O'Brien-Coon DM, Broyles JM, Dellon AL, Lifchez SD. Selective thumb carpometacarpal joint denervation for painful arthritis: critical outcomes and cadaveric studies. J Hand Surg Am. 2019;44(1):64. e1–64. e8. https://doi.org/10.1016/j.jhsa.2018.04.030.

本体感受和夏科特关节

Proprioception and Charcot Joint

孙毅 译

本体感受

定义

本体感受是我们对关节位置的认识。如果让一个人闭上眼睛，然后要求他弯曲或伸直一根手指，那么他可以正确告诉我们该手指是弯曲的还是伸直的。实际上，一个人通常可以在几个角度内正确地判断出关节的末端位置。此外，人可以识别关节是在运动还是在静止。这种知道附着在关节上身体部位的位置应该是该关节内的感觉受体的功能。

"本体感受"是 Charles Sherrington 爵士在 1893 年描述的术语和概念。Sherrington 于 1857 年 11 月 27 日出生于伦敦，于 1952 年 3 月 4 日在伊普斯威奇逝世。他是一位杰出的学生，通常在学校比赛中排名第一。他于 1855 年在伦敦的圣托马斯大学获得医学学位，然后继续进行生理学研究。1913 年，他担任牛津大学生理学系主任的重要职务。1932 年，他与 Edgar Brain 勋爵共同获得了诺贝尔医学和生理学奖。他们的共同努力定义了神经元理论。除了创造"本体感受"一词

外，Sherrington 还创造了"突触"和"反射弧"两个词。他知道从关节处传递信息的神经进入了小脑，即关节位置感"神经节"[1, 2]。

自从 Sherrington 引入"本体"一词以来，已经出现了各种各样的术语，表 2.1 对此进行了回顾。在我看来，将"运动感觉"用于"本体感觉"是可以接受的，尽管如今"运动感觉学"已具有与人体运动和物理疗法研究相关的新含义，而并非最初使用。

表 2.1 神经生理学术语的定义

神经生理学术语	术语定义
本体感受	关节位置的自体感觉
运动觉	关节移动的自体感觉

关节确实具有感觉受体，例如，在猫[3, 4]和人[5]的膝关节以及人[6-8]的腕关节中都有很好的证据。这些受体是小体，呈 Pacinian 或 Meissner 小体以及 Ruffini 或 Golgi 终末器官的形状（图 2.1a、b）。它们位于韧带和关节囊内。这些感觉受体在形态上与指尖和毛囊周围快速和缓慢适应的纤维

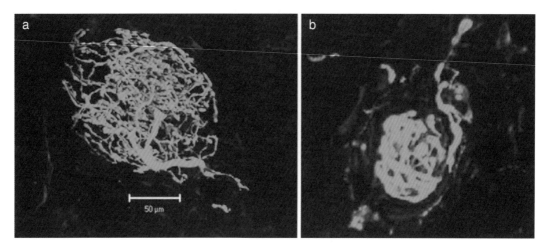

图 2.1（a、b） 位于腕部韧带的感觉末梢器官，通过组织学免疫荧光染色证实（版权：Richard A. Berger，MD，PhD）

有关，可以将它们视为压力和运动传感器。游离神经末梢也存在，并有助于感受疼痛（小体末梢的形态和神经生理学的相关性在表 2.2 中给出）[9]。然而，正如肯尼迪及其同事所评论的[5]，"与关节功能相关的机械感受器的功能仍不清楚。"

经典神经病学认为，脊髓后柱的损伤会引起本体感受的丧失。本体感受似乎是由于来自关节结构的感觉传入而引起的。但是，这在临床上是不正确的。请记住，后柱包含皮质脊髓束，可传递大髓鞘纤维输入的感觉，包括振动觉、触压觉和移动触觉。

表 2.2　A-β 组适应性、感觉、受体和知觉的相关性

神经纤维类型	受体	知觉
缓慢适应 I 型	Merkel 细胞	恒定触压觉
缓慢适应 II 型	Ruffini 末梢器官	恒定触压觉横向拉伸
快速适应	Meissner 小体	运动振动觉（30 Hz）
快速适应	Pacinian 小体	运动振动觉（256 Hz）

注：改编自 Dellon [9]。Fourth Printing: 2014:Copyright © The Dellon Institutes for Peripheral Nerve Surgery LLC 2014。

本体感受是由于"肌肉感觉"引起的吗

如果本体感受不是由于关节传入引起的，那可能是由于肌肉感觉引起的吗？目前已经有人描述了"肌肉感觉"[10]。这意味着人类意识到自身的肌肉运动，因此，导致关

节运动的肌肉运动可能是本体感受的原因。

这种假设已经被检验并被证明不正确。例如，在对人类腕管行减压手术的过程中，仅对切口的皮肤进行麻醉。遮盖住患者的眼睛后，可以拉动手腕水平的所有屈肌腱，模拟肌肉收缩时会发生的情况。类似地，可以将肌腱向远端拉，就像伸出手指一样。完成

此操作后，患者直到肌肉充分伸展后上覆皮肤运动为止，才意识到手指完全没有运动。斯堪的纳维亚的手外科之父 Erik Moberg 医师[11, 12]清楚地描述了这些类型的实验。

肌腱系统中有大量的感觉受体，包括位于肌肉内的肌肉纺锤体和高尔基腱器官（图2.2a、b）。这些感觉受体在本书中将不再讨论，它们的组织方式是使它们的冲动传递到小脑，而不是大脑皮质。因此，来自肌肉和肌腱的所有感觉输入都进入潜意识水平。想象一下，如果我们每分每秒都知道身体中肌肉的张力。可以肯定地说，肌肉感觉与本体

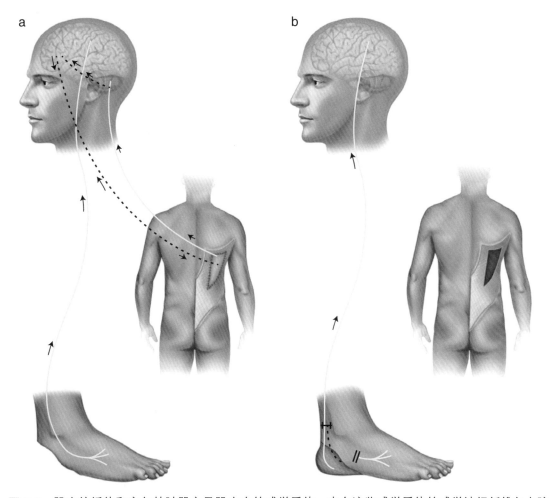

图 2.2　肌肉纺锤体和高尔基腱器官是肌肉内的感觉受体。来自这些感觉受体的感觉神经纤维向小脑报告，这不是我们意识的一部分。我们并没有意识到瞬间对肌肉造成的各种压力。从理论上讲，可以将通常直接向我们的意识报告的腓肠肌等皮神经与运动神经相连。这不能恢复运动功能，但是，如果再生的感觉神经使肌肉纺锤体重新受神经支配，则该肌肉的运动或直接接触该肌肉，可能会刺激纺锤体，从而将冲动传递至意识水平。如此处所示，可以采用这种策略通过微血管的自由肌肉转移来重建足跟，并同时在足的该部分实现一定程度的敏感性。（a）在中枢后回，神经传入意识水平，而从阔肌传入神经则传到小脑潜意识。肌肉张力的这种信息可以从小脑传递到中枢回，命令可以引起中枢回肌肉收缩。（b）自由的肌肉转移和腓肠神经与肌肉的胸背（运动）神经的连接后，神经支配的神经纺锤体通过新的腓肠神经途径向意识水平提供感觉信息，使正常腓肠神经的皮肤区域失神经

感受无关。

作为具有治疗用途的临床实验，血管化肌瓣中的肌肉感受器包括周围神经支配肌肉的运动纤维。可以在供体部位将那条神经缝合到皮肤神经上，以恢复传统技术难以重建区域的敏感性。在所谓的纯运动神经中，多达 1/3 的纤维是感觉的而不是运动的，典型代表就是来自肌肉纺锤体和肌腱器官的感觉神经纤维。这正是 Chang 及其同事在 1986 年所做的 [13]。他们观察到：如果腓肠神经被缝合到背阔肌的运动分支（胸背神经），并被转移至无微血管的皮瓣进行足跟覆盖，则患者似乎可以通过植皮的肌肉恢复感知知觉的能力。这些运动传入信息会先传递至大脑皮质。但是，我在 1991 年提出假设，随着肌肉感受器皮肤传入神经的再生，它们会支配肌梭或高尔基腱器官，触摸肌肉会将感觉冲动传递到意识水平，使得重建足恢复感觉感知（图 2.2a、b）[14]。

本体感受不是源自关节传入

- 将局部麻醉剂注射到关节中不会引起本体感受的丧失。
- 关节置换术不会引起本体感受丧失。
- 直到韧带破裂之前，关节传入的电生理记录显示几乎没有活动。
- 局部皮肤神经麻醉药的阻滞确实引起本体感受的丧失。

临床观察

皮肤传入神经负责本体感受

有一些非常早期的观察表明皮肤敏感性与本体感觉之间存在联系。例如，1942 年在一系列患者中值得注意的是，有些患者失去了本体感受，也失去了振动知觉 [15]。1972 年，医学博士 Erik Moberg 对皮肤区域进行了一系列麻醉，并对因神经损伤而在皮肤各个区域失去敏感性的患者进行了本体感觉测试。他指出，如果患者失去了在皮肤区域的皮肤敏感性，而该敏感性会由于下面的关节运动而延展，那么患者也就失去了该关节的本体感受 [16]。Moberg 还直接指出，手指近端指间关节的本体感觉与该手指指尖的静态两点辨别相关 [17]。

这些观察结果与以上针对关节受体和肌肉感觉的观察结果相结合，使我得出就像 Moberg 一样的结论："肌肉发达的传入神经主要影响协同 / 拮抗的肌肉平衡，并向潜意识报告，对本体感受不负责。"[11]

大的有髓神经具有皮肤敏感性，主要负责我们在正常运动范围内对关节位置、本体感受的认识。

最后，一篇 2016 年对本体感觉测量方法的综述仍未包括任何有关评估皮肤敏感性的内容，并得出结论："人体运动控制的本体感觉机制仍不清楚。"[18]

总而言之，到目前为止，只有在接近潜在的有害关节活动（例如运动范围极限或韧带破裂）时，关节感受器信息才进入意识水平，并发出疼痛信号和"迫在眉睫的危险"，否则在整个正常关节运动范围内信息将不会发送。

尽管有 Erik Moberg [11-17] 和我本人 [12, 19] 的早期著作，而对此最有说服力的证据已经存在很长时间了，但尚未进入我们的临床综合认知。

这最早可追溯到 70 年前对猫的关节受

体的神经生理学进行的深入研究[20-24]。第一个研究此问题的临床例子是 1973 年约翰斯·霍普金斯医院骨外科的观察结果：在相对较新的全髋关节置换手术之后，新髋关节患者可以知道其"髋关节"在 5° 以内的位置[25]。关于早期神经生理学证据的例子，可以考虑 1975 年 Clark 和 Burges 以猫膝盖做的模型[26]；1977 年 Grigg 和 Greenspan 以人膝为模型[27] 证明了在该关节的正常运动范围内，传入神经几乎没有显示出任何冲动，但随着达到关节运动范围的极限，显示出了快速的冲动生成。1979 年，Clark 的小组继续报道说，通过一系列运动观察直接记录了来自手指的人的传入冲动，表明没有皮肤感受野的神经纤维几乎没有活动[28]。

在 21 世纪的研究继续证明了皮肤感受器对空间关节位置觉及本体觉的重要传递作用。两个不相关的研究小组进行的类似研究表明，我们对（人类）手指关节在空间中运动的解释是信息的产物，需要快速和缓慢地适应皮肤受体的输入[29, 30]。最后，猫的"踝关节"模型显示了行走过程中稳定性所需的信息（皮肤传入）起着至关重要的作用[31]。

Collins 及其同事在 2005 年所做的研究就是一个很好的证明[32]。我觉得该研究唯一的遗憾是，振动刺激除了刺激肌肉纺锤外，还必须刺激皮肤快速适应性受体。然而，即使没有这些知识，他们的研究也明确证明了皮肤传入神经在人类示指、肘和膝盖的本体感受中的作用：

通过分别刺激皮肤和肌肉纺锤体受体，刺激示指、肘部和膝盖的指间（interphalangeal, IP）关节产生幻觉运动。受试者将感知到的运动与对侧关节的自愿运动相匹配。皮肤受体通过拉伸皮肤（使用 2 种

拉伸强度）和振动激活的肌肉纺锤体受体而被激活。刺激旨在激活在关节屈曲过程中放电的受体。强烈的皮肤舒展使 6/8 位受试者感觉到 IP 关节近端弯曲。对于该组，与单纯振动相比，在振动过程中传递的强烈皮肤拉伸使近端 IP 关节的知觉屈曲增加了 8 倍，同时 MCP 关节的知觉屈曲也随之减少（$P<0.05$）。当单独分娩时，强烈的皮肤拉伸会在 5/10 位受试者中引起虚幻的肘部弯曲。同时强烈的皮肤拉伸和振动使该组虚幻的肘部弯曲比振动增加了 1.5 倍（$P<0.05$）……单独的皮肤拉伸引起了 3/10 个对象虚幻的膝盖弯曲，并且在振动过程中传递，与振动相比，该组的膝盖屈曲感增加了 1.4 倍（$P<0.05$）[32] ①。

关节受体的生理作用是什么

从上面可以很明显地看出，皮肤传入传递的信息对于本体感受是最必要的，且当关节处于剧烈运动并可能破裂时，关节传入信息会警告我们。

仍存在争议的是，去除关节传入神经以治疗疼痛的关节是否安全。失去神经是可以接受的吗？

Hagert 及其同事在一系列 3 篇文章中[33-35] 提出了以下担忧，即骨间后神经（posterior interosseous nerve, PIN）的切除会改变与腕部位置有关的运动反射。实际上，他们得出的结论是："应避免在腕部外科手术过程中常规切除 PIN，因为这会改变腕部的本体感受功能。"如上所述及我对 Hagert[33]2010 年文章的评论[36] 中所述，切除关节传入不会改变本体感受。因为本体感受是由皮肤传入

---

① 经 Collins 等许可使用。

而不是关节传入介导的。我主要关心的是手外科医师、骨科外科医师、神经外科医师、周围神经外科医师、手部治疗师和疼痛管理医师会犹豫建议去除疼痛源，因为如果这种疼痛起源于支配关节一部分的周围神经，该神经是否会干扰某些必要的功能性反射或导致本体感觉丧失。

Hagert 和他的同事所做的工作表明，腕关节伸展期间的神经传入抑制了桡侧腕屈肌和尺侧腕屈肌，腕关节屈曲期间腕关节的神经输入抑制了桡侧腕短伸肌（图 2.3a、b）。这实际上与 40 年前肯塔基州路易斯维尔 Harold Kleinert 小组针对屈肌腱和伸肌腱的研究结果相似。这是 Kleinert 动态屈肌腱夹板的基础，橡皮筋用手指将修复过的屈肌腱固定为屈肌。因此，主动伸展导致了屈肌群的抑制，避免了修复过程中的张力，但允许腱滑动，而橡皮筋提供了屈曲力，将手指拉

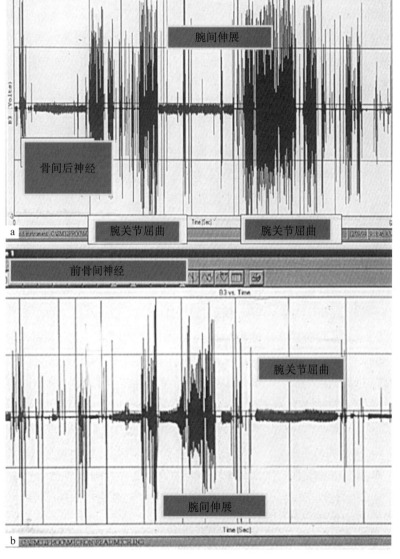

图 2.3　关节囊的感觉输出示例，随着腕关节的运动而呈往复变化。（a）腕关节屈曲时，来自骨间后神经（PIN）的记录表明，关节囊拉伸受体被激活，PIN 中的电活动增加，而腕部伸展时活动减少。（b）在腕间伸展的情况下，从前骨间神经（AIN）记录，AIN 中的电活动增加，而腕部弯曲则活动减少（版权：Richard A. Berger, MD, PhD）

回手掌中[36]。

Richard A. Berger 医学博士，明尼苏达州罗切斯特市梅奥诊所的整形外科教授，手外科的前任主任，做了一系列实验，证明在不改变手腕功能的情况下可以失去神经[37, 38]。通过定制设计的腕部运动装置范围（图2.4），Berger 的小组确定，不管 PIN 是否被阻塞，识别空间中腕关节位置（本体感觉）

时的错误程度不会有显著差异。这再次证明即使在抑制或改变肌肉骨骼关系或屈伸肌之间平衡时，皮肤传入的输入也足以维持本体感觉[39]（图 2.5）。

这一部分的结论是，为了减轻患者的腕部疼痛，可以在不怕失去本体感受的情况下使腕关节失去神经。

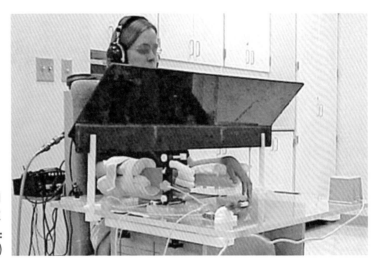

图 2.4 由梅奥诊所的 Richard Berger 小组设计的评估腕关节本体感受的仪器（版权：Richard A. Berger, MD, PhD）

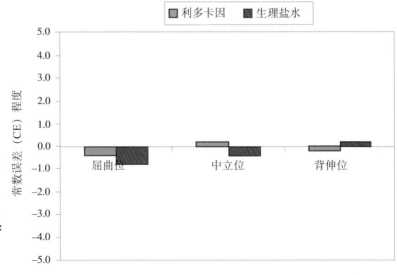

图 2.5 Berger 研究小组的结果表明，无论有无骨间后神经的支配，一个人对腕部空间位置的估计之间没有显著差异（版权：Richard A. Berger, MD, PhD）

有效常数误差（注射后 – 注射前）

利多卡因　生理盐水

中立位　　背伸位

屈曲位

常数误差（CE）程度

夏科特关节?

几乎每次我进行关于关节神经支配的讲座时,都会被问道:"关节神经支配可以引起夏科特关节吗?"答案是:"不,它不能。"

这确实是一个问题,"什么是夏科特关节?"知道此问题的答案将使您理解在非承重关节中,为什么关节部分去神经永远不会导致夏科特关节,甚至完全去神经也不会导致夏科特关节的原因。

Jean-Martin Charcot 于 1895 年 11 月 29 日出生于巴黎,并通过认真细致的临床评估成为巴黎最著名的医师。他在 Saltpêtriére 医院工作了 33 年(图 2.6)。他在法国建立了神经病学领域,负责"发现"了许多疾病包括多发性硬化、肌萎缩性侧索硬化(Lou Gehrig 病)、焦虑性瘫痪(帕金森病)和腓骨肌营养不良症(Charcot–Marie–Tooth 病)[40]。

导致夏科特关节的条件

- 关节完全去神经。
- 承重关节。
- 血流改变(交感神经)。
- 固有运动功能的丧失(运动失神经化)。
- 皮肤敏感性丧失(感觉神经病)。

Charcot 和 Frere 在 1863 年描述了患有脊髓痨(梅毒)的患者足部关节破坏[41]。他们认识到该患者皮肤感觉丧失。如今,尽管已经有很多关于夏科特足的文章,但其病因仍然是个谜。在麻风、糖尿病(图 2.7a、b)和脊髓损伤的患者中已有描述。关于病因学的普遍共识是,它必须结合潜在的神经病变,包括感觉和自主神经,存在与敏感性降低相关的重复性创伤,存在

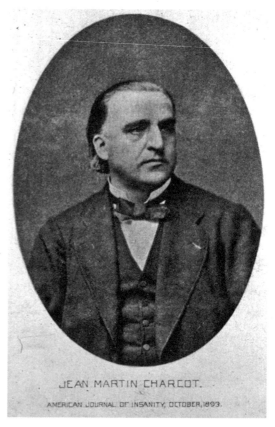

JEAN MARTIN CHARCOT.
AMERICAN JOURNAL OF INSANITY, OCTOBER, 1893.

图 2.6 Jean-Martin Charcot,约于 1893 年在 *American Journal of Insanity* 上有注解。Charcot 因"歇斯底里"患者的催眠而闻名(版权:American Journal of Insanity, October 1893. Public Domain)

血管交感控制系统改变相关的血流量增加及与神经系统病变或"微创伤"有关的细胞因子释放[42, 43]。

从 1982 年开始,我认为患有潜在神经病的患者可能会存在多个神经压迫部位,可以对这些部位进行减压以缓解仅因潜在神经病引起的症状。这种对多神经减压的方法已经进行了很多次评论,但是这种方法本身以及对它引起争议的答案已经在 10 年前发表[44, 45]。毫不奇怪,2 例糖尿病患者来我这里时发现"夏科特足"早期,他们有肿胀、

发热和早期骨骼变化，与艾氏霍茨Ⅰ期夏科特神经性关节炎一致。每例患者均进行了多处神经减压，从而改善和逆转了夏科特"过程"的感觉[46]。

这里给出一个作为上述过程的临床例子：一例患有糖尿病的女性，在畸形的早期阶段患有神经病变和夏科特病（图2.8a、b）。在两个不同的时间，每条腿/足都进行

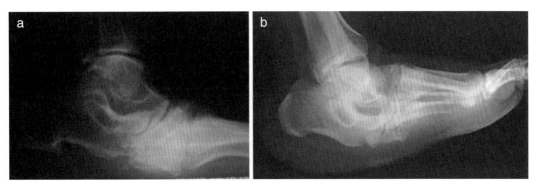

图 2.7（a、b）　糖尿病患者晚期夏科特畸形的典型 X 线片

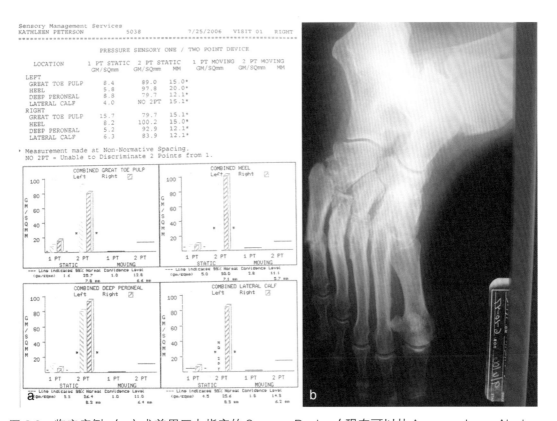

图 2.8　临床病例。（a）术前用压力指定的 Sensory Device（现在可以从 Axogen，Inc.，Alachua，FL，USA 购买）进行的神经感觉测试表明，皮肤压力阈值升高，所有四种皮肤均出现异常的两点鉴别测试区域。（b）术前足部骨性变化的程度

"Dellon 三联"组合神经减压（膝部腓总神经松解、足背腓深神经松解和四个踝关节内侧隧道的减压）[44]。两年后，她的神经感觉测试证明感觉恢复，她的夏科特畸形没有进一步发展，并且能够在儿子的婚礼上跳舞（图 2.9a、b）。

结 论

仅局部关节去神经，即使在负重关节中也不会引起夏科特关节，而且从未报道过这种情况下的夏科特关节。

在没有全身性神经病的情况下，甚至在全关节神经变性患者中，也从未报道过负重关节有夏科特关节。

仅在患有全身神经病的患者中描述了夏科特关节。对于患有全身神经病的患者，如果下肢存在叠加的神经压迫，则夏科特神经关节炎可能会停止发展，甚至可能因神经减压而逆转。

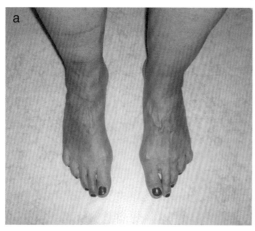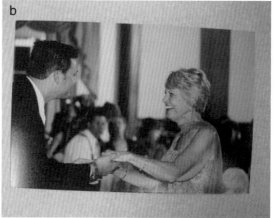

图 2.9 临床实例。（a）从上方观察足踝和足。（b）手术减压后 2 年，患者在儿子的婚礼上跳舞

参考文献

[1] Pearce JM. Sir Charles Scott Sherrington (1857–1952) and the synapse. J Neurol Neurosurg Psychiatry. 2004;75:544.

[2] Sherrington CS. Wikepedia: https://en.wikipedia.org/wiki/Charles_Scott_Sherrington. Accessed 18 Mar 2018.

[3] Andrew BL, Dodt E. The deployment of sensory nerve endings at the knee joint of the cat. Acta Physiol Scand. 1953;28:8287–96.

[4] Boyd IA. The histological structure of the receptors in the knee-joint of the cat correlated with their physiological response. J Physiol. 1954;124:476–88.

[5] Kennedy JC, Alexander IJ, Hayes KC. Nerve supply to the human knee and its functional importance. Am J Sports Med. 1982;10:329–35.

[6] Jew JY, Berger EJ, Berger RA, Lin YT. Fluorescence immunohistemistry and confocal scanning laser microscopy: a protocol for studies of joint innervation. Acta Orthop Scand. 2003;74:689–96.

[7] Lin YT, Berger RA, Berger EJ, Tomita K, Jew JY, Yang C, An KN. Nerve endings of the wrist joint: a preliminary report of the dorsal radiocarpal ligament. J Orthop Res. 2006;24:1225–30.

[8] Tomita K, Berger EJ, Berger RA, Kraisarin J, An KN. Distribution of nerve endings in the human dorsal radiocarpal ligament. J Hand Surg Am. 2007;32:466–73.

[9] Dellon AL. Evaluation of sensibility and re-education of sensation in the hand. Baltimore: Williams & Wilkins Pub Co; 1982. p. 46.

[10] Gelfan S, Carter S. Muscle sense in man. Exp Neurol. 1967;18:469–73.

[11] Moberg E. The role of cutaneous afferents in position

sense, kinesthesia and motor function of the hand. Brain. 1984;106:1–12.

[12] Dellon AL. The sensational contributions of Erik Moberg. J Hand Surg. 1990;15B:24–9.

[13] Chang KN, De Armond SJ, Buncke HJ Jr. Sensory reinnervation in microsurgical reconstruction of the heel. Plast Reconstr Surg. 1986;78:652–63.

[14] Dellon AL. Muscle sense or non-sense. Ann Plast Surg. 1991;26:444–8.

[15] Fox JC, Klemperer WW. Vibratory sensibility. Arch Neurol Psychol. 1942;48:622–45.

[16] Moberg E. Fingers were made before forks. Hand. 1972;4:201–6.

[17] Moberg E. Reconstructive hand surgery in tetraplegia, stroke and cerebral palsy: some basic concepts on physiology and neurology. J Hand Surg Am. 1976;1:2934.

[18] Han J, Waddington G, Adams R, Anson J, Liu Y. Assessing proprioception: a critical review of methods. J Sport Health Sci. 2016;5:80–90.

[19] Dellon AL. Chapter 3: proprioception. In: Somatosensory testing and rehabilitation. Bethesda: American Occupational Therapy Association; 1997. p. 25–30.

[20] Gardner E. Spike potentials in sensory fibers from the knee joint of the cat. Anat Rec. 1947;97:336.

[21] Gardner E. Conduction rates and dorsal root inflow of sensory fibers from the knee joint of the cat. Am J Phys. 1948;152:436–45.

[22] Gardner E, Latimer F, Stillwell D. Central connections for afferent fibers from the knee joint of the cat. Am J Phys. 1949;159:195–8.

[23] Boyd IA. Nerve impulses from proprioceptors in the knee joint of the cat. J Physiol. 1953;119:8P–9P.

[24] Haddad B. Projection of afferent fibers from the knee joint to the cerebellum of the cat. Am J Phys. 1953;172:511–4.

[25] Grigg P, Finerman GA, Riley LH. Joint-position sense after total hip replacement. J Bone Joint Surg. 1973;55A:1061–25.

[26] Grigg P, Greenspan BJ. Response of primate joint afferent neurons to mechanical stimulation of knee joint. J Neurophysiol. 1977;40:1–8.

[27] Clark FJ, Burgess PR. Slowly-adapting receptors in cat knee joint: can they signal joint angle. J Neurophysiol. 1975;38:1448–63.

[28] Clark FJ, Horch KW, Bach SM. Contributions of cutaneous and joint receptors to static knee-position sense in man. J Neurophysiol. 1979;42:877888.

[29] Robles-De-La-Torre G, Hayward V. Force can overcome object geometry in the perception of shape through active touch. Nature. 2001;412:445–8.

[30] Drewing K, Wiecki TV, Ernst MO. Material properties determine how force and position signals combine in haptic shape perception. Acta Psychol. 2008;128:264–73.

[31] Bolton DA, Misiaszek JE. Contribution of hindpaw cutaneous inputs to the control of lateral stability during walking in the cat. J Neurophysiol. 2009;102:1711–24.

[32] Collins DF, Refshauge KM, Todd G, Gandevia SC. Cutaneous receptors contribute to kinesthesia at the index finger, elbow, and knee. J Neurophysiol. 2005;94:1699–706.

[33] Hagert E, Persson JK, Werner MN, Ljung BO. Evidence of wrist proprioceptive reflexes elicited after stimulation of the scapholunate interosseous ligament. J Hand Surg Am. 2009;34A:642–51.

[34] Hagert E, Persson JK. Desensitizing the posterior interosseous nerve alters wrist proprioceptive reflexes. J Hand Surg Am. 2010;35A:1059–66.

[35] Hagert E. Proprioception of the wrist joint: a review of current concepts and possible implications on the rehabilitation of the wrist. J Hand Ther. 2010;23:2–16.

[36] Dellon AL. It is OK to lose your nerve: commentary on desensitizing the posterior interosseous nerve alters wrist proprioceptive reflexes. J Hand Surg by Hagert E. J Hand Surg Am. 2010;35A:1059–1066, commentary; 2010;35A:1067–1069.

[37] Gay A, Harbst K, Kaufman KR, Hansen DK, Laskowski ER, Berger RA. New method of measuring wrist joint position sense. J Neuroeng Rehabil. 2010;10(7):5.

[38] Gay A, Harbst K, Hansen DK, Laskowski ER, Berger RA, Kaufman KR. Effect of partial wrist denervation on wrist kinesthesia: wrist denervation does not impair proprioception. J Hand Surg Am. 2011;36:1774–9.

[39] Werntz JR, Chesher SP, Breidenbach WC, Kleinert HE, Bissonnette MA. A new dynamic splint for postoperative treatment of flexor tendon injury. J Hand Surg Am. 1989;14:559–66.

[40] Charcot JM. Wikepdia. https://en.wikipedia.org/wiki/Jean-Martin_Charcot. Accessed 28 May 2018.

[41] Charcot JM, Féré C. Affections osseuses et articulaires du pied chez les tabétiques (Pied tabétique). Arch Neurol. 1883;6:305–19.

[42] Wukich DK, Sung W. Charcot arthropathy of the foot and ankle: modern concepts and management review. J Diabet Complications. 2009;23:409–26.

[43] Dodd A, Daniels TR. Charcot neuroarthropathy of the foot and ankle. J Bone Joint Surg Am. 2018;100:696–711.

[44] Dellon AL. The Dellon approach to neurolysis in the neuropathy patient with chronic nerve compression. Handchir Mikrochir Plast Chir. 2008;40:1–10.

[45] Dellon AL. The four medial ankle tunnels: a critical review of perceptions of tarsal tunnel syndrome and neuropathy. Neurosurg Clin N Am. 2008;19:629–48.

[46] Nickerson S, Alzheimer D, Dellon AL. Early stage diabetic Charcot Foot Syndrome may respond to nerve decompression. Microsurgery. 2009;29:541–7.

第**3**章
腕关节中部去神经术
Central Wrist Denervation

洪光辉 译

解　剖

1977 年在美国的巴尔的摩（美国约翰斯·霍普金斯医学院所在地），我与 Raymond Curtis 博士担任手外科研究员职位的时候，Dieter Buck-Gramcko 发表了大约 313 次腕关节去神经的临床结果[1]。这是第一篇用英语描述这个概念的论文。Buck-Gramcko 确信马里兰州的 Albrecht Wilhelm 医师更早（1958 年和 1966 年）对这种方法的描述是正确的[2, 3]。到 2001 年[4]，由于 Albrecht Wilhelm 的著作都是德语描述，导致只懂英语的人无从知晓他的技术成果。那时我不了解 Buck-Gramcko 的工作，同一时期[5]，我正在描述桡神经的前臂主要分支骨间后神经（PIN）的解剖结构，通过这一解剖结构，可以方便地进行外科手术[6]。这篇论文的共同作者是约翰斯·霍普金斯艺术学院医学应用专业研究生 Sue Seif，1977 年 8 月投稿（*Journal of Hand Surgery*），1978 年出版。那时在切除复发的腕背腱鞘囊肿时我遇到了 PIN，当初我认为那种复发的腕背腱鞘囊肿是来源于舟月韧带

表面某一神经的神经瘤，然而据我所知，这个解剖位置未曾有一条神经被描述过，这存在矛盾。这个所谓的"发现"促使我深入探索腕关节神经支配的解剖，结果首次描述了 PIN 终末分支穿过第四伸肌间室的桡侧，最终支配腕关节囊的背侧部（图 3.1a、b，图 3.2）。正是在手稿的准备过程中[6]，我第一次阅读了 Buck-Gramcko 的论文，并了解 Wilhelm 的工作。在 1978 年那篇论文的准备过程中，在回顾约翰斯·霍普金斯医学院 Welch 图书馆的解剖学课本时，我在 Quain 的解剖学书中发现了 1882 年一项针对 PIN 的描述[7]。

1984 年，与 Susan Mackinnon 医师（于 1982 年，在包括我本人在内的 Curtis 博士研究团队，她完成了手外科研究员的工作）和病理学家 Ali Daneshvar 医师一起，我们描述了支配前腕关节囊的 AIN 的解剖结构，并通过掌侧入路对其进行切除[8]。与其他作者一起，我首先描述了用单一背侧切口同时切除 PIN 和 AIN[9]。1999 年，我们向美国手外科协会和美国周围神经学会提出了这种单一切口入路的手术方法。这种手术方法的价值得到了医学博士 Richard A.Berger 医师

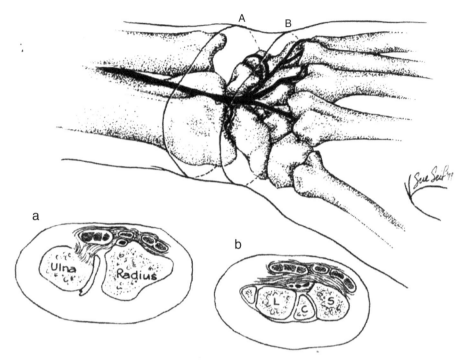

图 3.1　骨间后神经解剖图（a）显示与桡骨和尺骨的关系（b）（经 Elsevier 出版社和作者 Dellon and Seif 许可使用[5]）

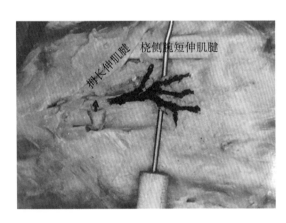

图 3.2　尸体解剖骨间后神经，穿过第四伸肌间室桡侧后支支配腕关节背侧关节囊[6]。注意第二（ECR）和第三（EPL）肌腱间室的肌腱。注意在舟月骨背侧韧带表面内，骨间后神经向外伸展形成分支（经 Elsevier 出版社和作者 Dellon and Seif 许可使用[5]）

的推广普及，他当时是梅奥诊所矫形外科的手外科部主任[10]。

对关节神经的首次描绘可能是由 Leonardo da Vinci 完成的（图 3.3）。我在约翰斯·霍普金斯大学医学院的一位同学——Richard Klein 医师，他后来成为视网膜专家，曾给我寄了一张引自 *A Study of Hands* 期刊的明信片。他知道我那时在做手外科研究员的工作。那张明信片上的图片摘自 Leonardo da Vinci 于 1505 年发表的解剖画册[11]。在研究那张图片时，我得知 Leonardo da Vinci 的原画是由英国女王收藏的。1983 年，Graham Stack 先生是 *Journal of Hand Surgery* 英国版的主编。那时我正在

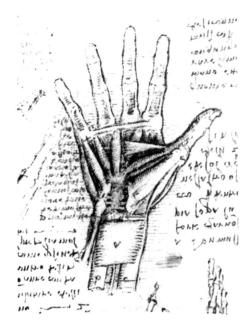

图 3.3 Leonardo da Vinci 的"掌腕"插图（约 1505 年），可能描绘了骨间前神经（单个红色箭头，旋前方肌近端）继续穿过旋前方肌，两个末端分支进入掌侧腕关节囊（两个远端红色箭头）[版权：Royal Collection Trust/（C）Her Majesty Queen Elizabeth Ⅱ 2018]

准备我们的手稿——第一篇关于部分掌侧腕关节去神经的论文。Stack 先生得到了英国女王的许可，在我们 1985 年的论文中可以引用 Leonardo da Vinci 原画的复印版用于发表[8]。Leonardo da Vinci 在这张画中画了一条进入旋前方肌的线，并显示这条线离开旋前方肌的远端边缘，最终进入了腕部韧带的掌侧。他对那个解剖对象的线性处理，我认为是神经，这种艺术上的处理手法不同于他画动脉的方式。

Nikolaus Rüdinger（1832—1896）在 1857 年的博士论文中描述了人体关节的神经支配[12, 13]。他对腕关节中部之神经支配的阐述，清楚地证明是 PIN 和 AIN（图 3.4）。

全腕与部分腕去神经术

腕关节去神经最早的描述是"全腕关节去神经术"，Wilhelm 描述了 10 支需要分离的神经分支（框 3.1），并使用多达 5 个切口来完成[3]。Dellon 于 1985 年提出了"部分"

腕去神经的概念，与 Wilhelm 的"全部"腕去神经概念相比，Dellon 提出仅切除支配腕关节背侧部的 PIN 分支[8]和支配腕关节掌侧部的 AIN 分支。在本章的临床结果部分，将讨论腕关节去神经术相关论文的结果，其中可以区分运用何种方法。

框 3.1 腕关节完全去神经术中切除的神经

- 骨间后神经。
- 前骨间神经。
- 腕关节的桡浅感觉分支。
- 正中神经掌皮支。
- 正中神经的掌侧分支支配腕关节。
- 前臂外侧皮神经。
- 前臂内侧皮神经。
- 前臂后皮神经。
- 尺神经腕背侧皮神经分支。
- 尺神经的腕部运动分支。

来自 Wilhelm[3] 的数据。

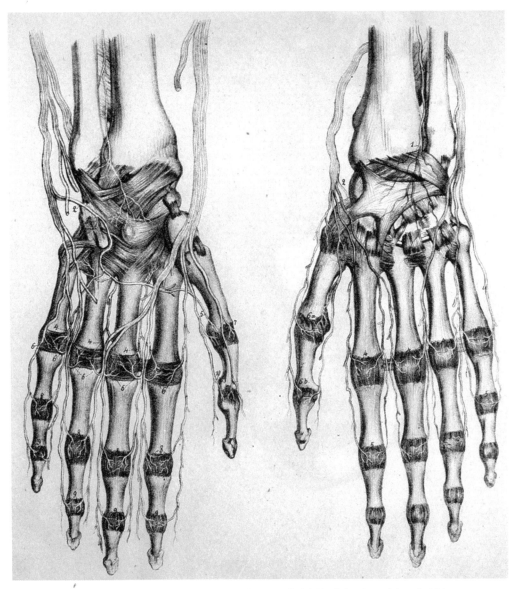

图 3.4　Nikolaus Rüdinger 关于腕关节掌侧和背侧的神经支配插图（版权：Rüdinger [12]. 参见：Bayerische Staatsbibliothek München/4 Anat. 157 s，Tab. 3，urn:nbn:de:bvb:12–bsb10331108–1）

"中央"腕关节

在此，重要的一点是区分从桡侧到尺侧腕关节疼痛的所谓"中央腕关节"的概念。手外科医师强调使用"桡侧腕关节疼痛"一词主要用来区分第一腕掌关节（CMC）疼痛；使用"尺侧腕关节疼痛"主要用来区分三角纤维软骨复合体（TFCC）问题，本文采用习惯性用法，将腕关节疼痛分为腕关节中央去神经（第 3 章）、腕关节桡侧去神经（第 4 章）和腕关节尺侧去神经（第 5 章）。因此，本章将讨论 PIN 和

AIN 的解剖，第 4 章和第 5 章覆盖了框 3.1 中所列神经的其他分支。

骨间后神经

PIN 离开前臂近端，并沿前臂骨间膜背侧继续下行。一旦伸肌腱收缩，在前臂远端的这层膜上很容易看到。它与骨间后动脉解剖位置密切相关。在这个位置，PIN 可以作为移植神经使用，这种方法在被描述之后的一年[5]，即 1979 年[14] 首次报道。PIN 与骨间后动脉分岔，进入第四伸肌间室的桡侧，到达腕关节背侧的韧带，PIN 直接位于背侧舟月韧带之上。PIN 与动脉的这种解剖关系使得它可以作为带血管的移植神经，以供临床运用[15]。

骨间前神经

AIN 离开前臂近端，并沿前臂骨间膜掌侧继续下行。它支配旋前方肌，然后继续向远端下行进入腕关节韧带掌侧。这一解剖部位使它可运用于带有神经支配的旋前方肌肌瓣[16]。

AIN 之神经阻滞和切除的手术入路最初是通过掌侧切口进行的[8]。然而，AIN 与骨间膜的密切关系允许其被麻药阻滞，并通过腕部背侧入路进行（图 3.5）。

与 AIN 切除相关的一个关注点是它可以使旋前方肌失神经支配[17]。AIN 确实在旋前方肌的近侧 1/3 处被分离。然而，目前尚不清楚失神经支配的旋前方肌是否对手功能有影响，尽管理论上它是下桡尺关节的稳定肌。如果 AIN 被尽可能地向远端分离，运用腕掌侧入路并且当它从旋前方肌浅出时[8] 或经腕关节囊掌侧行多次烧灼时被分离开，则可以通过背侧入路保留其神经支配的功能[3, 4]。

常见的临床表现

疼痛，主要继发于以下情况：
- 腕部扭伤。
- 腕部 / 桡骨远端骨折 / 脱位所致。
- 腕关节手术后。
- 腕中 "关节" 关节炎。

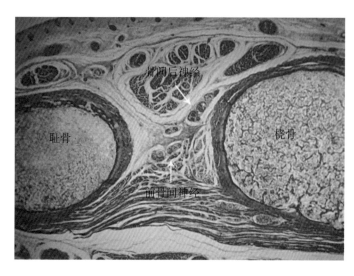

图 3.5 前臂远端横断面三色染色显示骨间后神经（PIN）与骨间膜和骨间前神经（AIN）的关系（版权：Richard A. Berger, MD, PhD）

治疗方案

通常腕关节中部的疼痛是由于诸如骨关节炎或创伤之类的疾病引起，如舟月韧带撕裂，随后腕关节结构松弛或腕部本身固有的异常疾病，如月骨坏死（Kienbock病）（图 3.6a~c）。腕关节中部疼痛的非手术治疗方法与经典的该部位手部运动损伤的方法相同，这在经典文献中有详细介绍[18]。这些方法包括使用抗炎药物、物理疗法和夹板疗法。

当腕部中央疼痛是由腕部扭伤引起，且疼痛持续时，那么支配被撕裂或部分撕裂韧带的神经很可能受拉伸 / 牵引损伤，或参与了韧带愈合的过程。这一现象的线索是：放射成像显示没有结构问题，但手腕的运动会引起疼痛。在这些患者的治疗中，切除神经的组织学检查已有报道，并且已证实了微小的神经瘤和神经内外瘢痕的存在[6]。这表明下一步治疗包括诊断性神经阻滞和适当的关节去神经。

当腕关节中部疼痛是由骨折 / 脱位引起，并且疼痛持续存在时，尽管放射学成像显示解剖排列和骨折愈合良好，但很可能是支配撕裂或部分撕裂韧带、撕裂骨膜的神经受到拉伸 / 牵拉损伤，或者神经参与了韧带 / 骨愈合的过程。这表明下一步治疗包括诊断性阻滞和适当的关节失神经。

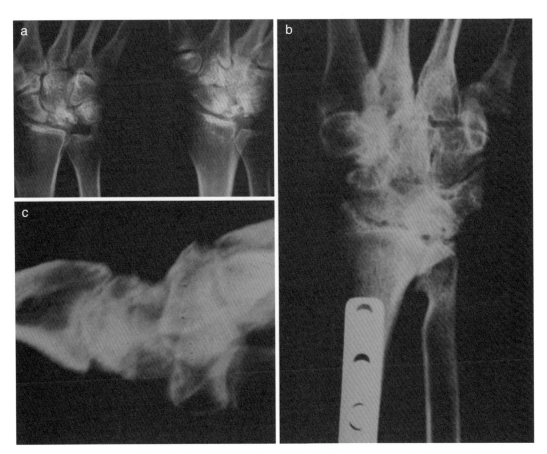

图 3.6（a~c）　腕关节中央疼痛可由韧带损伤、骨折 / 脱位、Kienbock 病或骨关节炎引起

诊断性神经阻滞

神经阻滞的技巧

- 骨间后神经阻滞。
- 骨间前神经阻滞。
- 桡侧腕痛阻滞（第 4 章）。
- 尺侧腕痛阻滞（第 5 章）。

诊断哪条神经参与了从腕中央传递疼痛的主要方法是阻滞该神经，最有可能牵扯到的两根是 AIN 与 PIN。谨记操作这些神经阻滞的关键点是：从上桡尺关节到下桡尺关节走行的 AIN 与 PIN 彼此之间的距离只有几毫米，两者由前臂骨间膜分开（图 3.7）。

Wilhelm 在图 3.8 中描述了行全腕关节去神经的 10 条神经阻滞[4]。在这一章中，我们将集中讨论腕关节中央的部分去神经。

神经阻滞剂由 1% 利多卡因和 0.5% 布比卡因（马卡因）的 1∶1 混合物组成，加或不加肾上腺素，一次注射量为 3~5 mL。

为了确定神经阻滞是否成功缓解了腕关节中部疼痛，在阻滞之前，必须进行 3 次测量：

①疼痛程度的评分，②肘屈曲呈90°时测量手的握力，③腕关节的主动和被动无痛运动

范围。在 PIN 阻滞之后重复这些测量以便观察比较，如果运动后疼痛仍旧持续存在，再进行 AIN 阻滞，在第二次神经阻滞之后再次重复上述的 3 次测量（图 3.9a~c 和图 3.10a、b）。

图 3.11a 中示例 PIN 阻滞进针位置的皮肤标记，然后通过骨间膜的尸体解剖，证实针头必须穿透的深度，方能阻滞 AIN（图 3.11b）。

已证实用这些技术阻滞 PIN 和 AIN 是非常精确的，例如，在新鲜冰冻尸体模型中通过亚甲蓝注射测试了这些技术。在放大镜下解剖被染色的神经，对每条神经进行数字摄影。通过计算染色的平均密度和面积来量化。对于这两种技术，亚甲蓝在 100% 的标本中被准确地输送到 PIN 上。在注射美蓝的 100% 标本中，亚甲蓝同样也被准确地输送到 AIN[19]。

作者首选的去神经技术

背侧单一切口与部分去神经

特别说明

永远谨记：
- 手术切除的禁忌证——关节不稳定

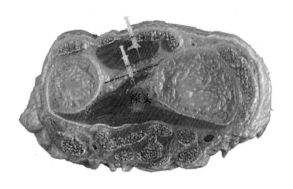

图 3.7　前臂远端横切照片，显示针头相对于肌间隔部和旋前方肌的位置，以获得 PIN 和 AIN 的神经阻滞（版权：Richard A. Berger, MD, PhD）

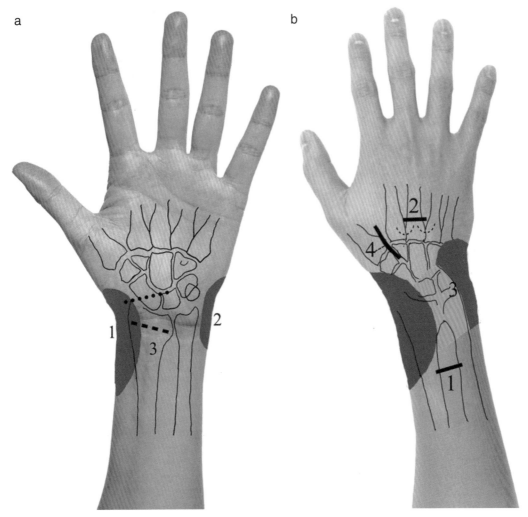

图 3.8（a、b） 编号为 1~4 的点说明了 Wilhelm 入路中完全去腕神经的神经阻滞的位置

手术技术采用 3.5 倍外科放大镜，不用止血带，但需使用双极电凝。患者取仰卧位。局麻药为 1% 利多卡因加 1 : 10 万肾上腺素。术前做手术部位标记。术后敷料是一种柔软的、大体积的绷带，允许腕关节有一定的活动范围。

如前所述，腕去神经术的演变起源于德国。现在"全腕"去神经比"部分"腕去神经更受欢迎。Wilhelm 确认了去神经的区域，这需要 5 个不同的手术入路（图 3.12）。

Jefferson Braga-Silva 博士与来自法国斯特拉斯堡的 Guy Foucher 博士曾一起接受手外科训练，他们创建了三维插图，更好地显示了多个手术切口与腕关节终末神经分支之间的关系（图 3.13 和图 3.14）。从图中可以清楚地看到，这些方法中有些是治疗尺侧腕关节疼痛（第 4 章）和桡侧腕关节疼痛（第 5 章）所需的。相比之下，对于腕关节中部疼痛和"部分腕关节去神经"的概念，今天只需要一个切口即可。

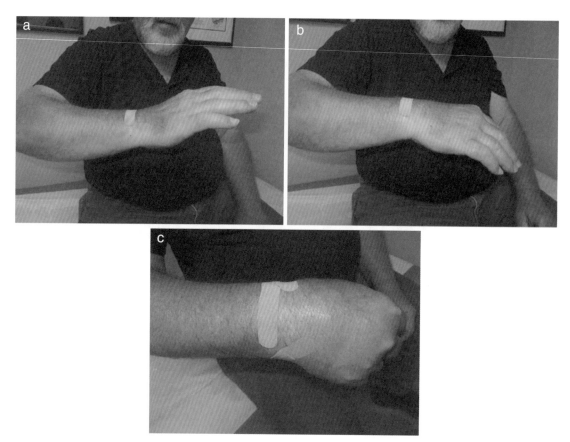

图 3.9（a~c） 根据创可贴判断，持续进行一系列的神经阻滞，直到腕关节无痛的活动范围

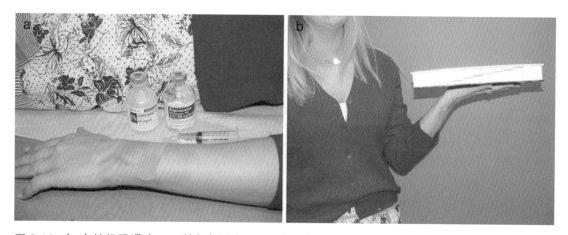

图 3.10 （a）神经阻滞由 1% 利多卡因和 0.5% 布比卡因 1:1 的混合物组成，加或不加肾上腺素，注射 3~5 mL 的溶液。（b）在成功阻断引起疼痛发生的神经后，手腕活动的功能改善应该是明显的，例如能够举起重量

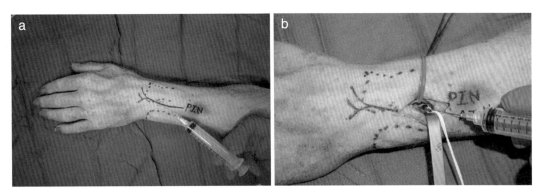

图 3.11　针头阻断 PIN (a) 和 AIN (b) 位置的尸体解剖说明，此处所示皮肤被切开，以证明针必须穿透到骨间膜的掌侧

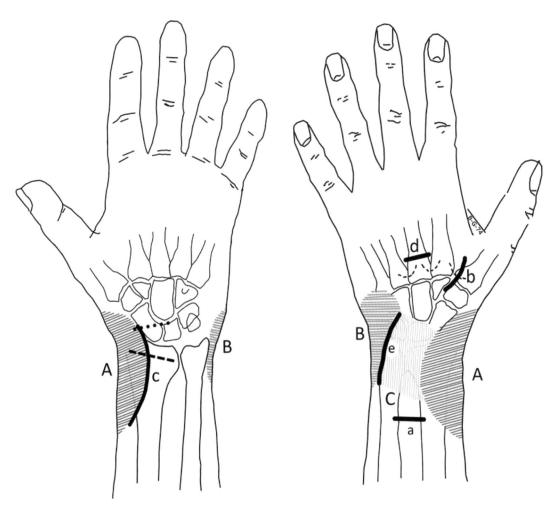

图 3.12　Wilhelm 设计了多个切口（5 个）的多区域入路，作为完全去腕神经支配的方法（经 Elsevier 出版社和作者 Buck-Gramcko 许可修改[1]）

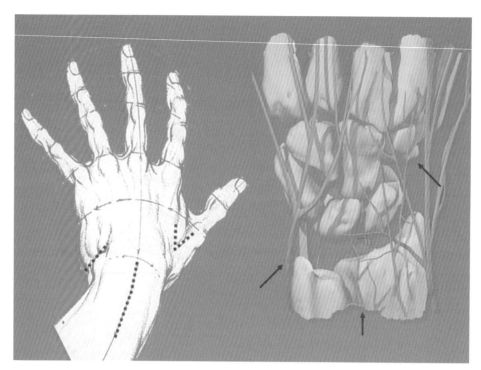

图 3.13　手腕完全失神经支配术所需背侧切口的三维图解 (版权：Jefferson Braga-Silva)

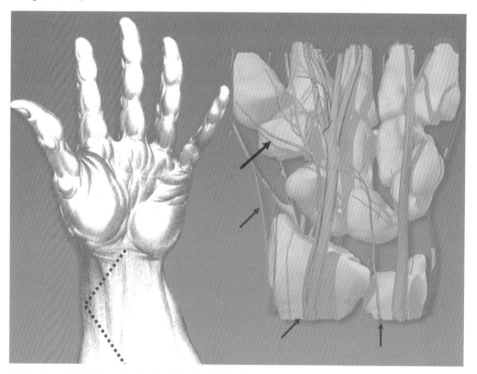

图 3.14　手腕完全失神经支配术所需掌侧切口的三维图解 (版权：Jefferson Braga-Silva)

行腕背侧和掌侧（PIN与AIN）去神经术的方法是，假设这两条神经都需要阻滞以改善腕关节无痛性活动范围，并增加力量，而且不出现腕关节不稳定。

该手术入路首先在图3.15a~c说明，图3.16a~d为尸体解剖示例，再从图3.17a~d和图3.18a~c的术中角度给予介绍。

手术切口始于下尺桡关节背侧，由近至远切开。打开深筋膜，牵拉肌腱，显露出骨间后动脉旁的白色PIN。PIN下行进入第四伸肌室的桡侧，神经被局麻药阻滞后，在远侧烧灼。切除2~3 cm长的神经节段，近端可以直接植入到上伸肌中，或者直接置于近端。烧灼前臂骨间膜并纵向切开，轻轻牵展旋前方肌，直到识别出白色

AIN。如果需要保留肌肉的神经支配，可以电刺激神经，如果肌肉有收缩，应进一步向远端解剖神经，然后烧灼神经远端并将其植入肌肉。双层缝合皮肤，使用大的保护性敷料覆盖手术切口。

临床结果

也许，正如一些作者所说，腕关节去神经不能获得一个良好而持久的疗效。因为没有很多的毁损性手术切口，就永远无法真正完全去神经，因此，所有腕关节去神经实质都是"部分性"的。然而，在实际应用中，腕中部去神经的临床结果存在分歧。表3.1[1, 6, 8, 20-26]阐述了部分腕关节失神经（AIN

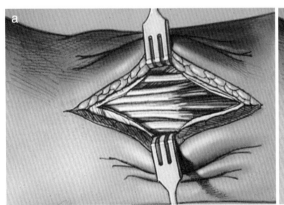
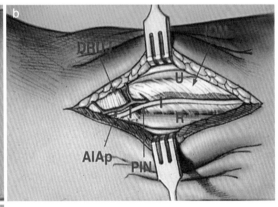
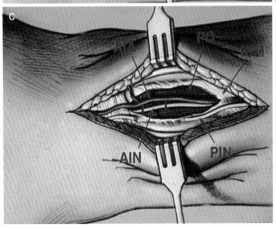

图3.15 单一背侧切口，骨间后神经（PIN）和骨间前神经（AIN）切除术入路说明。（a）暴露伸肌腱。（b）牵拉肌腱，露出骨间膜（IOM）。远端桡尺关节（DRUJ）位置记录为桡骨（R）和尺骨（U）的边缘。骨间前动脉（AIA）穿过IOM，汇入骨间背侧动脉。PIN现在已暴露。（c）一段PIN被切除。切开骨间膜，以显露AIN（版权：Richard A. Berger, MD, PhD）

和 PIN）的临床结果，表 3.2[1, 3, 27–42] 阐述了全部腕关节失神经的临床结果。至少有两篇关于这个主题的评论文章，这些表格中罗列了我能找到的与这个主题相关的所有文章，我们摘取每一篇文章的数据，制成符合本书的格式。

一组研究团队（Braga Silva 与他的同事）对他们的治疗流程和结果进行了以下有趣的观察[40]：

在我们治疗的患者群体中，当一例患者主诉腕关节疼痛干扰他的日常活动，并且被诊断为原发性或继发性骨关节炎，X 线检查显示中度或重度，我们遵循治疗流程……保守治疗最初适用于每一例患者，不论病情严重程度，包括活动、休息、夹板、非麻醉

案　例

表 3.1　腕神经去神经治疗结果：总计

作者	出版年份	手的数量	额外的[a]	平均随访时间（月）	很好	好	一般	差
			手术		（%）			
Wilhelm[3]	1966	21	19%	16		80		
Geldmacher[27]	1972	24	75%	na		84		8
Buck–Gramcko[1]	1977	195	na	100（9~168）	26	43	26	5
Helmke 等[28]	1977	54	28%	37		83		
Stegemann 等[29]	1980	26	88%	30		81		
Rostlund 等[30]	1980	9	0	24		89		
Martini 等[31]	1983	33	54%	24		84		
Foucher 等[32]	1992	50	40%	48		72		
Buck–Gramcko[33]	1993	61	77%	74		76		
Ishida 等[34]	1993	17	41%	51	24	12		
Ferreres 等[35]	1995	22	0			65	30	5
Grechenig 等[36]	1998	22	27%	50		77		
Foucher 等[37]	1998	50	0	60		74		
Weinstein 和 Berger[21]	2004	71	0	113		67		
Rothe 等[38]	2006	32	0	76（28~168）		62	19	19
Schweizer 等[39]	2006	70	0	114（12~312）	20	56	14	10
Braga–Silva 等[40]	2011	49	0	72（72~72）		70		30
Simon 等[41]	2012	27	0	77（12~157）	44		41	15
Delclaux 等[42]	2017	41	0	41（12~161）	75		15	10

注：na：无数据。
[a] 额外的手术包括：部分或完全关节固定术、关节置换术、舟骨重建术、桡骨短缩截骨术、近端腕排切除术。

性镇痛药、非甾体抗炎药、手部治疗、偶尔注射皮质类固醇激素。当 6 个月的保守治疗没有获得令人鼓舞的疗效时，我们采取外科手术……全腕神经去神经。术后腕部疼痛均有改善，随访术后第 1 个月有效率为 68%，术后 1 年达到稳定状态，术后 36 个月的有效率稳定在 79%。治疗侧手握力由去神经前对比对侧的 43% 提高到 69%，运动范围

表 3.2　腕关节去神经治疗结果：部分［AIN 和（或）PIN］

作者	出版年份	手的数量	额外的[a]	平均随访时间（月）	很好	好	一般	差
			手术		（%）			
Buck–Gramcko[1]	1977	20	na	100（9~168）	20	40	20	20
Dellon 等[8]	1984	12	9a	13（4~24）	75	16		9
Dellon[6]	1985	30	无	16（8~32）	87			13
Dellon 和 Horner[20]	1993	51	无	30	94			6
Weinstein 和 Berger[21]	2002	19	无	30	80			20
Hofmeister 等[22]	2006	48	na	28	$p < 0.001$			
Strauch[23]	2010	8	无	18		75		25
Storey 等[24]	2011	37	无	18		60		40
Riches 等[25]	2014	14	无	21		44b		
O'Shaughnessy 等[26]	2018	100	31	81（12~240）		69		31

注：na：无数据。
[a] 5 例患者行腕管松解术，2 例行腕管神经节切除术，1 例行腕管松解术和掌神经节切除术，1 例行腕管松解术和达拉奇手术治疗，78% 表示满意。

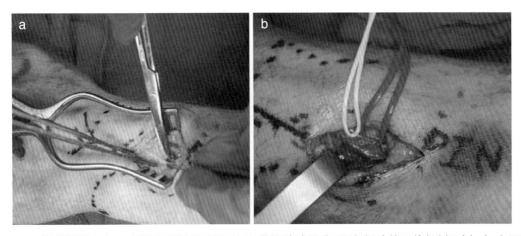

图 3.16　经背侧单一切口行骨间后神经（PIN）和骨间前神经（AIN）切除的尸体解剖示例。（a）远端尺骨和桡骨已用圆点勾勒出来。PIN 绘制在皮肤上。切口开始于桡尺远端关节的近端，这里的肌腱被牵拉开以显示白色的 PIN。（b）白色橡皮圈牵拉 PIN，蓝色橡皮圈牵拉骨间背侧动脉和 PIN

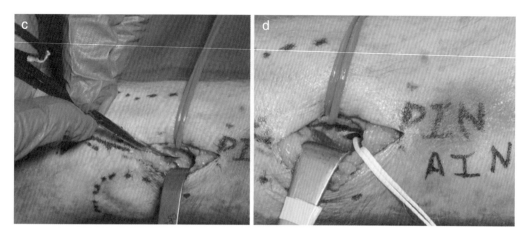

图 3.16（续）（c）骨间膜是纵向打开的。白色的橡皮圈已被移除。（d）旋前方肌紧邻牵引器，现在白色橡皮圈位于 AIN 上

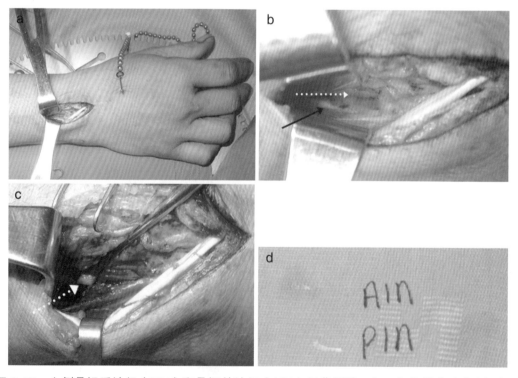

图 3.17　左侧骨间后神经（PIN）和骨间前神经（AIN）经背侧单一切口切除的临床实例。（a）打开背侧切口，牵拉肌腱的手术整体观。（b）黑色箭头指向位于骨间膜上的 PIN，该 PIN 将与白色箭头一起打开。（c）打开骨间膜，旋前方肌实质内可见白色 AIN。（d）切除的 PIN 及 AIN（版权：Ramon De Jesus，MD）

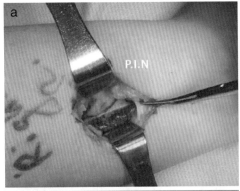

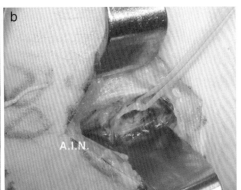

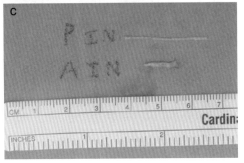

图 3.18 经背侧单一切口去神经右手腕关节中央部 1 例。(a) 背侧切口, PIN 为白色结构。(b) 打开骨间膜后, AIN 被蓝色橡皮圈包围。(c) 送病理检查前切除的两个神经样本

显示所有运动轴都有所改善。术后 72 个月的放射学评估显示 54 例患者中 34 例病情恶化。在手握力、活动范围或疼痛缓解方面, 3 组之间的临床结果没有差异 [舟骨骨不连导致的腕关节退行性骨关节炎晚期塌陷、Kienböck 病和原发性退行性骨关节炎][40]①。

另一组研究团队 (Simon 和他的同事) 做了如下有趣的观察 [41]:

疼痛完全缓解的平均时间为 3 个月 21 天。89% 的病例 (平均随访 77 个月) 疼痛缓解随时间而稳定。腕运动范围有明显改善: 11° 屈曲 / 伸展; 8° 旋前 / 旋后。平均而言, Jamar 握力试验患侧是健侧的 85%。Dash 评分平均为 30.4 分 (22~60 分)。14 个病例中 (占 52%) 观察到骨关节炎表面延长。在 27 例患者中发现了 6 例并发症: 1

例是复杂的局部性疼痛综合征, 5 例神经瘤, 其中 4 例自然消退 [41]②。

从 这 些 数 据 表 (表 3.1[1、6、8、20-26] 和 3.2[1、3、27-42]) 中可以得出最简单的结论: 患者的选择、神经阻滞的运用, 甚至包括一些有一定程度关节不稳定的患者, 这存在很大的变异性, 无法进行真正的系统分析或 Meta 分析。然而, 我们有理由得出结论: 80% 的慢性腕关节疼痛和无腕关节不稳的患者至少在 2 年内将获得良好的疼痛缓解和腕关节功能改善。这个数字可能会在 6~10 年内下降到 65%。

并发症

很少有研究描述并发症。最常见的并

---

① 经 Elsevier 出版社和作者 Braga-Silva 等许可使用。

② 经 Elsevier 出版社和作者 Simon 等许可使用。

发症是未能获得优良的疗效，这种所谓的"无效"（或不良的疗效）可以通过神经阻滞来识别仍在发送疼痛信息的神经来挽救。记住残存的腕中部疼痛可能是由于异常神经或来自腕部桡侧或尺侧的异常神经参与了疼痛的发生（见第4章和第5章，学习如何阻滞这些神经）。与残存神经无关的失效是由于不稳定的腕关节逐渐丧失功能，这需要某些形式的部分或全部腕关节融合，或近排腕骨切除。在去神经后，并没有关于腕部夏科特关节病（神经性关节病）的报道，其原因已在第2章解释。不太可能发生的并发症包括痛性神经瘤和复杂性局部疼痛[41]。

临床案例

一名惯用右手的16岁少年在踢足球时受伤，左桡骨远端部分移位性骨折。她接受了16周的拇指管状石膏外固定治疗，需要骨刺激器来获得满意的骨愈合。随后出现了腕部疼痛，伴皮肤颜色变化。

她被告知患上了慢性局部疼痛综合征（chronic regional pain syndrome，CRPS），在物理治疗、神经病变药物和阿片类药物无法帮助她缓解疼痛后，建议使用脊髓刺激器。她的左上肢肌电生理学检查正常。

第一次见到她时，她手腕的活动范围基本丧失。

她需要PIN和AIN的神经阻滞来恢复手腕的无痛活动范围。

她的手术包括通过背部单切口切除PIN和AIN（图3.19a~c）。

图3.20a~d展示了该患者术后1年几乎正常的腕关节无痛活动范围。患者恢复了正常的日常活动，并在大学里健康成长。

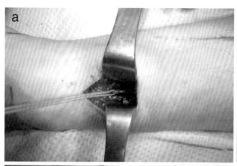
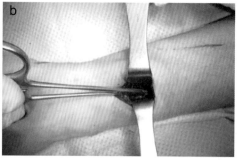
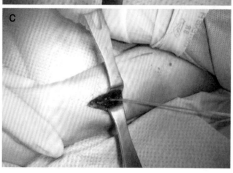

图3.19 案例研究，经背侧单一切口切除骨间后神经（PIN）和骨间前神经（AIN）的术中显露。（a）AIN在蓝色橡皮圈内。（b）使用血管钳子将PIN近端植入伸肌。（c）打开骨间膜可见AIN

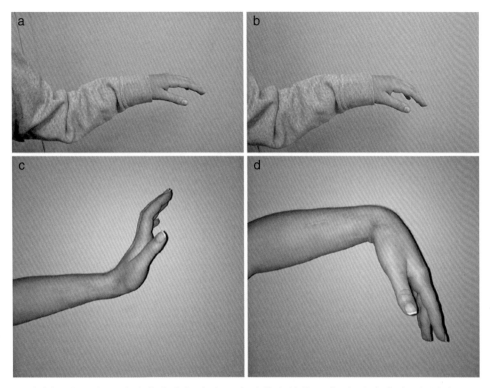

图 3.20 案例研究，由于腕关节中央部疼痛，腕关节术前伸展（a）和屈曲（b）活动显示，基本上没有主动活动的范围。这种疼痛通过 PIN 和 AIN 的神经阻滞得到缓解。在通过单一背侧切口切除 AIN 和 PIN 后 1 年，可观察到伸展（c）和屈曲（d）的术后活动范围

参考文献

[1] Buck-Gramcko D. Denervation of the wrist joint. J. Hand Surg Am. 1977;2:54–61.

[2] Wilhelm A. Zur Innervation der Gelenke der oberen Extremität. Z Anat Entwicklgsch. 1958;120:331–71.

[3] Wilhelm A. Die Gelenkdenervation und ihre anatomischen Grundlagen. Ein neues Behandlungsprinzip in der Handchirugie. Hefte Unfallheilkd. 1966;86:1–109.

[4] Wilhelm A. Denervation of the wrist. Tech Hand Up Extrem Surg. 2001;5:14–30.

[5] Dellon AL, Seif S. Anatomic dissections relating the posterior interosseous nerve to the carpus, and the etiology of dorsal wrist ganglion pain. J Hand Surg Am. 1978;3:326–32.

[6] Dellon AL. Partial dorsal wrist denervation; resection of the distal posterior interosseous nerve. J Hand Surg Am. 1985;10A:527–33.

[7] Thompson A, Schafer EA, Thane GD. Quain's elements of anatomy, vol. I. 9th ed. New York: William Wood & Co; 1882. p. 616–7.

[8] Dellon AL, Mackinnon SE, Daneshvar A. Terminal branch of anterior interosseous nerve as a source of wrist pain. J Hand Surg Br. 1984;9:316–22.

[9] Kupfer DM, Lee GM, Shoemaker W, Dellon AL, McSweeney J. Simplified approach to wrist denervation for triangulofibrocartilage complex disruption. J Reconstr Microsurg. 1999;15:621.. (abstract).

[10] Berger RA. Partial denervation of the wrist: a new approach. Tech Hand Up Extrem Surg. 1998;2:25–35.

[11] Mathe J. Leonardo da Vinci: anatomical drawings. Fribourg: Productions Liber SA; 1978:9, 18, 65.

[12] Rüdinger N. Die Gelenknerven des menschlichen Körpers. Erlangen: Verlag von Ferdinand Enke; 1857.

[13] Gohritz A, Kaiser E, Guggenheim M, Dellon AL. Nikolaus Rüdinger (1832–1896), his description of joint innervation in 1857, and the history of surgical joint denervation. J Reconstr Microsurg. 2017;34:21–8.

[14] Wilgis EF, Maxwell GP. Distal digital nerve grafts: clinical and anatomical studies. J Hand Surg Am. 1979;4:439–43.

[15] Arnez ZM, Lister GD. The posterior interosseous arterial graft. Plast Reconstr Surg. 1994;94:202–6.

[16] Dellon AL, Mackinnon SE. The pronator quadratus muscle flap. J Hand Surg Am. 1984;9:423–7.

[17] Ferreres A, Foucher G, Suso S. Extensive denervation of the

wrist. Tech Hand Up Extrem Surg. 2002;6:36–41.

[18] Garnham AG, Ashe M, Gropper P. Chapter 23: wrist pain. In: Brukner & Khan's clinical sports medicine. 4th ed. Sydney: McGraw-Hill; 2013. p. 413–34.

[19] Grutter PW, Desilva GL, Meehan RE, Desilva SP. The accuracy of distal posterior interosseous and anterior interosseous nerve injection. J Hand Surg Am. 2004;29:865–70.

[20] Dellon AL, Horner G. Partial wrist denervation. In: Levin S, editor. Problems in plastic and reconstruction surgery: the wrist. Philadelphia: Lippincott; 1993. p. 252–66.

[21] Weinstein LP, Berger RA. Analgesic benefit, functional outcome, and patient satisfaction after partial joint denervation. J Hand Surg Am. 2002;27:833–9.

[22] Hofmeister EP, Moran SL, Shin AY. Anterior and posterior interosseous neurectomy for the treatment of chronic dynamic instability of the wrist. Hand (NY). 2006;1:63–70.

[23] Strauch RJ. Denervation of the wrist joint for chronic pain. In: Slutsky DJ, editor. Principles and practice of wrist surgery. Philadelphia: Saunders Elsevier; 2010. p. 624–31.

[24] Storey PA, Lindau T, Jansen V, Woodbridge S, Bainbridge LC, Burke FD. Wrist denervation in isolation: a prospective outcome study with patient selection by wrist blockade. Hand Surg. 2011;16:251–7.

[25] Riches PL, Elherik FK, Breusch SJ. Functional and patient-reported outcome of partial wrist denervation versus the Mannerfelt wrist arthrodesis in the rheumatoid wrist. Arch Orthop Trauma Surg. 2014;134:1037–44.

[26] O'Shaughnessy MA, Wagner ER, Berger RA, Kakar S. Buying time: long-term results of wrist denervation and time to repeat surgery. Hand (NY). 2018;1:1558944718760031. [Epub ahead of print].

[27] Geldmacher J, Legal HR, Brug E. Results of denervation of the wrist and wrist joint by Wilhelm's method. Hand. 1972;4:57–9.

[28] Helmke B, Geldmacher J, Luther R. Indikation, Technik und Ergebnisse der Handgelenkdevervation nach Wilhelm bei knöchernen Veränderungen im Handwurzelbereich. Orthop Praxis. 1977;13:96–8.

[29] Stegemann B, Brig E, Stedtfeld W. Erfahrngen mit der Handgelenksdervation nach Wilhelp als Auxilärmassnahme in der operativen Therapie der Navikulare-Pseudarthrose und Lunatummalazie. Hefte Unfallheidlkd. 1980;148:756–8.

[30] Rostlund T, Somnier F, Axelsson R. Denervation of the wrist joint – an alternative in conditions of chronic pain. Acta Orthop Scand. 1980;51:609–16.

[31] Martini AK, Frank G, Kuster IIH. Clinical experiences with Wilhelm's method of wrist joint denervation. Z Orthop Grenzgeb. 1983;121:767–9.

[32] Foucher G, Da Silva JB, Ferreres A. Total denervation of the wrist. Apropos of 50 cases. J Rev Chir Orthop Reparatrice Appar Mot. 1992;78:186–90.

[33] Buck-Gramcko D. Wrist denervation procedures in the treatment of Kienböck's disease. Hand Clin. 1993;9:517–20.

[34] Ishida O, Tsai TM, Atasoy E. Long-term results of denervation of the wrist joint for chronic wrist pain. J Hand Surg Br. 1993;18:76–80.

[35] Ferres A, Suso S, Foucher G, Ordi J, Llusa M, Ruano D. Wrist denervation, surgical considerations. J Hand Surg Br. 1995;20:769–72.

[36] Grechenig W, Mahring M, Clement HG. Denervation of the radiocarpal joint. A follow-up study in 22 patients. J Bone Joint Surg. 1998;80B:504–7.

[37] Foucher G, Long Pretz P, Erhard L. Joint denervation; a simple response to complex problems in the hand. J Chir. 1998;123:183–8.

[38] Rothe M, Rudolf KD, Partecke BD. Long-term results following denervation of the wrist in patients with stages II and III SLAC-/SNAC-wrist [German]. Handchir Mikrochir Plast Chir. 2006;38(4):261–6.

[39] Schweizer A, von Kiinel O, Kammer E, Meuli-Simmen C. Long-term follow-up evaluation of denervation of the wrist. J Hand Surg Am. 2006;31:559–64.

[40] Braga-Silva J, Roman JA, Padoin AV. Wrist denervation for painful conditions of the wrist. J Hand Surg Am. 2011;36:961–6.

[41] Simon E, Zemirline A, Richou J, Hu W, Le Nen D. Complete wrist denervation: a retrospective study of 27 cases with a mean follow-up period of 77 months. Chir Main. 2012;31:306–10.

[42] Delclaux S, Elia F, Bouvet C, Apredoaei C, Rongieres M, Mansat P. Denervation of the wrist with two surgical incisions. Is it effective? A review of 33 patients with an average of 41 months' follow-up. Hand Surg Rehabil. 2017;36:281–5.

第4章
腕关节桡侧去神经术

Central Wrist Denervation

洪光辉 译

解 剖

桡侧腕关节疼痛最常见的是第一腕掌关节：第一掌骨底部与大多角骨之间的疼痛（图4.1）。在影像学上，例如大多角骨与小多角骨、第一掌骨或舟骨之间的关节任一关节面可能存在关节炎（图4.2a~d），但最常见的疼痛主诉位于第一掌骨基底和大多角骨之间的背侧。然而，在第一掌骨基底部和舟骨之间有一个疼痛亚组，位于两骨之间的掌侧，这一点也将在本章中讨论。第一个腕掌关节是"手部关节"而非"腕关节"，这一点存在争议，有关其他第一个腕掌关节的更多信息，请参阅第9章，在手部关节相关内容中有特别说明。与桡骨和手舟骨相关的桡侧腕关节疼痛被归纳在第3章相关部分中。

对第一腕掌关节的主要支配神经已有普遍的共识。Wilhelm于1958年[1]和1966年[2]用德语发表的论文堪称经典，最近，也就是2001年，Wilhelm出版了英语版，有更清楚的插图说明[3]。从他的插图可以清楚地看出：支配第一腕掌关节背侧的感觉神经来自桡神经浅支（图4.3a、b），支配掌侧的感觉神经来自前臂外侧皮神经和正中神经掌皮支（图4.4）。Albrecht Wilhelm于2017年4月24日去世，享年87岁。他曾在德国的Aschaffenburg担任教授兼外科主任[4]。

Wilhelm1929年出生于Sudetenland地区的Braunau，在战争和逃亡之后，他于1948年从Würzburg的医学院毕业，在那里他开始活跃。1960年，Wilhelm在Würzburg大学创立了手外科。手外科仍然是他在Aschaffenburg的专长，1968年，Wilhelm到市医院担任首席医疗官。接下来的25年工作中，住院患者均接受12和14小时的护理，这个拥有250张病床的大型外科仍包含了整个普通外科和创伤外科。资深医师Dieter Englert说："从腹部手术到开颅手术，一切都被包含在内。"此外，Wilhelm还抽出时间出版科学出版物，培训著名外科医师。Wilhelm被称赞"严格和非常精确"。经验和直觉会指导他的工作。1992年，Wilhelm制订了第一项腹腔镜下胆囊切除的锁孔手术标准。同年，他担任德国手外科学会主席。

关于尺神经的尺侧运动支和正中神经大鱼际运动支是否支配第一腕掌关节的争论一

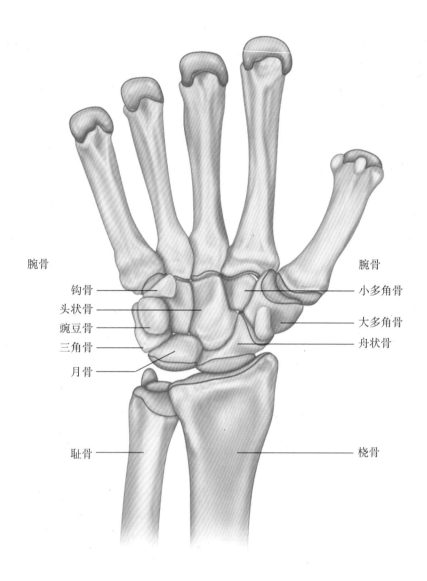

腕骨

钩骨

头状骨

豌豆骨

三角骨

月骨

耻骨

腕骨

小多角骨

大多角骨

舟状骨

桡骨

图 4.1　腕关节图

直存在。1993 年 Fukumoto 和他的同事在 28 具保存的尸体解剖中得出：与 Wilhelm 的结论一致，尺神经的尺侧运动支或正中神经大鱼际运动支没有分支支配第一腕掌关节[5]。Lorea 及其同事[6]于 2002 年在 10 具新鲜冰冻尸体解剖中，发现第一个腕掌关节的神经支配来自正中神经大鱼际运动支，但不来自尺侧运动支。与这些研究比较，Miki 及其

同事[7]在 2011 年的 19 具福尔马林固定尸体中发现，11 具（58%）标本有桡神经浅支分布至第一个腕掌关节，9 具（47%）标本有正中神经运动支分布，9 具（47%）标本有尺神经运动支分布。

最近，在 3.5 倍放大镜下，解剖 9 具新鲜冰冻尸体标本，被观察到的小关节神经行组织学检查，对这一争议进行了探讨[8]。在

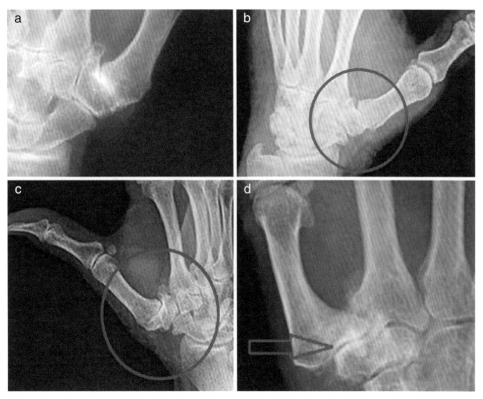

图 4.2(a~d) 显示第一腕掌关节不同程度关节炎的 X 线片

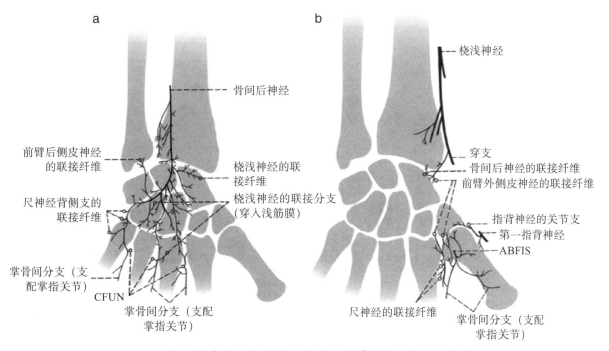

图 4.3（a、b） Wilhelm 关于桡浅神经支配第一腕掌关节背侧的图解（经允许，引自：Wolters Kluwer 和 Wilhelm [3]）

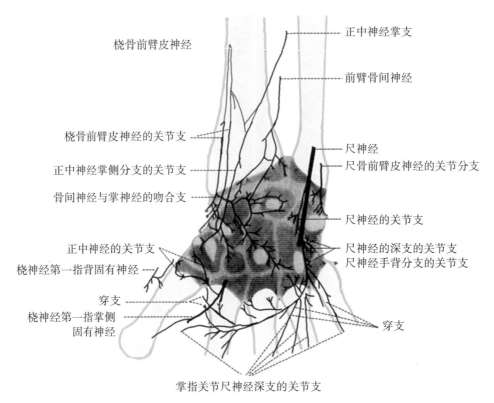

桡骨前臂皮神经

正中神经掌支

前臂骨间神经

桡骨前臂皮神经的关节支

正中神经掌侧分支的关节支

骨间神经与掌神经的吻合支

尺神经
尺骨前臂皮神经的关节分支

尺神经的关节支

正中神经的关节支

尺神经的深支的关节支
尺神经手背分支的关节支

桡神经第一指背固有神经

穿支

桡神经第一指掌侧
固有神经

穿支

掌指关节尺神经深支的关节支

图 4.4 Wilhelm 提供的第一腕掌关节掌侧神经支配图解，起自前臂外侧皮神经（这里标记为"前臂桡侧皮神经"）和正中神经掌侧支的插图（经允许，引自：Springer 和 Wilhelm [28]）

这项研究中，无论是正中神经大鱼际运动支还是尺神经尺侧运动支都没有发现对第一腕掌关节有神经支配。但发现前臂外侧皮神经100%从掌侧支配第一腕掌关节（图 4.5a~c），正中神经掌皮从掌侧支配 67% 的第一腕掌关节（图 4.6a~c），桡神经浅支从背侧支配100%的第一腕掌关节，并向 22% 的第一腕掌关节掌侧发出分支（图 4.7a~c）。前臂外侧皮神经在桡骨茎突近端 3.4 cm 处发出分支伴随桡动脉，然后继续向远端下行，发出 1 或2 支分支分布到第一腕掌关节囊的掌侧 / 桡侧。正中神经掌侧皮支发出一支分支伴随桡动脉掌侧支进入第一腕掌关节囊的掌侧。

在一些有关这个主题的文献中，采用

"Cruveilhier 神经"来命名与桡动脉相对的前臂外侧神经。为了便于理解这一定义，可能可以通过参考 Jean Cruveilhier 所著的 *The Anatomy of the Human Body* 一书中 *The First American from the Latest Paris Edition* 这 一 章节来了解。在他编写系统解剖学（1834—1836）时是巴黎医学院的解剖学教授，也是 Salpetriere 医院的医师和巴黎解剖学会的主席。他的书被 William Herries Madden 翻译成英文，并于 1844 年在纽约出版。Madden 声明 Cruveilhier 的教科书没有插图。Cruveilhier 在书 [9] 的序言中为我指出了以下重要的几点：

（1）"解剖学是科学基础……没有解剖学，生理学家研究的结构如同建立在泥土之上。"

图 4.5(a~c)　尸体解剖显示前臂外侧皮神经对第一腕掌关节的支配情况。在手术刀的绿色手柄上方可以看到桡浅神经感觉支。前臂外侧皮神经在桡茎突近端发出一支分支，与桡动脉一起走行，然后支配第一腕掌的掌侧（在手术刀刀刃的尖端）。图中可见这一神经分支的组织学观察，证明它是一条神经。这一分支在所有的样本中都存在[8]

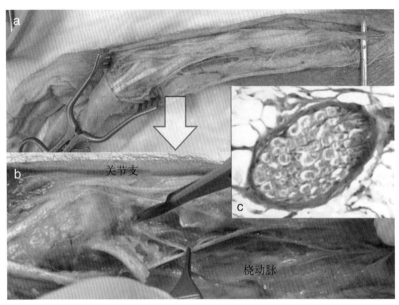

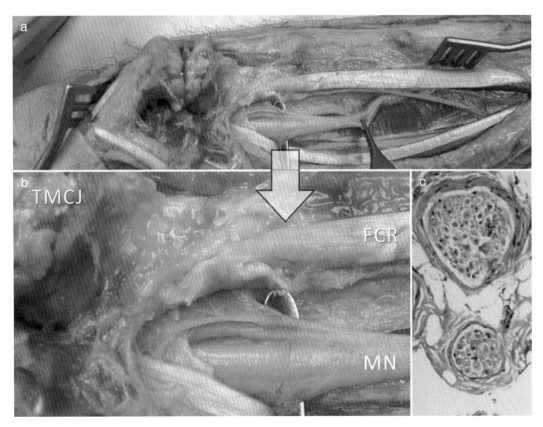

图 4.6(a~c)　尸体解剖显示第一腕掌关节的正中神经掌侧皮支支配情况。该支沿桡动脉掌侧支支配第一腕掌关节的掌侧。图中可见这一神经分支的组织学观察，证明它是一条神经。这一分支存在于 67% 的样本中[8]

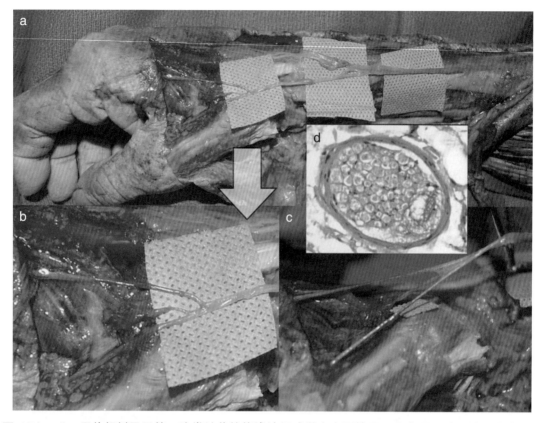

图 4.7(a~d)　尸体解剖显示第一腕掌关节的桡浅神经感觉支支配情况。图中可见这一神经分支的组织学观察，证明它是一条神经。这个分支 100% 出现在第一腕掌背侧的标本中，22% 的标本有分支分布到掌侧 [8]

（2）正是解剖学指导了外科医师的眼睛和手：激发他随时准备好的信心，引导他在组织结构中探索，损伤这些组织结构有可能是危险或致命的。

（3）首先，Cruveilhier 自己动手做了解剖，然后参考"古典书籍"，将所得结果与前人做比较，这样"他们的权威不会限制我的思考"。

（4）大脑和神经……一直是我最喜欢的研究对象；因为它们非常重要，或许也因为研究它们有难度 [9]。

Cruvielhier 对肌皮神经的末梢分支做如下描述 [10]：

肌皮神经内部分支支配范围更广泛：在前臂下部与桡神经一支分支吻合，继续分出一支深支或关节支，再发出几支围绕桡动脉的细支。其中一个细支伸展成许多细丝，进入桡腕关节的前部，另一支沿着桡动脉斜行至腕关节外侧并伸展终止于腕关节滑膜的后部。在发出这支明显的关节支之后，肌皮神经的内部终末支跨过拇短伸肌和拇长展肌腱的前方，这比桡神经相应分支深度更浅，然后分成几支细支，分布至大鱼际皮肤的隆起处。其中沿着大鱼际隆起外侧的一支，可以追其分布到拇指第一节指骨的皮肤上 [10]。

- 第一腕掌关节骨性关节炎。
- 创伤后第一腕掌关节炎。

治疗方案

桡侧腕关节疼痛的非手术治疗方法与经典的该部位运动损伤的治疗方法相同，并在经典文献[11]中有详细介绍。这些疗法包括抗炎药、物理疗法和夹板疗法。有多种夹板可用于治疗桡侧腕关节疼痛，这些夹板通常设计用于将力转移到手背或简单地固定第一个腕掌关节（图 4.8a~d）。在关节内注射皮质类固醇激素仍然很普遍（图 4.9）。尽管自 1987 年以来就有人建议在第一腕掌关节内注射类固醇[12]，但随机对照试验表明，它与安慰剂没有显著差异[13, 14]。然而，毫无疑问，这种治疗方式是目前临床应用的第一种干预手段。

在美国 55 岁以上的男性和女性中，约

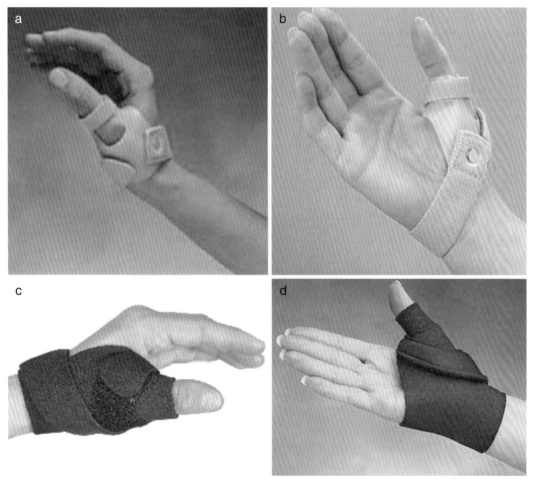

图 4.8(a~d)　用于治疗首次腕掌关节炎疼痛的 V 形夹板

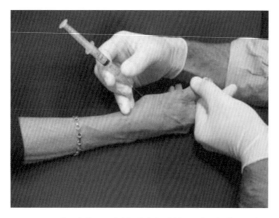

图 4.9 皮质类固醇被注射到第一个腕掌关节。注意对拇指的纵向牵引，以打开或牵拉这个空间，以便于针进入正确的位置

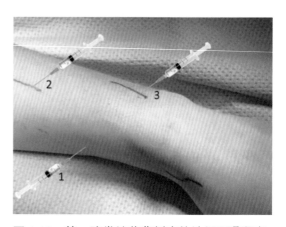

图 4.10 第一腕掌关节背侧痛的神经阻滞顺序。首先阻滞前臂外侧皮神经，然后阻滞桡浅神经感觉支，最后阻滞骨间后神经

有 8% 和 25% 的人有第一腕掌关节疼痛，其中约 20% 的人接受外科治疗[15, 16]。虽然最初提倡关节切除术[17]，紧接着是切除/植入术或切除/关节韧带成形术，但现在大多角骨切除加某些韧带重建是最常运用的方法[18, 19]。这些传统方法的失败引起了一些与治疗相关的问题[20]，进一步的干预可能导致需要做关节融合。

或许手术治疗的策略应该从神经阻滞开始，以确定第一腕掌关节去神经是否是最合适的方法。

诊断性神经阻滞

分布到第一腕掌关节的神经足太小，并且超声技术还没有用于探测这些关节的传入神经[20, 21]。如下图所示的表面解剖标志足以完成这些神经阻滞。

当第一掌骨的基底部与大多角骨移位时，第一腕掌关节桡侧的后部疼痛，神经阻滞的顺序如图 4.10 所示。前臂外侧皮神经（图 4.11）、桡神经浅感觉支（图 4.12）和骨

神经阻滞的建议：第一腕掌关节掌侧疼痛

- 阻滞前臂外侧神经。
- 阻滞桡神经感觉支。
- 阻滞后骨间神经。
- 阻滞前骨间神经。
- 阻滞正中神经掌皮支。

间后神经（图 4.13）的阻滞方法用插图加以说明。对于这些神经，不要直接注射到第一腕掌关节的基底部或关节内，因为这不能说明哪根神经被阻滞；这些注射方法很可能会阻滞不止一条神经。阻滞前臂外侧皮神经时，不要在桡动脉远端阻滞，因为这也会阻滞到正中神经掌皮支。

对于桡侧第一腕掌关节的前部疼痛，当第一掌骨的基底部与大多角骨移位时，主要是掌侧疼痛，特别是如果疼痛位于这两块骨之间，可能有掌侧骨刺摩擦的部位，则神经阻滞的顺序如下：首先阻滞前臂外侧皮神经（图 4.11），然后是正中神经掌皮支（图 4.14），最后是骨间前神经（图 4.13）。对于

这些神经，不要直接注射到第一腕掌关节的基底部或关节内，因为这不能说明哪根神经被阻滞；这些注射方法很可能会阻滞不止一条神经。例如：阻滞前臂外侧皮神经时，不要在桡动脉远端阻滞，因为这也会阻滞到正中神经掌皮支。

特殊性临床解剖情况

当第一腕掌关节疼痛主要在掌侧时，可以对该关节进行掌侧去神经。可以通过按压受检者手指关节的掌侧部分来确定。通常情况下，第一掌骨对着大多角骨移动的动作（"研磨试验"）不会引起关节背侧部过分疼痛，但拇指在关节掌侧按压可引起疼痛。放射学成像可以识别关节掌侧的骨刺，即产生疼痛的部位，尽管影像学有证据表明大多角骨关节面上的其他位置有关节炎表现。

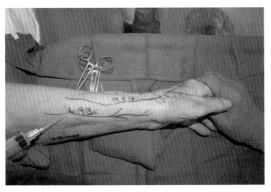

图 4.11　尸体解剖显示的前臂外侧皮神经的神经阻滞。这种注射是在前臂远端的皮下组织内注射的。如果阻滞太远，例如，在桡动脉正上方，也可能阻滞正中神经的掌皮支

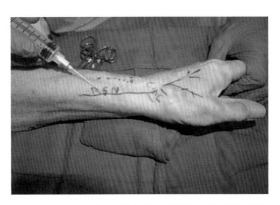

图 4.12　在尸体解剖上示例桡浅神经感觉支的神经阻滞。这种注射进入前臂远端背侧的皮下组织，刚好位于肱桡肌桡骨止点之后

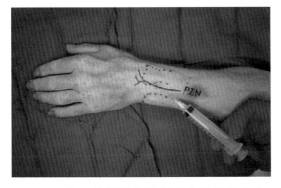

图 4.13　在尸体解剖上示例正中神经掌皮支。这种注射是表浅的。提醒患者某些药物可能会扩散以阻滞正中神经，如果拇指、示指或中指在阻滞后一段时间内有轻微麻木，不必担心

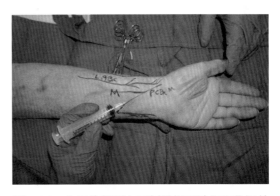

图 4.14　在尸体解剖上示例骨间后神经和骨间前神经。对于骨间后神经，该阻滞位于伸肌腱深面、骨间膜浅层和桡骨旁。对于骨间前神经，阻滞深入骨间膜，当针刺入膜时，你会感受到"突破感"

作者首选的去神经技术

永远谨记：

- 去神经的禁忌证——关节不稳定

手术技术采用3.5倍外科放大镜，不用止血带，但需使用双极电凝。患者取仰卧位。局麻药为1%利多卡因加1：10万肾上腺素。术前做手术部位标记。术后敷料是一种柔软的、大体积的绷带，允许腕与拇指有一定的活动范围，使用时间一周。然后，患者可以开始日常轻微活动。

第一腕掌关节掌侧去神经术

此技术可被认为是第一腕掌关节的部分去神经术。目前仅有一份关于这种入路的报告[22]。

在第一掌骨基底部做一个2 cm的横切口。轻轻牵拉皮下组织，以避免损伤前臂外侧皮神经皮支、正中神经掌皮支和桡神经感觉支。大鱼际肌起点轻轻向上牵拉，进入第一腕掌关节关节囊。在这块肌肉的正下方可以观察到支配该关节的神经、前臂外侧皮神经的一支分支和正中神经掌侧皮支的一支分支（图4.15a、b和图4.16）。神经分支直径通常为0.5~0.8 mm，注射1%利多卡因，尽可能向远端解剖分离，烧灼。它们并不进入肌肉。关节囊可以切开，切除掌侧骨赘。用4-0可吸收缝线缝合胶囊，然后缝合皮肤。止血带根据实际需要选择性使用。

第一腕掌关节（完全）去神经术

这项技术文献已有报道，与上述第一腕掌关节的"部分或掌侧"去神经相比，应被视为第一腕掌关节的"完全去神经支配"[8]。

图4.17和图4.18a~d中的尸体演示说

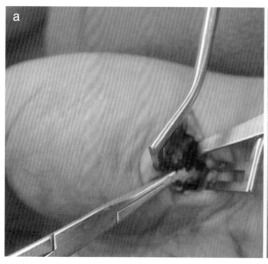
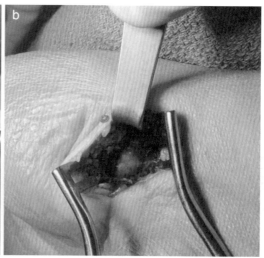

图4.15　第一腕掌关节掌侧失神经的术中创面。(a) 随着大鱼际肌被牵拉，一条支配这个掌侧关节囊的小神经被识别出来，并将其分开。这可能来自前臂外侧皮神经，也可能来自正中神经的掌皮支。(b) 通过暴露，已切除掌侧骨赘

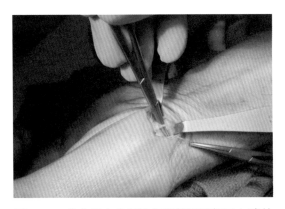

图 4.16　术中经大鱼际隆起根部弧形切口入路的掌侧去神经术入路。掌皮支已经分离，并在血管钳上。分离前可见前臂外侧皮神经的关节支

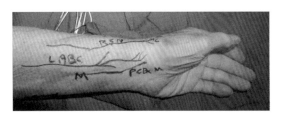

图 4.17　全第一腕掌关节去神经术相关神经解剖入路的尸体图解

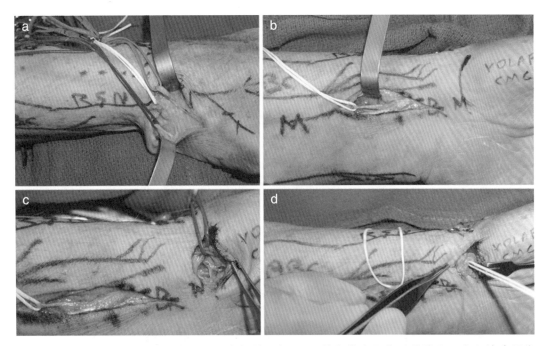

图 4.18　全第一腕掌关节去神经的尸体解剖图解。(a) 蓝色橡皮圈位于静脉上。白色橡皮圈位于桡浅神经感觉支的关节支上。红色橡皮圈位于前臂外侧皮神经的关节支上。(b) 白色橡皮圈位于前臂正中神经掌皮支。(c) 橡皮圈与 b 的位置相同，而红色橡皮圈与 a 的位置相同。(d) 白色橡皮圈同时也位于大鱼际隆起底部掌皮支的远侧部分

明了这种方法。Wager 切口行于第一腕掌关节的皮肤毛发交界处（有毛区与无毛区）开始，向远端腕部褶皱延伸（图 4.19a、b）。解剖深至大鱼际肌筋膜，观察识别皮下组织

中桡浅神经感觉支和前臂外侧皮神经。利用 3.5 倍放大镜，从尺背侧到桡掌侧识别出桡浅神经感觉支支配第一腕掌关节囊的细小分支。首先用极低水平的双极电凝烧灼，以

防止出血，然后在与桡浅神经感觉支的结合处用显微剪分离，而不损伤这条较大的神经（图 4.18a~d）。然后分离与桡动脉位置关系密切起自前臂外侧皮神经的细小分支，以及进入拇短展肌和拇长展肌腱的细小分支。这些细小的分支首先用极低水平的双极电凝烧灼以防止出血，然后在它们与前臂外侧皮神经的接合处用显微剪将它们分开（图 4.18a~d 和图 4.19a、b）。当使用显微剪分离这些微小的关节分支时注意不要损伤动脉。最后，解剖接近第一腕掌关节的掌侧。分离大鱼际肌筋膜，向高处牵拉大鱼际肌的起点，以识别源自正中神经掌皮支的微小分支。这些细小的分支首先用极低水平的双极电凝烧灼以防止出血，然后在它们与正中神经掌皮支的交界处用显微剪切除（图 4.18a~d）。然后将肌肉筋膜用 4-0 单丙烯缝

合线重新连接。然后关闭皮肤。使用舒松的绷带，止血带根据实际情况使用。

临床结果

Wilhelm 没有描述进行腕关节桡侧去神经支配的结果，但描述了"全腕"的去神经[1-3]。

唯一发表的关于部分性掌侧第一腕掌关节去神经术的临床结果仅包括 3 例患者，其于 2016 年发表[22]。其中 2 例患者接受了双侧手术。结果见表 4.1[22]。术后平均 125.6 个月，第一腕掌关节掌侧疼痛从平均值 8.7 下降到 0.67（$P < 0.001$）。3 例患者都（其中两名是音乐家）恢复了专业演奏钢琴的能力。结论是第一腕掌关节去神经术是一种有效的方法，可以长期保持关节功能并减轻疼痛。

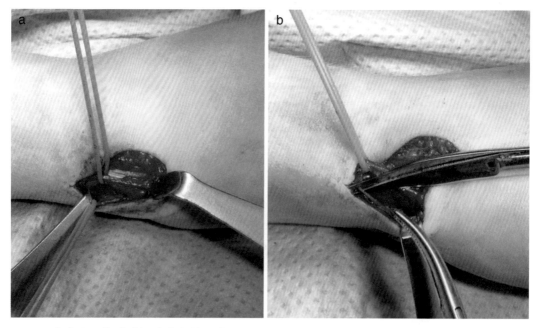

图 4.19 术中所见桡浅神经感觉支的关节分支。拇指外展 / 伸肌腱位于神经的掌侧。大鱼际隆起在右侧，前臂在左侧。(a) 桡浅神经感觉支及其关节分支周围有蓝色橡皮圈。(b) 关节支离其分支分叉点很近

表 4.2 [6, 8, 23-27] 给出了第一腕掌关节的完全去神经的结果。图 4.20a、b 中给出了一名 15 岁女孩创伤后的典型结果。总体而言，可以肯定 80% 的患者，如果神经阻滞获得有效的疼痛缓解，那么行第一腕掌关节去神经术后，可以实现长期良好的缓解（图 4.21a、b）。

失败与神经残存有关，这可以通过重复神经阻滞来确定。当仅通过手指于皮下"扫除"以分割微小的关节神经分支，而不是使用显微外科技术进行切断而产生去神经时，最有可能发生这种情况。

与背侧皮肤感觉的短暂丧失有关的并发症已有报道。从理论上讲，并发桡浅神经感觉支或前臂外侧皮神经的神经瘤是有可能的。

临床案例

一名 56 岁的医师，曾是钢琴演奏家和小提琴演奏家，患有骨关节炎。她的双侧第一腕掌关节疼痛，不能使用手术器械，也不能演奏乐器。之前的两次手部手术会诊都建议手术治疗，根据她的 X 线表现可

表 4.1　第一腕掌关节的去神经

作者	出版时间	病例数	平均随访时间	很好	好	一般	差
			（月）		（%）		
Dellon[22]	2017	5	125（48~152）	100			

表 4.2　第一腕掌关节的完全去神经

作者	出版时间	病例数	平均随访时间	很好	好	一般	差
			（月）		（%）		
Cozzi[23]	1991	180	na		81[a]		9
Foucher 等[25]	1998	36	na		35[b]		
Lorea[6]	2002	14	8（6~12）	86	7		7
Arenas-Prat[24]	2012	18	na		89[c]		11
Ehrl 等[26]	2016	42	46（12~81）		$P < 0.01$[d]		
Giesen 等[27]	2017	31	na		80		20
Tuffaha 等[8]	2018	13	16（3~30）		92		8

注：na：无数据。
[a] 81% 的患者疼痛改善了 67%。
[b] 35% 的患者缓解率 > 70%，但是术前未使用局部麻醉药。
[c] 89% "满意"。
[d] NRS 运算前为 7.5，而运算后为 1.1。

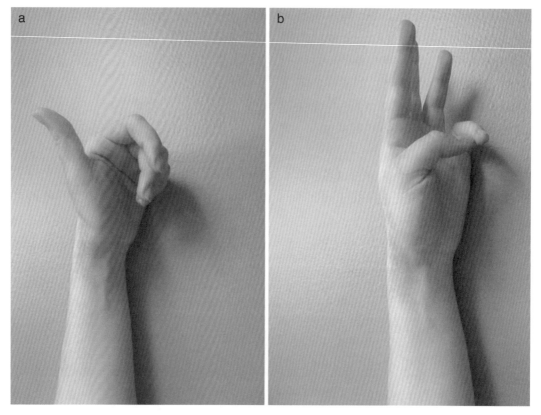

图 4.20　结果：一名体操比赛中受伤的 15 岁女孩，在第一个腕掌关节去神经术后 1 年。(a) 拇指从伸到屈无痛的全程运动过程 (b)

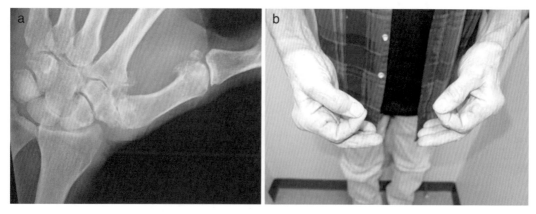

图 4.21　结果：(a) 术前 X 线片显示一名邮政工人第一腕掌关节骨性关节炎的严重程度。(b) 双第一腕掌关节掌侧去神经术后 5 年，可用力握力且无疼痛

采用第一腕掌关节融合术或切除与植入关节成形术（图 4.22a、b）。然而，当使用经典的第一掌骨"研磨试验"对她进行检查时，疼痛只出现在第一掌骨的掌侧底部，该部位成像显示掌侧有骨赘。手术方法包括掌侧骨赘切除和部分、掌侧第一腕掌关节去神经术。如果这种方法不能充分减轻她的疼痛，无论有没有植入，切除关节成形术的

融合仍然可行。图 4.15a、b 显示术中右侧第一腕掌关节的手术创面。术后，她可在没有以往疼痛的情况下恢复她的医疗活动和乐器演奏（图 4.22a、b）。随访时，右侧术后 136 个月，左侧掌侧去神经术后 144个月，她能够完成所有的专业技能，包括医疗和音乐（图 4.23），每只手的疼痛程度从 9 级下降到 0 级。

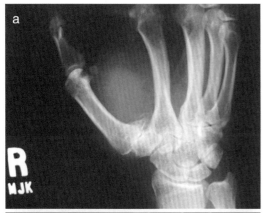

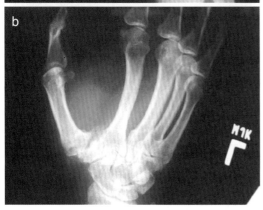

图 4.22(a、b)　临床病例：一名女内科医师、足踝外科医师和钢琴家手部第一腕掌关节关节炎，建议行腕掌关节融合术或韧带间的关节置换术

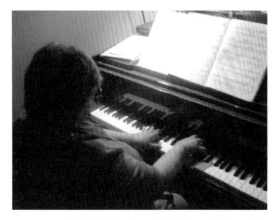

图 4.23　临床病例：在双侧掌侧入路第一腕掌关节去神经术后 5 年，患者保持手部足够的灵活性来弹钢琴，并维持了她作为一名医师的职业能力

参考文献

[1] Wilhelm A. Zur Innervation der Gelenke der oberen Extremität. Z Anat Entwicklgsch. 1958;120:331–71.

[2] Wilhelm A. Die Gelenkdenervation und ihre anatomischen Grundlagen, Ein neues Behandlungsprinzip in der Handchirugie. Hefte Unfallheilkd. 1966;86:1–109.

[3] Wilhelm A. Denervation of the wrist. Tech Hand Upper Extrem Surg. 2001;5:14–30.

[4] Wilhelm A. Obituary. April 28, 2017. Main Echo (newspaper name).

[5] Fukumoto K, Kojima T, Kinoshita Y, Koda M. An anatomic study of the innervation of the wrist joint and Wilhelm's technique for denervation. J Hand Surg Am. 1993;18:484–9.

[6] Lorea DP, Berthe JV, De Mey A, Coessens BC, Rooze M, Foucher G. The nerve supply of the trapeziometacarpal joint. J Hand Surg Br. 2002;27:232–7.

[7] Miki RA, Kam CC, Gennis ER, Barkin JA, Riel RU, Robinson PG, Owens PW. Ulnar nerve component to innervation of thumb carpometacarpal joint. Iowa Orthop J. 2011;31:225–30.

[8] Tuffaha S, Quan A, Hashemi S, Parikh P, O'Brien-Coon D, Dellon AL, Lifchez S. Selective denervation to treat pain and disability associated with CMC arthritis. J Hand Surg Am. 2019;44(1):64. e1–64.e8.

[9] Cruveilhier J. The anatomy of the human body, 1834–1836. Translated from the French by Madden WH. New York: Harper & Brothers; 1844: Author's Preface, p. x.

[10] Cruveilhier J. The anatomy of the human body, 1834–1836. Translated from the French by Madden WH. New York: Harper & Brothers; 1844: Author's Preface, p. 785–786.

[11] Garnham AG, Ashe M, Gropper P. Chapter 23: wrist pain. In: Brukner & Khan's clinical sports medicine. 4th ed. Sydney: McGraw-Hill; 2013. p. 413–34.

[12] Feldon P, Belsky MR. Degenerative diseases of the metacarpophalangeal joints. Hand Clin. 1987;3:429–47.

[13] Meenagh GK, Patton J, Kynes C, Wright GD. A randomized controlled trial of intra-articular corticosteroid injection of the carpometacarpal joint of the thumb in osteoarthritis. Ann Rheum Dis. 2004;63:1260–3.

[14] Heyworth BE, Lee JH, Kim PD, Lipton CB, Strauch RJ, Rosenwasser MP. Hylan versus corticosteroid versus placebo for treatment of basal joint arthritis: a prospective, randomized, double-blinded clinical trial. J Hand Surg Am. 2008;33:40–8.

[15] Zhang Y, Niu J, Kelly-Hayes M, Chaisson CE, Aliabadi P, Felson DT. Prevalence of symptomatic hand osteoarthritis and its impact on functional status among the elderly: the Framingham Study. Am J Epidemiol. 2002;156:1021–7.

[16] Haugen IK, Englund M, Aliabadi P, Niu J, Clancy M, Kvien TK, Felson DT. Prevalence, incidence and progression of hand osteoarthritis in the general population: the Framingham Osteoarthritis Study. Ann Rheum Dis. 2011;70:1581–6.

[17] Gervis WH. Excision of the trapezium in osteoarthritis of the trapezio-metacarpal joint. J Bone Joint Surg Br. 1949;31:537–9.

[18] Deutch Z, Niedermeier SR, Awan HM. Surgeon preference, influence, and treatment of thumb carpometacarpal arthritis. Hand (NY). 2018;13(4):403–11.

[19] Yuan F, Aliu O, Chung KC, Mahmoudi E. Evidence-based practice in the surgical treatment of thumb carpometacarpal joint arthritis. J Hand Surg Am. 2017;42:104–12.

[20] Grant SA, Auyong DB. Ultrasound guided regional anesthesia. 2nd ed. London: Oxford Press; 2017.

[21] Trescot AM, Karl HW. Superficial radial nerve entrapment. In: Trescot AJ, editor. Peripheral nerve entrapments: clinical diagnosis and management. Switzerland: Springer; 2016. p. 365–6.

[22] Dellon AL. Volar denervation and osteophyte resection to relieve volar CMC joint Pain. Case Rep Plast Surg Hand Surg. 2017;9:13–6.

[23] Cozzi EP. Dénervation des articulations du poignet et de la main. In: Tubiana R, editor. Traité de Chirurgie de la Main, vol. 4. Paris: Masson; 1991. p. 781–7.

[24] Arenas-Prat JM. Wagner approach for first carpometacarpal joint denervation. Tech Hand Up Extrem Surg. 2012;16:107–9.

[25] Foucher G, Long PP, Erhard L. Joint denervation, a simple response for complex problems in hand surgery. Chirurie (French). 1998;123:183–6.

[26] Ehrl D, Erne HC, Broer PN, Metz C, Falter E. Painful thumb carpometacarpal osteoarthritis: results of a novel treatment approach. J Plast Reconstr Aesthet Surg. 2016;69:972–6.

[27] Giesen T, Klien HJ, Franchi A, Medina JA, Elliot D. Thumb carpometacarpal joint denervation for primary osteoarthritis: a prospective study of 32 thumbs. Hand Surg Rehabil. 2017;36:192–7.

[28] Wilhelm A. Die Schmerzausschaltung an der Handwurzel und an den Fingergelenken durch Denervation. In: Wachsmuth W, Wilhelm A, editors. Die Operationen an der Hand. Band X, Teil 3 der Allg u Spez Chir Operationslehre. Berlin, Heidelberg: Springer; 1972. p. 274–85.

第5章
腕关节尺侧去神经术

Ulnar Wrist Denervation

洪光辉 译

解 剖

本解剖章节的目的是描述腕关节尺侧的神经支配，而不是详细描述三角纤维软骨复合体（TFCC）、远端桡尺关节（distal radioulnar joint, DRUJ）或月三角关节的韧带解剖。有许多参考文献可以用来理解关节 / 韧带 / 骨骼的关系，Berger[1]、Sackhar[2] 和 Greenberg 著作第 30 章 [3] 是不错的参考文献。本章着重说明：这三篇权威文章中没有一篇讨论腕关节尺侧痛的神经起源。

就本章而言，充分地将 TFCC 描述为远端桡尺关节的主要稳定结构。TFCC 位于尺骨远端和腕关节尺侧部之间。如图 5.1a~c 所示，这组结构包括三角纤维软骨本身、半月板类似体、腕尺侧副韧带、尺侧腕伸肌腱鞘和腕间韧带。许多压缩腕尺侧的体育活动，加上扭转和负载动作，可能会损伤TFCC。典型的运动包括高尔夫、体操和墙式网球。因此，TFCC 撕裂是腕部尺侧疼痛最常见的原因（图 5.2a、b，以及图 5.3a、b）。

退行性疾病也可引起腕部尺侧疼痛，由此产生 TFCC 损伤的 Palmer 分型（表5.1）[4]。

表 5.1 TFCC 损伤 Palmer 分型

I 型：创伤性		II 型：退行性	
IA	中央穿孔	IIA	角纤维软骨复合体撕裂
IB	尺侧撕裂	IIB	IIA+ 软骨软化症
IC	远端撕裂	IIC	IIB+ 中央穿孔
ID	桡侧撕裂	IID	IIC+ 腰韧带撕裂
		IIE	桡尺远端及尺腕关节炎

腕关节尺侧的神经支配观点共识相对一致。Wilhelm 于 2001 年发表的论文和其他出版物中的图表总结了普遍的模式（图5.4a、b，以及图 5.5）[5-7]。然而，这些图表对于手术并不实用。关于尺神经手背支和尺掌侧关节支的神经支配有普遍的共识。然而，没有更多的描述来指导外科医师行去神经术。例如，在图 5.4a、b 中，没有明确显示 PIN 与伸肌腱鞘之间的解剖关系。在现代，Seif 和 Dellon 在 1978 年 [8] 最先描述这一神经，在支配腕关节囊背侧之前，被定义为从骨间膜背侧穿至第四伸肌室的桡侧。这篇论文设想腕背囊肿的疼痛是由于其对该神经的压迫所致。因为掌握这个解剖学知识，Dellon 在 1985 年报道了第一例部分腕背去

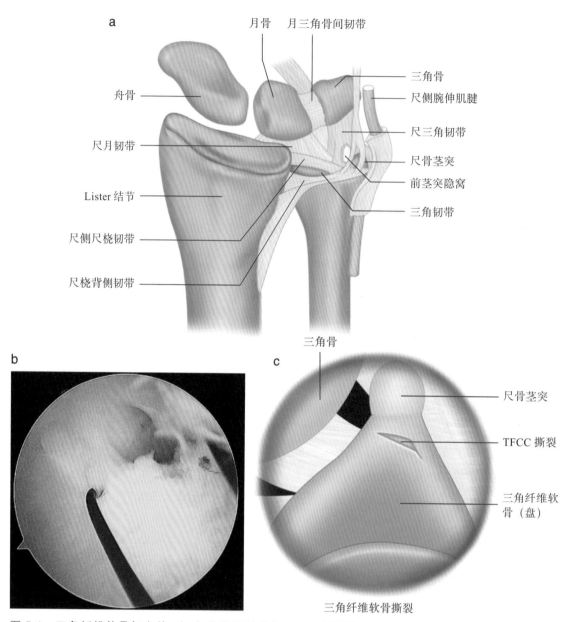

a

月骨　月三角骨间韧带

三角骨

尺侧腕伸肌腱

舟骨

尺月韧带

尺三角韧带

尺骨茎突

前茎突隐窝

Lister 结节

三角韧带

尺侧尺桡韧带

尺桡背侧韧带

b

c

三角骨

尺骨茎突

TFCC 撕裂

三角纤维软骨（盘）

三角纤维软骨撕裂

图 5.1　三角纤维软骨复合体。(a) 传统解剖观点。(b) 关节镜下所见。(c) 关节镜下 TFCC 撕裂的示意图

神经术 [9]。同样，在 Wilhelm 的图（图 5.5）中，腕关节掌侧的"骨间神经"没有其他的名称。1984 年，Mackinnon 和 Dellon 描述了 AIN 通过旋前方肌继续支配腕关节囊掌侧，并在那篇论文中描述了第一例腕关节囊

掌侧部分去神经术 [10]。图 5.6a~c 说明了尺神经手背支对 TFCC 的支配。

Lin 及其同事 [11] 描述了 4 例新鲜尸体手腕标本桡腕关节背侧韧带中的受体分布：I 型（Ruffini 样）、III 型（高尔基样）和 IV 型

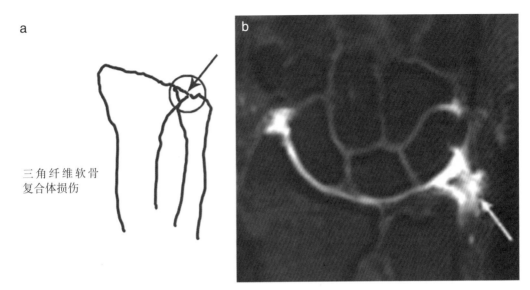

图 5.2 （a）三角纤维软骨复合体（TFCC）。（b）关节造影记录的 TFCC 撕裂示例

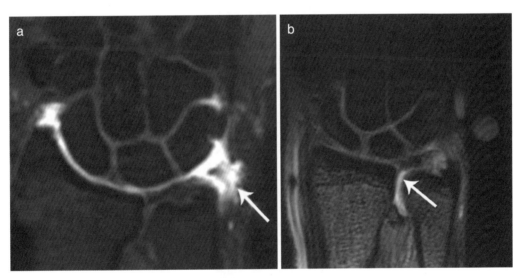

图 5.3（a、b） 另两例关于 TFCC 撕裂的关节造影

(非红细胞)。入组使用了带有蛋白基因产物 9.5 抗体的荧光免疫组化和激光共聚焦显微镜技术。Gupta 及其同事[12] 使用硝酸浸渍技术展示了 TFCC 的掌侧和背侧神经分布，在解剖 10 个新鲜冰冻尸体腕部标本后，他们

发现 AIN、正中或桡浅神经没有参与其中的神经分布。在组织学检查与逆行性解剖中，他们发现支配 TFCC 掌侧的神经来自尺神经感觉支的尺侧分支（100%）和尺背分支（33.3%），背侧的神经来自 PIN（44.4%）和

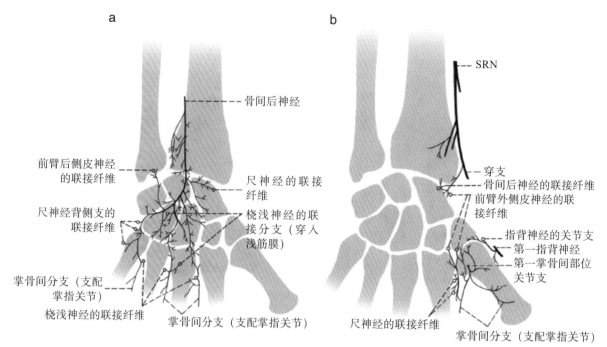

a
b

骨间后神经

—— SRN

前臂后侧皮神经
的联接纤维

尺神经的联接
纤维

尺神经背侧支的
联接纤维

桡浅神经的联接分支（穿入
浅筋膜）

穿支
骨间后神经的联接纤维
前臂外侧皮神经的联
接纤维

指背神经的关节支
第一指背神经
第一掌骨间部位
关节支

掌骨间分支（支配
掌指关节）

桡浅神经的联接纤维

掌骨间分支（支配掌指关节）

尺神经的联接纤维

掌骨间分支（支配掌指关节）

图 5.4（a、b） Wilhelm 的线性图，显示腕尺背侧的神经支配（经允许，引自：Wolters Kluwer 和 Wilhelm [7]）

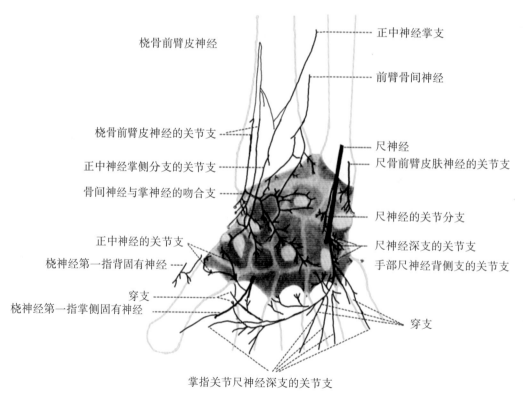

桡骨前臂皮神经

正中神经掌支

前臂骨间神经

桡骨前臂皮神经的关节支

正中神经掌侧分支的关节支

骨间神经与掌神经的吻合支

尺神经
尺骨前臂皮肤神经的关节支

尺神经的关节分支

正中神经的关节支

桡神经第一指背固有神经

穿支

桡神经第一指掌侧固有神经

尺神经深支的关节支
手部尺神经背侧支的关节支

穿支

掌指关节尺神经深支的关节支

图 5.5 Wilhelm 的线性图，显示腕尺掌侧的神经支配（经允许，引自：Springer 和 Wilhelm [30]）

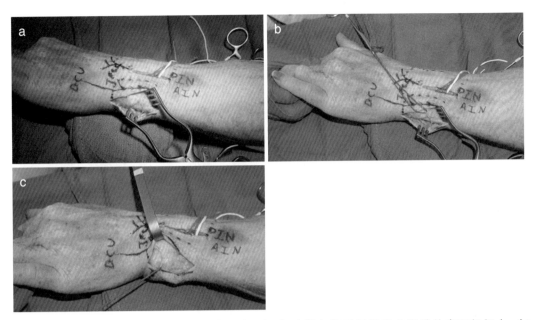

图 5.6　尺神经手背支支配 TFCC 的尸体标本。(a)手背支位于尺骨茎突近端的皮下组织中。(b)进一步界定这一分支。(c)关节分支支配背侧第六伸肌间室和 TFCC，先于支配腕部和手部尺背侧皮肤的末梢分支

尺神经的手背皮支（11.1%）。Cavalente 及其同事[13]确定了 TFCC 中不同类别的感觉受体，其组织学如图 5.7a~d 所示。Shigemitsu 及其同事[14]运用免疫组化染色评估了 8 具尸体手腕的 TFCC 神经分布。他们将 TFCC 细分为六个区域，并发现内侧区域神经密度最高，周围或外侧区域神经密度最小。

为了建立一种治疗神经源性腕关节尺侧疼痛的计算方法，在 11 具新鲜冷冻尸体上用 3.5 倍放大镜进行了解剖学研究（图 5.8a~c）[15]。对关节分支进行 S100 染色并记录，实际证实这些关节分支是神经性的。根据观察，所有的标本都由来自尺神经手背支的神经支配，90% 的标本由来自前臂内侧皮神经的关节支支配，72% 的标本有来自尺神经尺掌侧感觉支的关节分支，27% 的标本有来自 AIN 的关节支，18% 的标本有来自 PIN 的关节支，9% 的标本有来自正中神经掌皮支。2012 年，这篇论文荣获 Emanuel Kaplan Award in Anatomy of the New York Hand Surgery Society。这项研究的意义是：运用去神经支配缓解神经源性腕关节尺侧痛，有必要进行一系列非常具体的神经阻滞。

常见临床表现

- 重复腕关节屈曲 / 尺偏位移。
- 在高尔夫、体操和墙式网球运动中受伤。
- 与远侧尺桡关节有关的腕部骨折或脱臼。
- 月三角关节关节炎。

治疗方案

与大多数医疗实践一样，治疗取决于诊断。腕关节尺侧疼痛的检查已有详细描述[2, 3]，在此不需重复。关节镜比关节造影更能显

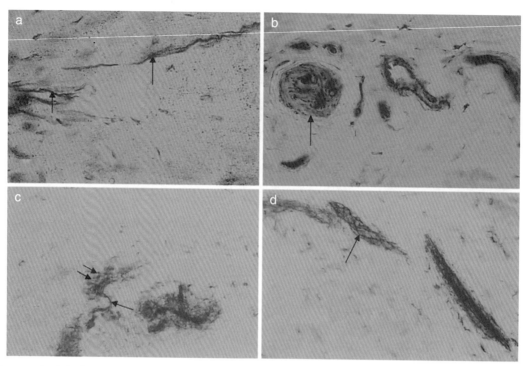

图 5.7　免疫组化染色显示 TFCC 内部感觉神经末梢。(a) 游离神经末梢传导痛觉。(b) Golgi-Mazzoni 小体末梢，其神经生理功能尚不清楚，但很可能是一种张力受体。(c) Vater–Pacini 小体，是一种快适应的纤维 / 运动觉传导受体。(d) Ruffini 小体，它很可能是一种慢适应纤维 / 张力觉传导受体（经允许，引自：Elsevier 和 Cavalcante et al[14]）

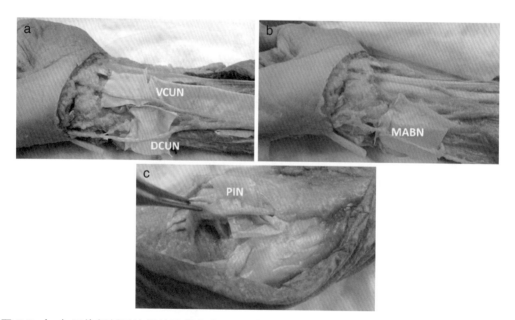

图 5.8　(a) 尸体解剖尺神经的手背支（DUNC ）。(b) 源自尺神经的尺掌侧支（VUNC ）。(c) 切除尺神经分支，可见前臂内侧皮神经（MABN ），手掌朝下，骨间后神经（PIN ）发出一分支至 TFCC（切除肌腱间隔 ），图中由医用镊夹持

示 TFCC 撕裂的存在[16]，至今仍是大多数手外科医师青睐的方法。以关节镜检查为金标准，磁共振成像（MRI）已被证明在识别 TFCC 方面有 60% 的灵敏度和 90% 的特异度[17]。超声也被用来识别 TFCC 撕裂的存在与否；8 项超声检查中有 7 项（87.5%）与腕关节镜检查有关，13 项超声检查中有 11 项（84.6%）与 MRI 相关[18]。

一旦诊断出 TFCC 损伤，传统非手术治疗在运动医学文献[19]中已经有很好的说明，这里将不再介绍，这些治疗方法包括休息、固定（6 周的夹板）、皮质类固醇注射和非类固醇消炎药。

传统的手术方法本质是破坏性的，其手术细节在此不再赘述。破坏性最小的是对撕裂的 TFCC 进行清创，据报道，高达 87% 的患者获得了良好的疗效[20-22]。在尺骨正变异的情况下失败率可能很高，从 13% 到 60% 不等[20, 23]。因此，治疗腕关节尺侧痛的破坏性手术包括尺骨远端切除[24]和尺骨缩短术[23]。

根据观察，我经常在想，TFCC 上的一个破洞本身怎么会引起疼痛？破洞本质上意味着缺损[25]。清创一个"破洞"会增加它的体积，缝合可以使其闭合。一个"破洞"并不能成为疼痛的来源。有没有可能撕裂 TFCC 的力也损伤了分布至 TFCC 的神经？如果是这样的话，对 TFCC 去神经支配，至少对于掌侧ⅠA 型来说是有效的，而无须对远端尺桡关节 DRUJ 关节内和关节周围进行破坏性手术。

诊断性神经阻滞

传统的超声引导下神经阻滞没有讨论支配腕关节尺侧疼痛的神经[26]。

神经阻滞的建议

- 第一步：阻滞尺神经手背支。
- 第二步：阻滞前臂内侧皮神经。
- 第三步：阻滞尺神经掌侧皮支。
- 第四步：阻滞骨间后神经。
- 第五步：阻滞骨间前神经。

虽然 TFCC 可能有神经支配的疑问已经明确，但我们仍然不知道在腕关节尺侧损伤中，哪一条神经引起最为常见。例如，虽然在尸体解剖中尺神经手背支可能都有支配 TFCC，而 PIN 只占 27%[23]，但在临床上，所有的患者腕关节尺侧疼痛可能都与 PIN 有关，而 DCUN 仅有 25% 参与疼痛发生。通过阻滞患者中已知支配 TFCC 的 5 条神经，并且哪条神经的阻滞可以完全缓解疼痛，便可获得这方面的线索，它们与 Palmer 分型和损伤机制相关联。

在第一次神经阻滞前必须获得腕关节尺侧疼痛的评分。如果该阻滞不能将评分降至 0，则必须进行第二次神经阻滞。重复这个过程，再做额外的阻滞，直到腕尺侧疼痛为零。刺激性试验可在每次阻滞之后重复进行，握力检查在每次阻滞前后均可实施。

图 5.9a~f 显示了神经阻滞的顺序，神经阻滞的顺序与被阻滞的神经支配 TFCC 的概率有关。当然，如果疼痛主要在尺背侧，这个阻滞顺序当然可以改变；尺神经的手背皮支应首先阻滞，如果仍有残存疼痛，那么接下来应该阻滞 PIN，等等。

神经阻滞的顺序是基于解剖上哪条神经支配了 TFCC。第一阻滞的神经是 DUCN；第二阻滞的神经是前臂内侧皮神经（medial antebrachial cutaneous nerve，MABC）；第

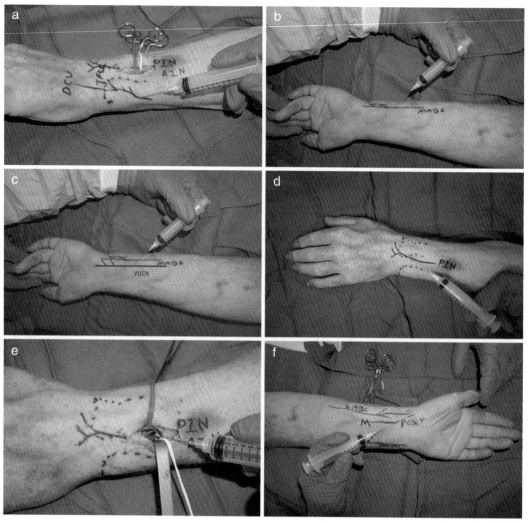

图 5.9　根据每根神经在解剖学上支配 TFCC 的可能性进行有序的神经阻滞。（a）第一阻滞的神经是尺神经手背支（DUCN）。（b）第二阻滞的神经为前臂内侧皮神经（MABC）。（c）第三阻滞的神经是尺神经掌侧皮支（VCUN）。注意不要注射到尺动脉。提醒患者小指和环指可能会麻木，手力量可能会减弱几小时。（d）第四阻滞的神经是骨间后神经（PIN）。（e）第五阻滞的神经是骨间前神经（AIN）。这是通过比（d）更深入的注射来实现的，通过向骨间后神经（PIN）的深处注射。（f）第六阻滞的神经是正中神经掌皮支，部位在手腕关节近侧 3~4 cm 处，前臂筋膜的深处，邻近正中神经。提醒患者拇指、示指和中指可能会麻痹几小时

三阻滞的神经是尺神经掌侧皮支（volar cutaneous branch of the ulnar nerve，VCUN）；注意不要注射到尺动脉，提醒患者，小指和环指可能会进入麻木状态，手部力量可能会在几小时内减弱。第四阻滞的神经是 PIN；第五阻滞的神经是 AIN，这条神经的阻滞比阻滞 PIN 时注射得更深，通过向 PIN 深注射，进一步深穿骨间膜来实现的。第六阻滞的神经是正中神经掌皮支，这条神经的阻滞在腕关节近端 3~4 cm 处进行，刚好在正中神经旁边的前臂筋膜深处。提醒患者，拇指、示指和中指可能会进入麻痹状态。

作者首选的去神经技术

特别说明

永远谨记：

● 去神经的禁忌证——关节不稳定

手术采用 3.5 倍外科放大镜，不用止血带，但需使用双极电凝。患者取仰卧位。局麻药为 1% 利多卡因加 1：10 万肾上腺素。术前做手术部位标记。术后敷料是一种柔软的、体积大的绷带，允许腕关节有一定的活动范围。

当神经阻滞显示疼痛主要与尺神经手背支和掌侧皮支的关节分支有关时，沿尺骨远端的纵向切口可以看到这两条神经（图 5.10a~d），背侧关节支也支配第六伸肌间室的腱鞘。

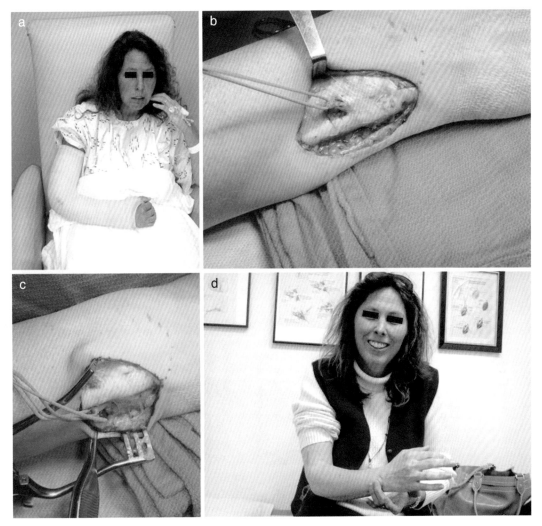

图 5.10　临床病例，术前神经阻滞已确定尺神经的手背支和掌侧支是痛痛的来源。（a）术前患者因腕关节尺侧疼痛，长臂石膏固定患肢。（b）在切除前确定尺神经手背支的关节分支。（c）切除前确定尺神经掌侧皮支的关节分支。（d）术后 4 个月，腕关节尺侧部疼痛消失

手术切除 PIN 和 AIN 的技术在第 4 章已经阐述，本章不再重复。

切除正中神经掌皮支的外科技术需要单独的掌侧切口。掌皮支起于手腕近端约 5 cm 处的正中神经，然后深入筋膜，与桡侧腕屈肌一同进入一条通道，再分布至大鱼际隆起[27]。在治疗腕关节桡侧疼痛时，在大鱼际隆起处通过向上牵拉大鱼际肌来识别关节支（见第 4 章），当该支支配 TFFC 或桡腕关节远端时，如神经阻滞所示，则在前臂切开筋膜，识别正中神经，并识别掌皮支。因为这个分支的大小很明显，它有分叉，并直接植入旋前方肌（图 5.11a~c）[28]。

特殊性临床解剖情况

尺神经背侧皮神经损伤

腕关节尺侧疼痛可以与尺神经手背支损伤并存，当发生这种情况时，可以切除整个尺神经手背支，使 TFCC 失去神经支配，同时缓解尺背侧皮肤疼痛。采用此手术方法

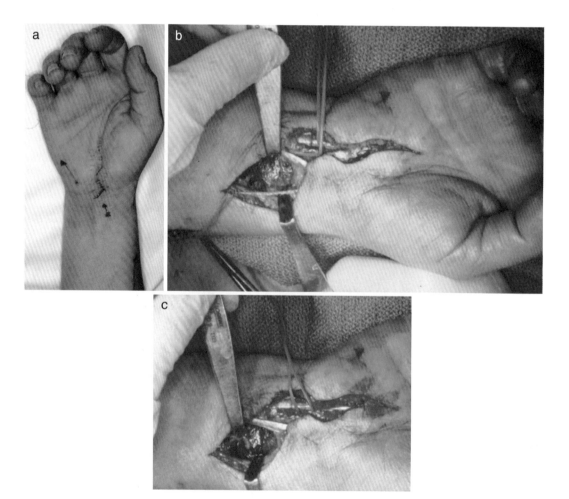

图 5.11　正中神经掌侧皮支切除。（a）既往腕管减压损伤正中神经掌皮支导致痛性瘢痕形成。（b）正中神经掌皮支位于筋膜深部，并向远端分开。（c）掌皮支近端植入旋前方肌

时，尺神经手背支的近端植入尺侧腕屈肌（图 5.12a~d）。

临床结果

关于腕关节尺侧疼痛去神经仅有一份报告，而那与 TFCC 撕裂有关。该报告于 1999 年在洛杉矶召开的美国周围神经学会会议上发表。那份演讲的摘要均可获得[29]，报告的数据见表 5.2[28, 29]。采用单一背侧皮肤切口。同时神经阻滞 AIN 与 PIN，每例患者的疼痛都得到了有效缓解，而关节镜下

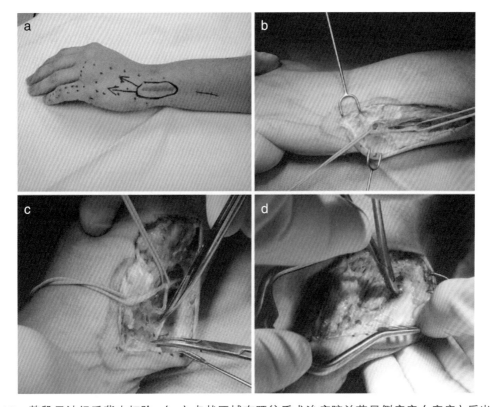

图 5.12　整段尺神经手背支切除。（a）点状区域在既往手术治疗腕关节尺侧疼痛（瘢痕）后出现外观异常。（b）隐藏在瘢痕组织中的尺神经手背支。（c）神经松解后，确定尺神经的关节支和手背支。（d）尺神经手背支被卡压嵌入尺侧腕屈肌

表 5.2　TFCC 失神经支配[a]

作者	出版时间	病例数	平均随访时间	很好	好	一般	差
			（月）	（%）			
Kupfer 等[29]	1999	7	na		86		14
Dellon[28]	2004	2	na	100			

注：na：无数据。
[a] 仅对这些患者进行了 PIN 和 AIN 切除。

诊断为 TFCC 撕裂。

在一篇关于 TFCC[8] 的机械感受器的"评论"[25] 中，Dellon 描述了两例因 TFCC 撕裂而切除了 PIN 和 AIN 的患者，1999 年的报告[29] 中并没有包括这两例患者。这是 Dellon 遇到的头两例 TFCC 疼痛患者。每例患者都需要神经阻滞 AIN 和 PIN，才能获得腕的无痛活动。当时的手术方法包括背侧和掌侧切口。显然，这是 V 级证据，但代表了尝试采用关节去神经术治疗 TFCC 撕裂的首个信号，表 5.2[28, 29] 有这两例患者的临床资料。

在本章的临床病例中，疼痛完全与尺神经掌侧感觉支的关节分支有关，与神经阻滞效应一致。正如下面所讨论的，切除 PIN 和 AIN 并不能缓解疼痛。

在特殊性临床解剖情况部分描述的患者中，如果这条神经在以往的手术中受损，去神经则必须包括整条尺神经手背支。同样，仅仅切除 PIN 和 AIN 是不会有效的，这再次论证了围手术期神经阻滞的绝对必要性。

临床案例

2005 年 2 月，一名 53 岁惯用右手的职业吉他手在健身房举重时左腕受伤。经历一年的腕尺侧疼痛，他接受了专业手外科医师的评估，同时接受可的松注射到 TFCC 区域，疼痛立即出现一定程度缓解。但由于残留疼痛，他在 2006 年做了一个手腕的 MRI 检查，显示 TFCC 撕裂和部分尺侧腕伸肌腱撕裂。2008 年，他接受了另一手术：关节镜检查，以修复 TFCC 撕裂并清除肌腱。然而，他的腕尺侧疼痛仍旧非常剧烈，无法弹奏吉他，变得沮丧和孤僻。2014 年接受我的检查时，他已经不再弹吉他，正在服用抗抑郁药物。他的疼痛是因为尺骨远端的移动，以及由于弹奏吉他时需要腕关节活动所引起的。尺掌侧的疼痛重于背侧。对尺神经掌侧感觉支的关节分支进行阻滞使疼痛完全缓解。术中（图 5.13a~c），在腕关节近端识别尺神经感觉支，使用术中电子记录器来识别和保护尺神经运动支，而关节分支被切除。经过 2

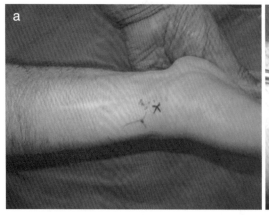
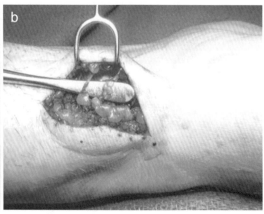

图 5.13　临床病例：健身房锻炼时 TFCC 受伤，之前尝试修复 TFCC 后，这名吉他手的左手因腕关节尺侧痛而无法活动。（a）明确疼痛部位，神经阻滞后疼痛缓解。（b）尺侧掌皮支的关节分支

年的随访，他重新开始弹吉他，不再服用
抗抑郁药和鸦片类药物（图 5.14）。

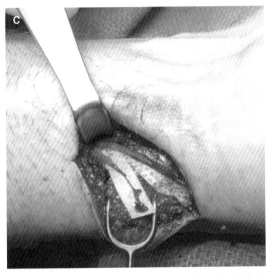

图 5.13（续）（c）分离尺神经手背支的关节分支，但保留手背支的皮支

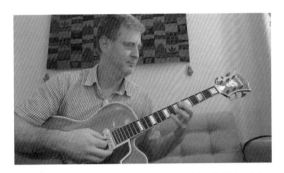

图 5.14　临床案例：腕关节尺侧部去神经支配术后 1 年，可以恢复吉他演奏

参考文献

[1] Berger RA. The anatomy of the ligaments of the wrist and distal radioulnar joints. Clin Orthop Relat Res. 2001;383:32–430.

[2] Sachar K. Ulnar-sided wrist pain: evaluation and treatment of triangular fibrocartilage tears, ulno-carpal impaction syndrome, and luno-triquetral tears. J Hand Surg. 2012;37A:1489–500.

[3] Greenberg JA. Ulnar-sided wrist pain: a master skills publication. Chicago: American Society for Surgery of the Hand Publisher; 2014.

[4] Palmer AK, Werner FW. The triangular fibrocartilage complex of the wrist–anatomy and function. J Hand Surg. 1981;6:153–62.

[5] Wilhelm A. Zur Innervation der Gelenke der oberen Extremität. Z Anat Entwicklgsch. 1958;120:331–71.

[6] Wilhelm A. Die Gelenkdenervation und ihre anatomischen Grundlagen, Ein neures Behandlungsprinzip in der Handchirugie. Hefte Unfallheilkd. 1966;86:1–109.

[7] Wilhelm A. Denervation of the wrist. Tech Hand Upper Extrem Surg. 2001;5:14–30.

[8] Dellon AL, Seif SS. Neuroma of the posterior interosseous nerve simulating a recurrent ganglion: case report and anatomical dissection relating the posterior interosseous nerve to the carpus and etiology of dorsal ganglion pain. J Hand Surg. 1978;3:326–32.

[9] Dellon AL. Partial dorsal wrist denervation: resection of distal posterior interosseous nerve. J Hand Surg. 1985;10A:527–33.

[10] Dellon AL, Mackinnon SE, Daneshvar A. Terminal branch of anterior interosseous nerve as source of wrist pain. J Hand Surg. 1984;9B:316–22.

[11] Lin YT, Berger RA, Berger EJ, Tomita K, Jew JY, Yang C, et al. Nerve endings of the wrist joint: a preliminary report of the dorsal radiocarpal ligament. J Orthop Res. 2006;24:1225–30.

[12] Gupta R, Nelson SD, Baker J, Jones NF, Meals RA. The innervation of the triangular fibrocartilage complex: nitric acid maceration rediscovered. Plast Reconstr Surg. 2001;107:135–9.

[13] Cavalcante MLC, Rodrigues CJ, Mattar R Jr. Mechanoreceptors and nerve endings of the triangular fibrocartilage in the human wrist. J Hand Surg. 2004; 29(3): 432–5; discussion 436–438.

[14] Shigemitsu T, Tobe M, Mizutani K, Murakami K, Ishikawa Y, Sato F. Innervation of the triangular fibrocartilage complex of the human wrist: quantitative immunohistochemical study. Anat Sci Int. 2007;82:127–32.

[15] Laporte D, Hashemi SS, Dellon AL. Sensory innervation of the triangular fibrocartilage: a cadaveric study. J Hand Surg. 2014;39:1122–4.

[16] Chung KC, Zimmerman NB, Travis MT. Wrist arthrography

versus arthroscopy: a comparative study of 150 cases. J Hand Surg. 1996;21A:591–4.

[17] De Smet L. Magnetic resonance imaging for diagnosing lesions of the triangular fibrocartilage complex. Acta Orthop Belg. 2005;71:396–8.

[18] Keogh CV, Wong AD, Wells NJ, Barbarie JE, Cooperberg PL. High resolution sonography of the triangular fibrocartilage; initial experience and correlation with MRI and arthroscopic findings. Am J Roentgenol. 2004;182:333–8.

[19] Garnham AG, Ashe M, Gropper P. Chapter 23: wrist pain. In: Brukner & Khan's clinical sports medicine. 4th ed. Sydney: McGraw-Hill; 2013. p. 413–34.

[20] Minami A, Ishikawa J, Suenaga N, Kasashima T. Clinical results of treatment of triangular fibrocartilage complex tears by arthroscopic debridement. J Hand Surg. 1996;21A:406–11.

[21] Westkaemper JG, Mitsionis G, Giannakopoulos PN, Sotereanos DG. Wrist arthroscopy for the treatment of ligament and triangular fibrocartilage complex injuries. Arthroscopy. 1998;14:479–83.

[22] Miwa H, Hashizume H, Fujiwara K, Nishida K, Inoue H. Arthroscopic surgery for traumatic triangular fibrocartilage complex injury. J Orthop Sci. 2004;9:354–9.

[23] Hulsizer D, Weiss AP, Akelman E. Ulna-shortening osteotomy after failed arthroscopic debridement of the triangular fibrocartilage complex. J Hand Surg. 1997;22A:694–8.

[24] Grawe B, Heincelman C, Stern P. Functional results of the Darrach procedure: a long-term outcome study. J Hand Surg Am. 2012;37:2475–80.

[25] Naff N, Dellon AL, Mackinnon SE. The anatomic course of the palmar cutaneous branch of the median nerve, including a description of its own unique tunnel. J Hand Surg. 1993;18B:316–7.

[26] Grant SA, Auyong DB. Ultrasound guided regional anesthesia. 2nd ed. London: Oxford Press; 2017.

[27] Evans GRD, Dellon AL. Implantation of the palmar cutaneous branch of the median nerve into the pronator quadratus for treatment of painful neuroma. J Hand Surg. 1994;19A:203–6.

[28] Dellon AL. Invited commentary of mechanoreceptors and nerve endings of the triangular fibrocartilage in the human wrist by Cavalcante MLC, Rodrigues CJ, Junior RM. J Hand Surg. 2004;29A:436–8.

[29] Kupfer DM, Lee GW, Shoemaker W, Dellon AL, McSweeney J. Simplified approach to wrist denervation for triangulofibrocartilage complex disruption. J Reconstr Microsurg. 1999;15:621.. (abstract).

[30] Wilhelm A. Die Schmerzausschaltung an der Handwurzel und an den Fingergelenken durch Denervation. In: Wachsmuth W, Wilhelm A, editors. Die Operationen an der Hand. Band X, Teil 3 der Allg u Spez Chir Operationslehre. Berlin, Heidelberg:Springer; 1972. p. 274–85.

第6章
肘关节外侧（网球肘）去神经术

Lateral Elbow (Tennis Elbow) Denervation

李娟 译

解 剖

在治疗一系列手术"失败"的网球肘（图 6.1）时，人们才意识到很多患者存在前臂后侧皮神经（posterior cutaneous nerve of the forearm，PCNF）的神经瘤[1]。该神经覆盖在腕/指伸肌的肱骨外上髁起点上，并且在用于治疗顽固性肱骨外上髁炎（lateral humeral epicondylitis，LHE）的手术切口下方。PCNF 可在肱骨外上髁伸肌腱松解术中损伤，并形成痛性神经瘤，症状类似网球肘手术"失败"（图 6.2a）。

PCNF 在上臂近端外侧起自桡神经。桡神经在该处由肱骨后方穿过外侧肌间隔绕至前方。在治疗网球肘术后 PCNF 痛性神经瘤时，应切除神经瘤[1]。切除 PCNF 的神经瘤后，将神经的近端部分向近端解剖游离，目的是将其植入三头肌的外侧头内。在游离的过程中可以清楚地发现 PCNF 发出 1~2 支分支进入肱骨外上髁骨膜（图 6.2b）。这一发现奠定了去神经术治疗肱骨外上髁炎的概念基础。

这一解剖结构在新鲜尸体解剖（图

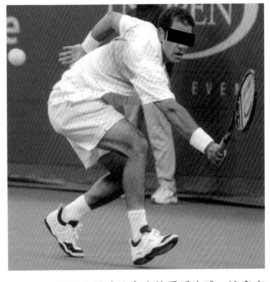

图 6.1 图示为网球比赛中的反手击球。注意在腕背伸时，桡侧的伸肌在肱骨外上髁起点处形成局部压力和张力

6.3a、b）和术中（图 6.4a、b）均得到了证实。在所有病例中均能发现后侧皮神经有至少 1 支，有时是 2 支后支向近端返折 3~5 cm 后进入肱骨外上髁，同时前支继续向前臂走行。

后支支配肱骨外上髁骨膜（图 6.5a~d）。该处骨膜同时也参与构成伸肌起点。猜测这

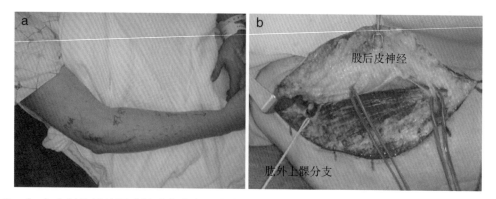

图 6.2　（a）右肘外侧的网球肘手术瘢痕。患者主诉在肱骨外上髁仍有疼痛，但在前臂斑点标示区域存在麻木，而疼痛却位于瘢痕处，提示存在 PCNF 神经瘤。此外患者在桡管对应区有疼痛，前臂桡神经感觉支 Tinel 征阳性，与戴加压护具时的症状类似。桡神经卡压的症状会干扰肱骨外上髁炎的诊断。（b）术中图示 PFCN（红色悬吊带标示）及其分支走向肱骨外上髁（蓝色悬吊带标示）

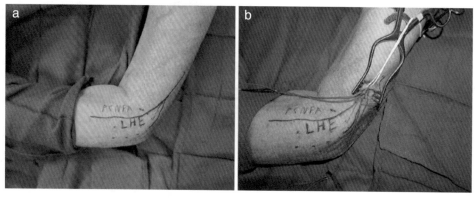

图 6.3　尸体解剖，左上肢，手部位于图片左侧。（a）图示标记肱骨外上髁（LHE）和 PCNF。（b）PCNF 的前支用蓝色悬吊带标记，后支用红色悬吊带标记并走行至肱骨外上髁。这些分支汇总后向近端走行（白色悬吊带标记）

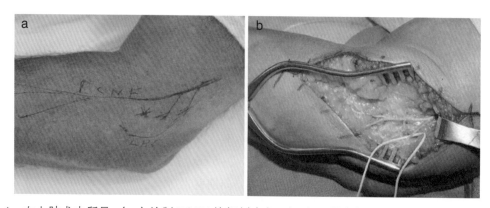

图 6.4　左上肢术中所见。（a）绘制 PCFN 的解剖走向。（b）显露全部 PCFN，包括走行至肱骨外上髁的后支（蓝色悬吊带标记）

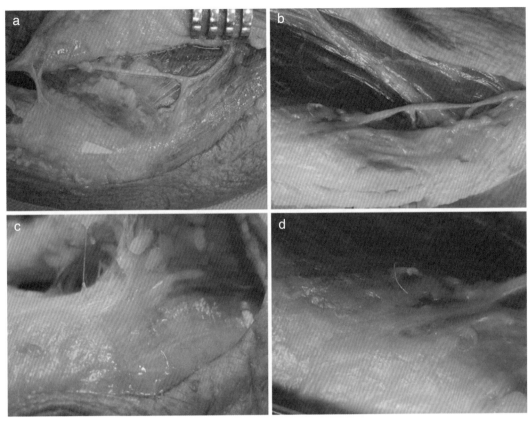

图 6.5（a~d） 新鲜冷冻尸体解剖特写显示骨膜和肌肉起点的神经支配

些肌肉的反复撕裂是造成神经瘤的原因，从而产生网球肘、肱骨外上髁炎和疼痛。

文献报道超声有助于找到 PCNF[2]。使用范围为 3~12 MHz 的高频线性阵列传感器，在 10 具新鲜冷冻尸体中识别 PCNF 及其远端分支。10 具标本中有 7 具显示了神经的前后支分叉部，并且后支走行至肱骨外上髁。

将上述解剖从历史角度加以分析非常重要。Rüdinger 在他 1857 年的博士学位论文 *The Joint Nerves of Human Body* 中描述了肘关节的神经[3]。1947 年，密歇根州底特律韦恩州立大学医学院解剖学系的 Ernest Gardner 认为 Rüdinger 首次描述了桡神经向

肘关节囊的分支，但并没有提及肱骨外上髁[4]。Rüdinger 首次描述在一具标本中发现神经分支穿过外侧肌间隔，同时支配腕关节外侧副韧带。Gardner 在 7 具成人和 5 具胎儿标本的研究中描述了相同的桡神经分布，但并未描述前臂后侧皮神经，并且像 Rüdinger 一样，主要描述了桡神经分支跨过肱桡关节，支配其关节囊的现象（图 6.6a、b）。Emanuel Kaplan 在 1959 年首次描述了 3 例肘关节去神经的患者[5]，同样也没有描述肱骨外上髁的前臂后侧皮神经，以及前者的去神经化，反而对肱桡关节进行了去神经化（图 6.7）。Wilhelm 首次报道了网球肘的去神经[6]，他实际上进行了一个非常复

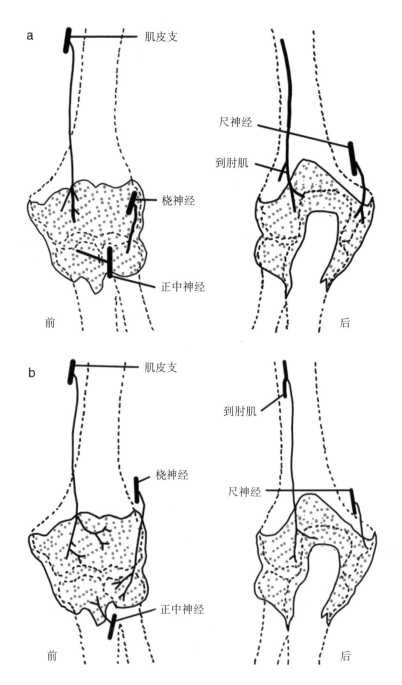

图 6.6（a、b） Gardner（1947）的绘图显示肘关节的神经支配。点状标记的区域是关节囊。请注意，该图为桡神经跨过关节，而不是前臂后侧皮神经的分支（经 Wiley 出版社和作者 Gardner 同意使用 [4]）

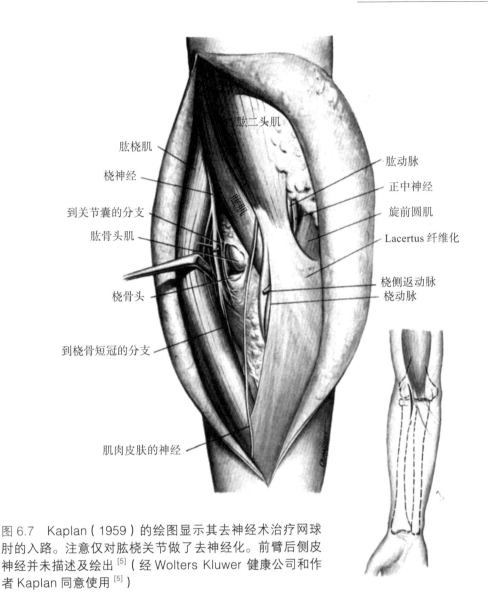

肱二头肌
肱桡肌
桡神经
肱肌
到关节囊的分支
肱骨头肌
桡骨头
到桡骨短冠的分支
肌肉皮肤的神经

肱动脉
正中神经
旋前圆肌
Lacertus 纤维化
桡侧返动脉
桡动脉

图 6.7 Kaplan（1959）的绘图显示其去神经术治疗网球肘的入路。注意仅对肱桡关节做了去神经化。前臂后侧皮神经并未描述及绘出 [5]（经 Wolters Kluwer 健康公司和作者 Kaplan 同意使用 [5]）

杂的手术，首先在前臂后侧皮神经向肱骨外上髁走行的路径进行电灼，钝性剥离肱骨外上髁的肌肉止点，同时将肱桡关节去神经化，松解桡神经及其骨间背侧神经分支（图 6.8a、b）。

综上所述，前臂后侧皮神经的后支支配肱骨外上髁 [1]，在本章的剩余部分将描述和说明的是该神经的去神经术在网球肘和 LHE 治疗中的应用 [7-9]。

"网球肘"

常见临床表现：疼痛

- 继发于反复的伸腕和桡偏。
- 与肱桡关节不稳定有关。
- 肱桡关节滑囊炎。
- 前臂后侧皮神经神经瘤。

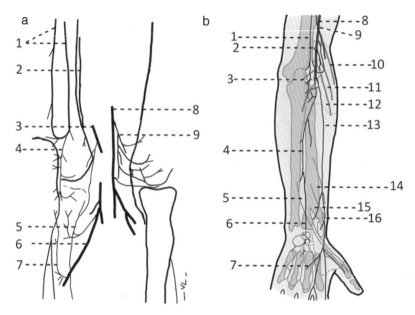

图 6.8　Wilhelm（1996）的绘图为桡神经分支（标记为 9）的简要示意图。桡神经穿外侧肌间隔后移行为前臂后侧神经（a）。对区域 1 的神经阻滞将阻断前臂后侧皮神经对肱骨外上髁的支配（b）。注意能达到全肘关节去神经的神经阻滞范围要求包括"大范围的 LHE"，其中包括很多其他神经的分支。该神经阻滞的位置与本章推荐的肱骨外上髁去神经术的位置相同（图 6.12a~c）（经 Sage 出版社和作者 Wilhelm 同意修改使用 [6]）

网球运动中挥拍时需要反复的腕伸和桡偏（图 6.1）。这种活动引起肱骨外上髁伸指伸腕肌起点处的疼痛。这类疼痛被称为肱骨外上髁炎或"网球肘"。它们是否属于肌腱端病或真性炎症并不在本章讨论的范围，但实际上穿戴加压护具——一种减轻指 / 腕伸肌收缩时对肱骨外上髁的压力的护具（图 6.9a、b）——时能减轻疼痛 [7, 10]，这证实肱

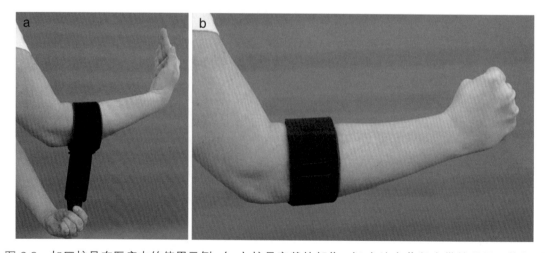

图 6.9　加压护具在医疗中的使用示例。（a）护具穿戴的部位。（b）注意收紧束带的装置。收紧后产生了对桡神经的压迫

骨外上髁能将压力传递给疼痛感受器。但加压护具可能因压迫桡管内的桡神经而产生混淆性的疼痛。某些被认为是网球肘引起的症状实际上可能来源于桡神经卡压[6]。因此，在理解网球肘的任何治疗结果时，必须将桡神经视为疼痛来源并包括在鉴别诊断中[8]。特殊解剖的临床情况将在本章其他部分详细讨论。

治疗方案

运动医学的非手术治疗方法包括休息、抗炎、类固醇注射和加压护具[11-13]。

图 6.10 所示为使用加压护具的病例。注意因护具使用过度，形成了一发白的、皮肤上的非日晒线。这张照片显示了这种支具如何引起桡神经压迫的混淆症状，这将在桡神经压迫的相关内容展开讨论。

近来，富血小板血浆（platelet-rich plasma，PRP）注射越来越多被使用。对比类固醇和 PRP 疗效的 meta 分析显示，PRP 对疼痛的长期控制效果更好[14]。其他非手术方法包括冷激光疗法和冲击波疗法[15-17]。当所有这些方法均无效时，可接受的方法是将患者转诊到疼痛医师处，他们通常使用一种或多种治疗"神经病理性"疼痛的药物、加用阿片类药物和安眠药（也可以起到改善神经病理性疼痛的作用，如阿米替林）。

只有 30% 的 LHE 患者接受外科治疗[18]。有趣的是，手外科之父 Sterling Bunnell 博士，在他 1944 年的经典著作里提到："手术方法是通过切断肌肉起点来终止牵拉……但效果却很难保证"（图 6.11a、b）[19]。Nirschl 的方法是松解伸肌群，切除"瘢痕

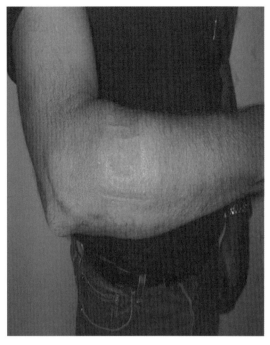

图 6.10　这是一个过度使用加压护具的病例，护具的持续使用形成了脱色素区。可以看出加压护具在该处是如何压迫桡神经的

组织"，最后在瘢痕化的肌肉起点处钻洞以重建血运，当时在某种程度上被广泛采用[20]。极端的例子是切除肱骨外上髁（图6.12a~c）[21]。一旦仔细回顾这些术式，就可以意识到其实是对肱骨外上髁做了去神经术。

假说：肱骨外上髁疼痛源于其神经支配

如果这一假设成立，那么介入性疼痛治疗可采用多种超声引导的神经消融技术，例如射频消融（radio-frequency ablation，RFA）或冷冻消融，以治疗顽固性网球肘（LHE）疼痛。截至本书成文，这些方法还未见报道。

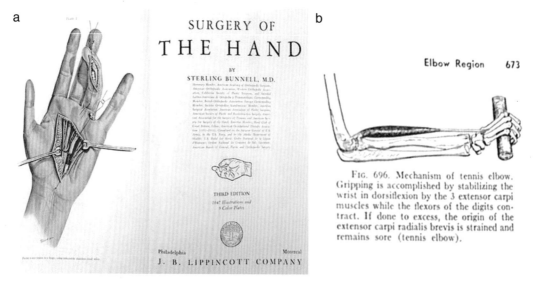

图 6.11　摘自 Sterling Bunnell 1944 年的书，该书开启了手外科专业。(a) 书的次页。(b) 源于肱骨外上髁的肌肉收缩引起腕背屈和桡偏（版权：Bunnell [19]. Public Domain ）

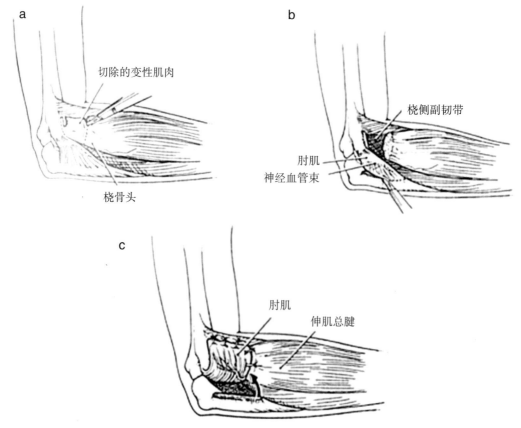

图 6.12（a~c) 肱骨外上髁切除示意图。注意在图 c 中，髁切除对肱骨外上髁进行了有效的去神经化（经 Elsevier 出版社和作者 Almquist 等同意使用 [21]）

诊断性神经阻滞

阻滞提示

在肱骨外上髁近端 2~3 cm 阻滞前臂后侧皮神经后支。

　　在阻滞前臂后侧皮神经之前，需确认患者疼痛确实来源于肱骨外上髁的神经支配。例如，存在骨关节炎的患者也会有类似疼痛，该疼痛来源于肱桡关节的神经支配，为桡神经分支行向后侧、内侧支配肱骨外上髁。这类疼痛被 Kaplan[5] 和 Wilhelm[6] 分别在 1959 年和 1966 年的病例报道中证实。

　　神经阻滞在 Wilhelm 报告的 1 区位置施行（图 6.13）[6]，并在尸体解剖中标示（图6.14）。从肱骨外上髁到外侧肌间隔画一条线，沿着此线，在肱骨外上髁近端 2~3 cm进行神经阻滞。穿刺针应深入筋膜。超声可用于识别 PCNF[2]。由于 PCNF 后支的起点存在变异，因此阻滞时也可能麻醉前支，从而引起前臂皮肤麻木。如阻滞成功，则患者

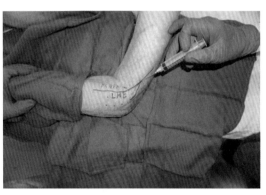

图 6.14　尸体解剖中示意神经阻滞。在肱骨外上髁近端 2~3 cm 处，沿肱骨外上髁与外侧肌间隔连线进行阻滞

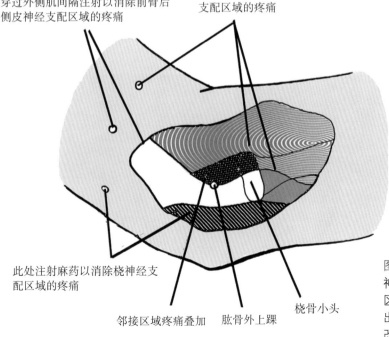

穿过外侧肌间隔注射以消除前臂后侧皮神经支配区域的疼痛

此处注射麻药以消除肌皮神经支配区域的疼痛

此处注射麻药以消除桡神经支配区域的疼痛

邻接区域疼痛叠加　　肱骨外上踝

桡骨小头

图 6.13　前臂后侧皮神经的神经阻滞，根据 Wilhelm 对 1区的描述改编而成（经 Sage出版社和作者 Wilhelm 同意改编使用 [6]）

可以抗阻伸肘，而桡侧不会有牵涉到肱骨外上髁的疼痛。

PFCN 阻滞的效果评估包括数值量表和握力测量。疼痛水平的数值降低大于 5 时会伴随着握力的提高[8]。完整的握力测试需在腕背屈下进行。因此 LHE 患者的握力通常是下降的。阻滞成功后握力将有提高。此测量通常在屈肘 90° 时进行[8]。

超声被证实有助于在神经阻滞时识别后侧皮神经[22]。

作者首选的去神经技术

时刻牢记：

· 去神经术的禁忌证：关节不稳定；肱桡关节外侧副韧带撕裂。

手术在 3.5 倍放大镜下完成，不用止血带，需用双极电凝。患者仰卧位。1% 利多卡因加 1 : 10 万肾上腺素局麻。术前手术部位标记（图 6.15a）。3 cm 纵行切口切开至筋膜。寻找 PFCN 及其后支（图 6.15b）。辨清神经后用局麻药阻滞。轻柔地牵开后支，评估肱骨外上髁的皮肤活动度。确认各神经分支后，将后支与前支显微解剖分离，这通常是可以做到的。当后支解剖出足够长度后，在肱三头肌外侧头上钝性切开一处，将神经松散地埋入肌肉内（图 6.15c）。该操作需在伸肘位进行，以免术后伸肘时将神经从肌肉内拉出。当后支与前支仍有粘连时该情况也可能发生。不用缝线固定神经位置。

图 6.16a~c 给出了手术方法的其他说明。

如果术中损伤前支，或既往手术中已经损伤，那么也应注射该分支，将其远端切断，近端解剖分离。

关闭切口，覆盖敷料，手术完成。

术后注意事项

伸肌松解术和去神经术之间的康复有显著差异，两者的对比见表 6.1。

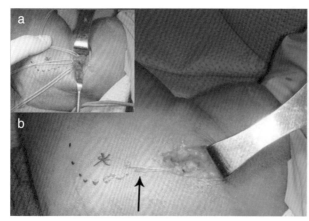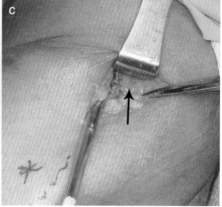

图 6.15　肱骨外上髁（LHE）去神经术技术。（a）插图显示 LHE 的标记。切口已完成，三根蓝色悬吊带标记了已辨认好的不同神经分支，最前分支，随后有两支分布至 LHE。（b）PCNF 的两个后支已被划断并排列在皮肤上。（c）近端分支被钝性埋入肱三头肌外侧头

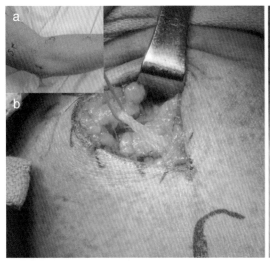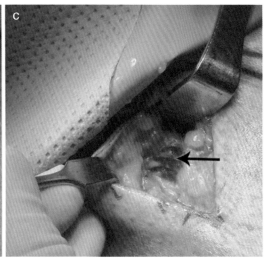

图 6.16　肱骨外上髁（LHE）去神经支配的手术技术。（a）插图显示患者同时存在桡管和桡神经感觉支压迫的标记（用 2 个紫色星号标出）。肱骨外上髁用黑色标记轮廓。（b）LHE 的后支用组织识别悬吊带牵引。（c）这些分支已被切断并埋入肱三头肌外侧头

表 6.1　康复方案比较

传统肌腱松解术	髁去神经术
长臂夹板 ×4 周	无须夹板和限制活动
限制活动 ×3 个月	即刻返回日常活动
术后 6 个月可开始网球 / 高尔夫球运动	术后 1 个月可开始网球 / 高尔夫球运动

特殊解剖的临床情况

桡神经卡压

桡神经在肱桡肌处发出分支支配肱桡关节。肘部水平即桡管处的桡神经卡压——无论是原发性的情况，如创伤相关，还是继发性的情况，如使用加压护具相关——均可被解释为来源于肱骨外上髁的疼痛。因此，评估桡神经卡压是位于桡管还是骨间后神经水平是 LHE 患者评估的重要环节（图 6.13）。可以按照 Lister[23]

的建议，使中指抗阻伸指，激活桡侧腕短伸肌收缩，这样可使桡神经受压；或评估 PIN 支配肌肉的运动功能。请记住，骨间后神经的终末纤维支配背侧腕关节囊（见第 3 章），因此主诉腕痛合并肱骨外上髁炎提示涉及桡神经。

1989 年，对 111 例 LHE 的患者施行 PIN 减压[24]。到中位随访时间 5 年时，85% 患者症状有改善，30% 患者症状完全缓解。该研究的作者认为，30% 的患者代表了 LHE 患者中 PIN 累及的真实概率。

术前检查必须包含桡神经感觉支[25] 在前臂累及情况的评估（图 6.14）。同样，加压护具可能是造成这种情况的原因。肱桡肌的桡骨附着区外侧是 Tinel 征出现阳性的常见部位，因为桡神经感觉支在该处穿出深筋膜，毗邻桡侧腕伸肌。

在行肱骨外上髁去神经术的同时，是否对同时存在的一处或多处桡神经压迫进

行减压，必须由外科医师和患者共同讨论决定。可能在去神经术缓解了 LHE 大部分的疼痛后，患者不再佩戴加压护具，桡神经压迫的症状反而得到了缓解，因此也无须再手术减压。因此，我个人的选择是进行去神经术的同时不做神经松解。但是必须向患者说明的是由于这一同时存在的问题，不能将术后残留症状视为去神经术失败。这是 IRB 在 2013 年关于肱骨外上髁去神经术的课程所报告的内容。挑选了 3 例在术前就预判去神经术不能改善症状的患者，因其还存在桡神经压迫。这 3 例患者在二次手术行桡神经减压后症状等到了改善[25]。

可能会有网球肘手术"失败"的患者，需要同时行肱骨外上髁去神经术、PFCN 前支的痛性神经瘤切除以及桡神经减压（图 6.2a、b）。这些患者类似 Wilhelm[6] 的报道中 A 组中的"广泛"患者组，见表 6.4。就我个人而言，除了那些骨关节炎或创伤后关节炎的患者外，肱桡关节的去神经不是必要的。

肱骨外上髁去神经术的临床结果

"继高证据等级的文献表明类固醇注射液不是肱骨外上髁炎的有效治疗方法之后，预计类固醇注射的比例会降低。"[26]

当 Fujihara 及其同事[26] 通过分析 2009 年至 2015 年的 711 726 项索赔案例的文件来研究该假设时，他们发现类固醇的使用实际上略有增加。那么肘外侧去神经术的经验如何呢？

肱桡关节（真正的肘关节）局部去神经术的结果尚未见发表，因此也不能断定这就是最好的方法。

表 6.2~ 表 6.7 列举了不同文献报道去神经支配术治疗 LHE 的结果[2, 5-8, 27]。

Wilhelm[6]、Meine 和 Eicher[27] 描述的肱桡关节去神经术方法包括桡管减压和支配肱桡关节的桡神经支的切断。他们在 56 例患者中施行了 63 例次肘关节去神经术，随访中有 41 例患者结果为优秀，11 例良好，3 例一般，1 例失败，优良率 92%。虽然这更多的是肘外侧区域的完全去神经，并包括

表 6.2　"肘去神经术"：肱桡关节去神经术

作者	发表年份	病例数	平均随访时间（月）	优良率
Kaplan[5]	1959	3	7.3（3~14）	100%

表 6.3　肱桡关节 + 肱骨外上髁去神经术

作者	发表年份	病例数	平均随访时间	优良率
Wilhelm[6]	1966	36	9.7 年	92%
Meine 和 Eicher[27]	1981	56	3 个月至 5.5 年	92%

表 6.4　肱桡关节、肱骨外上髁去神经术 + 桡神经减压

作者	发表年份	病例数	平均随访时间（年）	优良率
Wilhelm[6]	1966	75	3.6	49%

表 6.5　肱骨外上髁去神经术 + 旋后肌切断

作者	发表年份	病例数	平均随访时间（年）	优良率
Wilhelm[6]	1966	42	2.2	88%

表 6.6　肱骨外上髁去神经术 + 肱骨内上髁切除

作者	发表年份	病例数	平均随访时间（月）	优良率
Berry 等[7]	2011	7	16	100%

表 6.7　肱骨外上髁去神经术

作者	发表年份	病例数	平均随访时间	优良率
Wilhelm[6]	1966	42	2.2 年	88%
Berry 等[7]	2011	6	16.3 个月	100%
Rose 等[8]	2013	30	28 个月	80%[a]

注：[a] 有 3 例患者因合并桡神经压迫结果未达到优良。在二次手术时给予神经减压，残留症状均得到缓解。

可能与桡神经减压相关的症状改善，但这是首次报道的病例系列。

临床案例

65 的大学篮球教练和他所在的美国地区性大师级网球冠军因其右利手的"复发性网球肘"来诊，之前已尝试过所有的非手术治疗方式。在每次网球比赛后他都戴上加压护具并冰敷肘部。反复的疼痛让他无法享受运动，更不用说比赛了。

在图 6.17a 中很好地标记了他的查体结果，他肱骨外上髁处的疼痛提示与他以前的伸肌松解术有关。他同时存在桡神经在桡

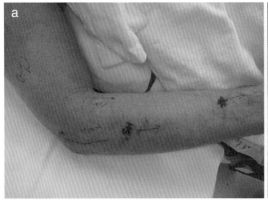
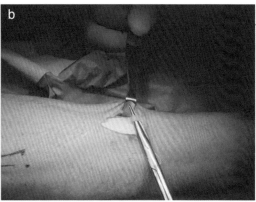

图 6.17　临床病例。（a）接受过 4 次伸肌松解术的 65 岁男性的体格检查。他同时存在桡神经在桡管、骨间后神经处卡压的体征，以及远侧的桡神经感觉支卡压的体征。桡神经感觉支在（b）处受卡压

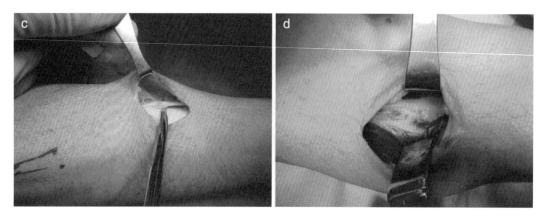

图 6.17（续）（c）为神经松解示意图。（d）图中可见骨间后神经在瘢痕处被卡压

管、骨间后神经处卡压的体征，以及远侧的桡神经感觉支卡压的体征。由于已经做过一次手术，本次需要行桡神经减压。桡神经

感觉支卡压的部位标记在图 6.17b，图 6.17c为神经松解后。PIN 周围的白色瘢痕组织如图 6.17d 所示，PFCN 的轮廓如图 6.18a 所示。

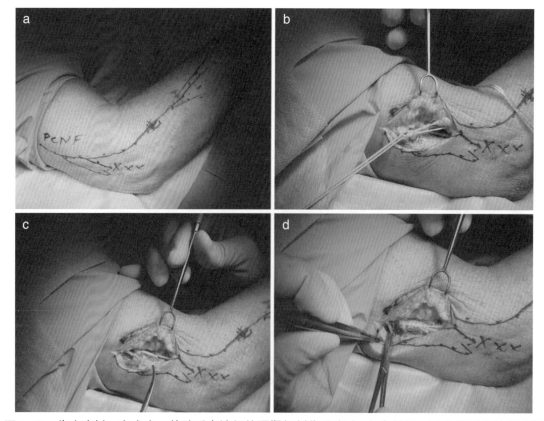

图 6.18 临床病例。在术中，前臂后皮神经的预期解剖位置在（a）中标示。（b）所示为神经实际的解剖位置，其分支进入肱骨外上髁的既往手术区域。这些分支均被切断（c），并埋入肱三头肌外侧头（d）

PFCN 分布到 LHE 的实际分支如图 6.18b 所示，这些分支均被切断（图 6.18c）并埋入肱三头肌外侧头（图 6.18d）。

他从这次手术中恢复良好，并开始进行柔和的康复训练，最终他回到了大师级别的比赛中并继续他的篮球教练生涯。图 6.19a~c 是他术后 7 年的照片。

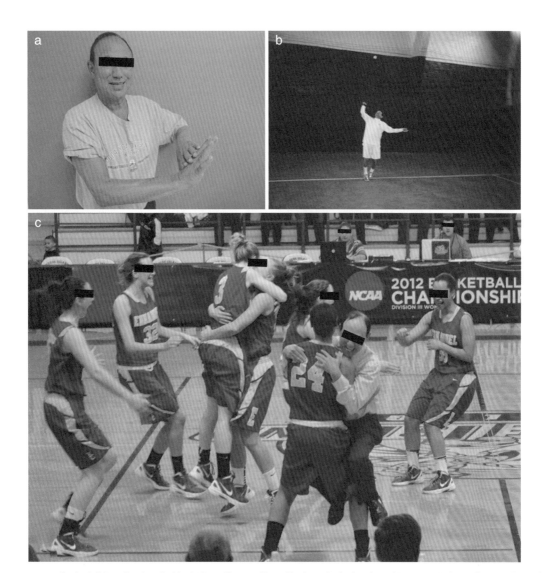

图 6.19　临床病例。术后 7 年的随访照片显示抗阻伸腕无疼痛（a），重返了"大师级水平"的网球赛场（b），继续他的篮球教练生涯并代领球队取得了大学冠军（c）

参考文献

[1] Dellon AL, Kim J, Ducic I. Painful neuroma of the posterior cutaneous nerve of the forearm after surgery for lateral humeral epicondylitis. J Hand Surg Am. 2004;29:387–390, 2004.

[2] Maida E, Chiavaras MM, Jelsing EJ, O'Driscol SW, Pawlina W, Smith J. Sonographic visualization of the posterior cutaneous nerve of the forearm. J Ultrasound Med. 2017;36:1627–37.

[3] Rüdinger N. Die Gelenknerven des menschlichen Körpers. Erlangen: Verlag von Ferdinand Enke; 1857.

[4] Gardner E. The innervation of the elbow joint. Anat Rec. 1947;100:341–6.

[5] Kaplan E. Treatment of tennis elbow (epicondylitis) by denervation. J Bone Joint Surg. 1959;41:147–51.

[6] Wilhelm A. Tennis elbow: treatment of resistant cases by denervation. J Bone Joint Surg. 1996;21(4):523–33.

[7] Berry N, Russel R, Neumeister MW, Dellon AL. Epicondylectomy versus denervation for lateral epicondylitis. Hand. 2011;6:174–8.

[8] Rose N, Forman S, Dellon AL. Denervation of the lateral humeral epicondyle for treatment of chronic lateral humeral epicondylitis. J Hand Surg Am. 2013;38:344–9.

[9] Dellon AL. Partial joint denervation I: wrist, shoulder, elbow. Plast Reconstr Surg. 2009;123:197–207.

[10] Bisset LM, Collins NJ, Offord SS. Immediate effects of 2 types of braces on pain and grip strength in people with lateral epicondylalgia: a randomized controlled trial. J Orthop Sports Phys Ther. 2014;44:120–8.

[11] Scott A, Bell S, Vicenzino B. Chapter 22: Lateral elbow pain. In: Brukner P, Bahr R, Blair S, Cook J, Crossley K, McConnell J, McCrory P, Noakes T, Kahn K, editors. Brukner & Kahn's clinical sports medicine. 4th ed. New York: McGraw-Hill; 2012. p. 390–400.

[12] McShane JM. Chapter 14: Common extensor tendon, peritendinous injection. In: Malanga G, Mautner KR, editors. Atlas of ultrasound-guided musculoskeletal injections. New York: McGraw-Hill; 2014. p. 57–60.

[13] Seroussi RE, Singh V, Karl HW. Chapter 35:Deep branch of radial nerve entrapment. In: Trescot AM, editor. Peripheral nerve entrapments. Switzerland: Springer; 2016. p. 349–54.

[14] Mi B, Liu G, Zhou W, Lv H, Liu Y, Wu Q, Liu J. Platelet rich plasma versus steroid on lateral epicondylitis: meta-analysis of randomized clinical trials. Phys Sportsmed. 2017;45:97–104.

[15] Spacca G, Necozione S, Cacchio A. Radial shock wave therapy for lateral epicondylitis: a prospective randomised controlled single-blind study. Erus Medicophys. 2005;41:17–25.

[16] Stergioulas A. Effects of low-level laser and plyometric exercises in the treatment of lateral epicondylitis. Photomed Laser Surg. 2007;25:204–13.

[17] Oken O, Kahraman Y, Ayhan F, Canpolat S, Yorgancioglu ZR, Oken OF. The short-term efficacy of laser, brace, and ultrasound treatment in lateral epicondylitis: a prospective, randomized, controlled trial. J Hand Ther. 2008;21:63–8.

[18] Degen RM, Cancienne JM, Camp CL, Altchek DW, Dines JS, Werner BC. Patient-related risk factors for requiring surgical intervention following a failed injection for the treatment of medial and lateral epicondylitis. Phys Sportsmed. 2017;45:433–7.

[19] Bunnell S. Surgery of the hand. Philadelphia: J.B. Lippincott; 1944. p. 673.

[20] Nirschl RP, Pettrone FA. Tennis elbow: the surgical treatment of lateral humeral epicondylitis. J Bone Joint Surg. 1979;61A:832–9.

[21] Almquist EE, Necking L, Bach AL. Epicondylar resection with anconeus muscle transfer for chronic lateral epicondylitis. J Hand Surg. 1998;23a:723–31.

[22] Maida E, Chivaras MM, Jeling EJ, O'Driscoll SW, Pawlina W, Smith J. Sonographic visualization of the posterior cutaneous nerve of the forearm. J Ultrasound Med. 2017;36:1627–37.

[23] Lister GD, Belsole RB, Kleinert HE. Radial tunnel syndrome. J Hand Surg Am. 1979;4:52–9.

[24] Jalovaara P, Lindholm RV. Decompression of the posterior interosseous nerve for tennis elbow. Arch Orthop Trauma Surg. 1989;108:243–5.

[25] Dellon AL, Mackinnon SE. Radial sensory nerve entrapment in the forearm. J Hand Surg. 1986;11A:199–205.

[26] Fujihara Y, Huetteman HE, Chung TT, Shauver MJ, Chung KC. The effect of impactful papers on clinical practice in the US: corticosteroid injection for patients with lateral epicondylitis. Plast Reconstr Surg. 2018;141(5):1183–91.

[27] Meine J, Eicher E. Results of a denervating operation in radial and ulnar humeral epicondylitis. Handchirurgie. 1981;13:254–9.

第7章
肘关节内侧（棒球肘和高尔夫肘）去神经术

Medial Elbow (Pitcher's and Golfer's Elbow) Denervation

李娟 译

解　剖

尺神经转位手术需要切除一部分内侧肌间隔。Dellon 观察到切除的标本中似乎包含一小的神经束。实际上，用于组织学检测的 20 个标本中均发现有神经组织存在[1]。2006 年，在新鲜冷冻尸体解剖中和使用 3.5 倍手术放大镜下均证实了支配肱骨内上髁的这一神经的存在[1]。该神经常在腋下起源于桡神经，在内侧肌间隔内或其深部走行，并

在肱骨内上髁近侧 5 cm 处向深部穿出肌间隔支配肱骨内上髁（图 7.1a~c）。该神经直径约 1.5 mm。在这个位置，神经位于内侧肌间隔的深部或后方，并位于肘管内的尺神经浅层。在其中一例尸体标本中，该神经是由尺神经在腋下发出的。

由于该神经是穿过内侧肌间隔走行至肱骨内上髁的（图 7.2），这意味着在行尺神经前置术的过程中，切除部分内侧肌间隔时可能造成它的损伤[2]。

肱骨内侧髁

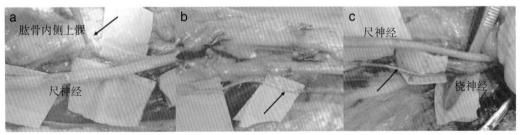

图 7.1　分布至肱骨内上髁的神经。右臂尸体解剖，肱骨内上髁位于图片左侧（a），腋部位于图片右侧（c）。B 为肱骨中段水平。支配肱骨内上髁的神经大部分起源于腋部的桡神经（a），走行于内侧肌间隔内或深部（b），在肱骨内上髁近侧 5 cm 左右穿出至内侧肌间隔深部，并支配肱骨内上髁（a）

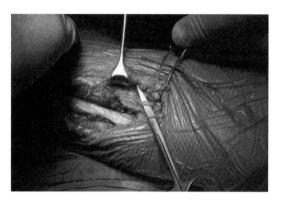

图 7.2 神经穿过内侧肌间隔远端走行至肱骨内上髁的临床病例

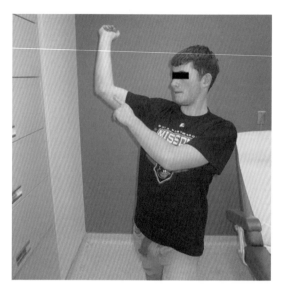

图 7.3 一些因参加反复投掷类的体育项目，如棒球而出现疼痛的患者，疼痛位于肱骨内上髁处的屈肌 / 旋前肌群起点。图示为一位年轻的投手用非投掷手的手指示意他右肘部在投球时出现疼痛的位置

棒球肘和高尔夫球肘

肱骨内上髁炎（medial humeral epicon-dylitis，MHE）是一种存在于棒球手和高尔夫球手中，导致运动受限的问题。MHE 与经典的 Tommy John 病变有所区别，后者是肘部尺侧副韧带的损伤，也区别于肘部尺神经卡压，两者均发生在肱骨内上髁附近，可能在症状上互相混淆。MHE 的特征是腕部屈曲和尺偏时牵涉到肱骨内上髁的疼痛，CT 和 MRI 检查正常。如果合并尺侧副韧带的部分或完全撕裂，将会出现肱骨内上髁疼痛、肘关节无力和（或）不稳，此时在 CT 扫描和 MRI 上将出现异常。尺神经在肘管受压时，小指和环指会感到麻木，捏紧和抓握无力，但无肘部疼痛，CT 检查正常，而 MRI（特别是 3T MRI 神经成像）会有异常[3]。

近年来发生于青少年棒球投手的 MHE

受到越来越多的关注[4-6]。纵向研究表明，MHE 在年轻投手中日益增多[7-9]。这些观察对于预防 MHE 至关重要。问题一旦出现，可能会导致功能受限和职业生涯终结（图7.3）。

常见的临床表现：疼痛

- 继发于棒球或高尔夫等运动中的反复腕屈 / 尺偏。
- 继发于尺神经转位。
- 继发于肘部创伤。

在肘管进行尺神经手术的患者中，无论是原位减压（图 7.4a、b）还是某种形式的前置，小指和环指均可能残留不同程度的麻木、握和捏力量减弱，所有这些都与尺神经本身持续性（如果不是永久性）的损伤有关。尺神经并不支配肱骨内上髁。如果

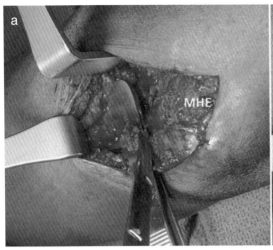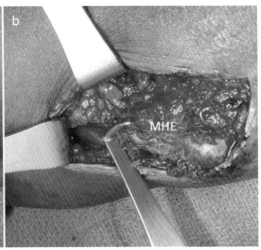

图 7.4　左侧尺神经原位减压术后肱骨内上髁疼痛的病例。左手位于照片左侧。（a）器械手柄插在自肱骨内上髁剥离的内侧肌间隔下方，该部分肌间隔被切除后辨认出支配肱骨内上髁的神经（b）

疼痛与肱骨内上髁直接相关，则病变仅涉及肱骨内上髁，说明是肱骨内上髁神经受损。这必须与前臂内侧皮（medial antebrachial cutaneous，MABC）神经损伤区别开来，先前报道[10]，该损伤与尺神经手术有关，并且疼痛会涉及 MABC 神经支配的区域。该区域还潜在存在的痛性神经问题是臂内侧皮（medial brachial cutaneous，MBC）神经的损伤。MBC 神经与 MABC 神经类似，起源于臂丛内侧束，但其皮肤支配区终止于肱骨内上髁及其后方（图 7.5a~d）。

治疗选择

MHE 的非手术物理疗法包括肌肉使用后冰敷、非甾体类抗炎药、类固醇注射、冷激光疗法和冲击波治疗[11-17]。投掷和高尔夫球运动力学专家的建议对该疾病的康复和缓解也至关重要。当这些方法都无法解决 MHE 的疼痛时，传统的 MHE 手术方法需要从肱骨内上髁松解屈肌 / 旋前肌。该手术

是侵入性的并需要数月时间康复[18-21]。

假说：肱骨内上髁疼痛源自某神经的传导

如果该假说为真，那么介入性疼痛管理也许能采用多种超声引导下的神经消融技术，如射频消融（radio-frequency ablation，RFA）或冷冻消融来治疗顽固性肱骨内上髁疼痛。风险为可能损伤临近的尺神经。在撰写本文时，这些方法尚未见报道。

1981 年，德国人报道了 6 例"内上髁炎"，根据 Wilhelm 的理念采用去神经术进行了治疗，取得了良好的效果[22]。该报道当时并未引起大家赞同。Wilhelm 对关节采用了"完全去神经术"。

采用直接手术入路对肱骨内上髁进行去神经。这是 2014 年首次报道的一例手术患者——一名高中棒球投手[23]。在进行去神经术之前，必须先行神经阻滞以证明该疼痛与神经相关。

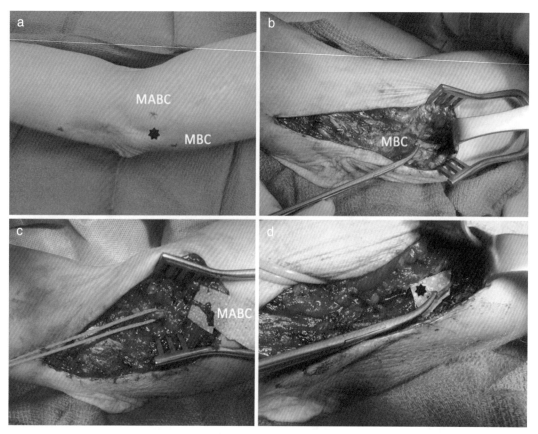

图7.5　在肘部尺神经手术中可能损伤到的三条不同神经的临床示例。(a) 右上肢前臂内侧皮（MABC）神经 Tinel 征阳性，用记号笔标注。臂内侧皮（MBC）神经 Tinel 征阳性，用记号笔标注。星形标志为肱骨内上髁疼痛部位，支配肱骨内上髁的神经在既往的尺神经皮下前置术中损伤。(b) 在肱骨后侧，已识别出 MBC 神经，切除了神经瘤，并且已准备好埋入肱三头肌内侧头。(c) 在肱骨前侧，已识别出 MABC 神经，也切除了神经瘤，尚未将神经埋入肱三头肌内侧头。(d) 切除最远端的内侧肌间隔后可见分布至肱骨内上髁的神经。神经瘤已切除，准备将神经埋入肱三头肌内侧头

诊断性神经阻滞

神经阻滞小贴士

- 肱骨内上髁的神经阻滞位置在髁近端、后侧的内侧肌间隔附着处。

　　肱骨内上髁神经阻滞的位置位于肱骨和内上髁的交界处。对于未做过手术的患者，该点正好位于屈肌 / 旋前肌在肱骨内上髁的起点处。如先前做过尺神经手术，该点更靠近肱骨干，位于内侧肌间隔被剥离或切除过的位置。如果按压该痛点不会出现前臂的疼痛或感觉迟钝，则不合并前臂内侧皮神经的损伤；如有尺神经在该部位的卡压，则会出现放射至前臂的 Tinel 征。当然，疼痛仅限于"该点"（图 7.6）。

　　应使用 2 mL 的少量局麻药进行注射，以免尺神经被同时阻滞。应小心不要注射（损伤）到尺神经。超声很难显示肱骨内上

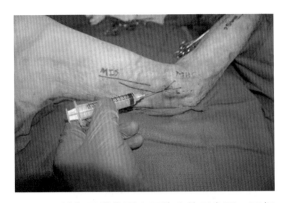

图 7.6　神经阻滞位置在尸体上的示意图。已标记出内侧肌间隔和肱骨内上髁。穿刺针靠近内侧肌间隔刺入至肱骨。注意不要注射到尺神经

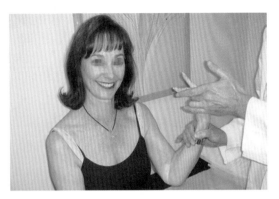

图 7.7　在肱骨内上髁神经阻滞后，患者能在尺偏位抗阻屈腕，不伴有牵涉至肱骨内上髁的疼痛。注意在注射部位的敷贴

髁的神经，因其过细，但是可以识别尺神经以免损伤。在阻滞之前，要告知患者可能会有小指和环指的些许麻木和无力，这只是局麻药也同时阻滞了附近的尺神经，而去神经术后并不会出现这些症状。

　　神经阻滞后，患者将可以抗阻屈腕和尺偏而没有阻滞前的疼痛（图 7.7）。

作者首选的去神经技术

特别注意

时刻牢记以下事项：

* 去神经术的手术禁忌证：关节不稳定。
* 如果存在"Tommy John"病变，应首先重建尺侧副韧带。去神经和韧带重建这两个手术可以同时完成。

　　手术在 3.5 倍手术放大镜下进行，不用止血带，需使用双极电凝。患者仰卧位。使用 1% 利多卡因和 1：10 万肾上腺素局麻。术前标记手术部位。

　　手术切口起于肱骨内上髁并向近端延伸

（图 7.8a~d、图 7.9a~d）。尺神经用组织识别悬吊带牵引将其识别出来。然后在尺神经和上方的内侧肌间隔之间寻找这支 1.5 mm 粗的神经。有时该神经会伴行在肌间隔上或在肌间隔内。找到该神经后，切除部分内侧肌间隔。然后将肱骨内上髁的神经止点向近侧解剖游离 2 cm 并切断。在肱三头肌内侧头做一通道，用血管钳将该神经止点塞入肌肉内，无须缝合。关闭切口后，使用柔软、支撑性的敷料。

　　术后用柔软的绷带敷料包扎并在走动时使用悬吊带。24 小时内使用冰敷。允许肘关节全范围的活动。术后 14 天拆除缝线后开始康复锻炼。在前 4 周内允许轻度的投掷活动。第 6 周以后允许开始稍剧烈的锻炼。术后 2 个月也许能重返赛场（图 7.10a、b）。

特殊性临床解剖情况

尺神经手术后肘关节痛

　　区别于高尔夫球肘和棒球肘的最常见情况是尺神经手术后肘关节内侧痛。可继发于

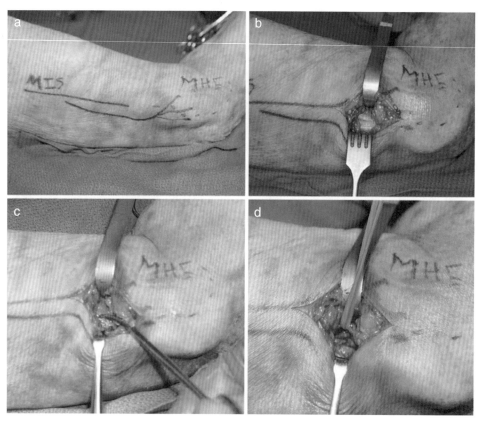

图 7.8　在尸体左上臂演示的手术技术。(a)标示解剖结构轮廓：内侧肌间隔(medial intermu-scular septum，MIS)、肱骨内上髁(medial humeral epicondyle，MH)，以及理论上 MH 的神经分布。(b)做皮肤切口，将筋膜上的软组织向下牵拉，显露尺神经和 MIS。(c)血管钳插入 MIS 下方。(d)肱骨内上髁神经，用蓝色的组织识别悬吊带牵引辨别

如图 7.4a、b 所示的原位松解；或任何形式的尺神经前置、内侧肌间隔的解剖和切除，例如如图 7.5a~d 所示的尺神经皮下前置术。

辨别肱骨内上髁神经的神经瘤是比较困难的。最关键的问题是保护尺神经，这意味着需首先识别尺神经。经常会有 MABC 神经相关神经瘤。图 7.11 显示了 MABC 神经跨过肱骨内上髁和肱骨内上髁的神经位置之间的正常解剖关系。1 例 MHE 患者术中显示了肱骨内上髁神经的正常位置，该患者的解剖结构并未受到先前手术的影响。在图 7.12 a~c 中再次显示了该神经的解剖位置。

与之相对比的是图 7.13a、b 中一名先前行尺神经肌下前置术的患者，上次手术在肌间隔处的瘢痕必须给予切除。图 7.13a、b 强调必须首先在近端识别尺神经。

尺神经内腱鞘囊肿

神经内囊肿或腱鞘囊肿通常被认为是在发现它们的神经内产生的。因此，从神经内去除囊肿并防止复发的方法，从概念上讲，是去除"囊袋"或囊肿的覆盖。Robert Spinner 医学博士，现为明尼苏达州罗切斯特市梅奥诊所的神经外科主任，认为这些囊

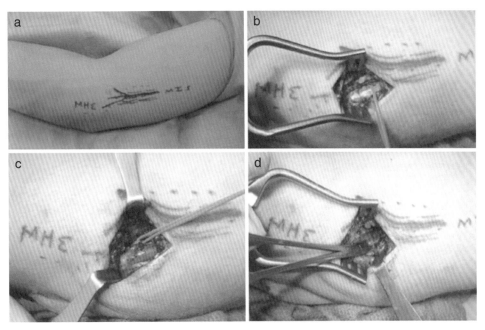

图 7.9 临床病例示意说明手术技术，这是一名高中棒球运动员。（a）在右上臂体表标记内侧肌间隔（MIS）及其上方的肱骨内上髁（MHE）神经。（b）暴露切口至内侧肌间隔，用组织识别悬吊带牵引识别尺神经。（c）组织识别悬吊带现在牵引的肱骨内上髁神经是一与尺神经不相关的结构。（d）切除一部分肱骨内上髁神经后，血管钳将神经近端止点塞入肱三头肌内侧头

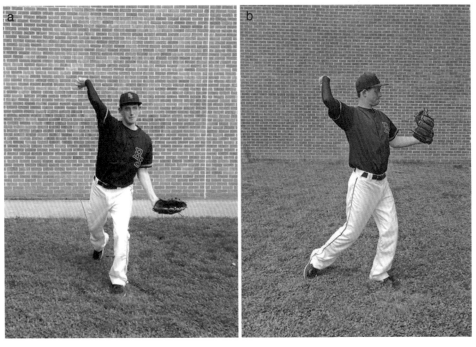

图 7.10（a、b） 高中棒球运动员临床病例，如这两幅照片所示，术后 22 天可以用常规速度投球

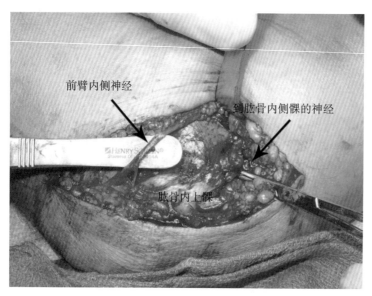

前臂内侧神经

到肱骨内侧髁的神经

肱骨内上髁

图7.11 前臂内侧皮神经跨过肱骨内上髁和肱骨内上髁神经（血管钳）位置之间的正常解剖关系

肿起源于与发现它们的神经相邻的关节内。他的"统一假说"对肘关节内侧尺神经手术具有重要意义 [23]。受损的关节囊在关节液的压力下膨胀，阻力最小的路径即是该关节的支配神经。囊肿沿神经发展，最终进入神经主体（在这种情况下为尺神经），并在神经内部继续扩张。临床表现是尺神经压迫，而不是关节疼痛 [24, 25]。术中关键点是囊肿的囊壁无须从神经内切除。排空囊肿后，必须切断神经与关节的连接，实际上是对该神经的部分去神经。Spinner 首次报道了神经内腱鞘囊肿，该囊肿位于尺神经内 [26]。去除关节的神经可防止囊肿复发。不去除囊肿内壁则可最大限度地减少对神经的损伤（图7.14a~d）[27]。

临床结果

还没有很确定的文献报道对肱尺关节这一真正的肘关节进行去神经术。

Meine 和 Eicher 在 1981 年用德语报道

了对 4 例肱骨内上髁疼痛的患者施行全关节去神经术，结果为良好 [28]。他们的手术方法是"沿肱骨内上髁做一个圆弧切口"，然后对屈肌"去附着化"（感谢 Andreas Gohritz 医学博士对德语原文的翻译）。这些作者实际上并没有去除神经。

Dellon 在 2014 年报道了一例肘部分去神经，他对一名高中棒球手施行了肱骨内上髁神经的切除，取得了很好的效果 [22]。这例患者的详细情况将在本章的临床实例一节描述。因此，我们只有 V 级证据强度证明这种方法有效。

Dellon 的个人经验系列病例见表 7.1。这组病例包含了 4 例未做过其他手术的顽固性 MHE，8 例以往做过尺神经手术的肘内侧疼痛的患者。4 例 MHE 患者中有 3 例效果优秀，其中 1 例没有改善。在尺神经术后肘部疼痛的 8 例患者中，所有患者的肘关节内侧疼痛改善优秀（图 7.15 a、b）。总体而言，治疗各种病因引起的痛性内上髁炎优良率为 92%。

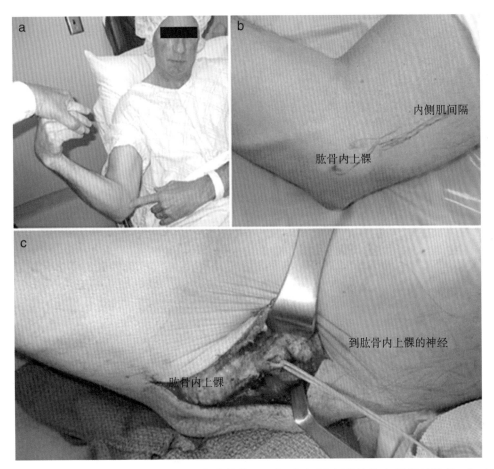

图 7.12 （a）患者术前指出肱骨内上髁疼痛的位置。（b）勾画出肘关节内侧解剖结构。（c）术中所见的肱骨内上髁神经位置，在内侧肌间隔下方（后方）、尺神经前方

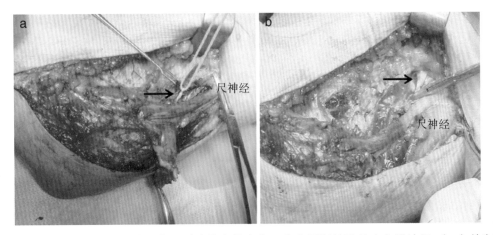

图 7.13 一例行尺神经肌下前置术后肘关节痛的患者，术中看到的肱骨内上髁神经。（a）首先在近侧识别出尺神经，随后追踪至转位的肌瓣位置。黑色箭头所示为肱骨内上髁神经。（b）肱骨内上髁神经已被切断，近端在尺神经内侧埋入肱三头肌内侧头

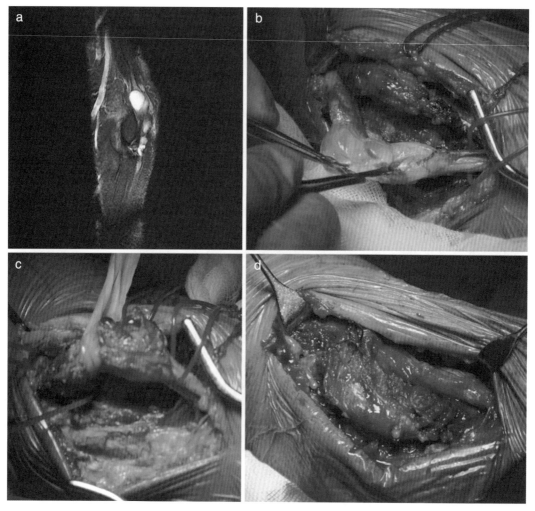

图 7.14　尺神经内的腱鞘囊肿。(a) MRI 显示引起尺神经症状的囊性病变。(b) 尺神经膨大部分从尺神经沟内被拉出。引流出囊液以保证尺神经的完整性。(c) 继续牵开尺神经可见其与内侧肘关节的神经性连接(蓝色组织悬吊带)。(d) 尺神经肌下前置术后(a、c 的版权：Sage Publications 和 Xu et al[27])

临床案例

一名惯用右手的高中棒球投手出现了右侧的 MHE。疼痛导致他投球速度下降。经过一系列的非手术治疗，如冰敷、类固醇注射等，以及改变投球技术等尝试之后，疼痛让他不得不暂别球场。他的目标是靠棒球奖学金上大学。影像学检查显示他的尺侧副韧带没有问题，小指和环指也没有麻木感。

在罹患 MHE 6 个月后，他被转诊进行外周神经评估。他的疼痛发生在棒球投出之前，如图 7.3 所示。体格检查显示在抗阻屈腕和尺偏时出现疼痛，在肱骨内上髁的屈肌 / 旋前肌群起点处存在压痛。右侧小指和环指的静态两点分辨别觉正常，尺神经沟处的 Tinel 征阴性。肱骨内上髁阻滞之后疼痛缓

表 7.1　人口统计学和结果：肱骨内上髁疼痛

姓名	年龄（岁）	损伤机制	既往手术	症状时间（月）	术后时间（月）	效果
MHE #1	17	棒球	0	6	36	优
MHE #2	17	棒球	0	6	24	优
MHE #3	67	锻炼	0	48	16	差
MHE #4	32	尺神经减压	5	12	36	优
MHE #5	44	工伤，肘部韧带	4	58	23	优
MHE #6	17	跌倒，健身	2	34	26	优
MHE #7	59	工伤，肘部	1	62	84	优
MHE #8	23	工伤，肘部	1	16	13	良
MHE #9	47	跌倒，骑马	4	36	12	优
MHE #10	54	注射，骑马	1	13	14	优
MHE #11	53	玻璃划伤	5	72	38	良

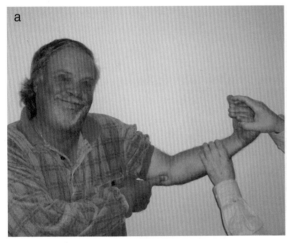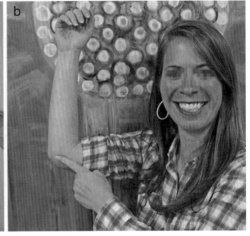

图 7.15（a、b）　表 7.1 中患者的其他术后随访，显示肱骨内上髁去神经术后肘内侧疼痛缓解

解，这证实了疼痛与反复屈肌/旋前肌群起点处骨膜的微小损伤所致的 MHE 有关。神经阻滞的结果再次证实了疼痛是通过肱骨内上髁神经引起的。

术中如图 7.9a~d 所示，切断肱骨内上髁神经，并将近端埋入肱三头肌内侧头。

术后他的右臂即可以进行正常的日常活动。使用软性、支撑敷料并在术后 7 天拆

除。术后 14 天拆除缝线。在术后第 15 天，他开始和教练做轻量的投球练习。术后 22 天，他可以无痛地用力投球（图 7.10a、b）。

在高中高年级他以首发投手的身份回归比赛。

术后 2 年随访，他正在大学里投球（图 7.16a~e）。

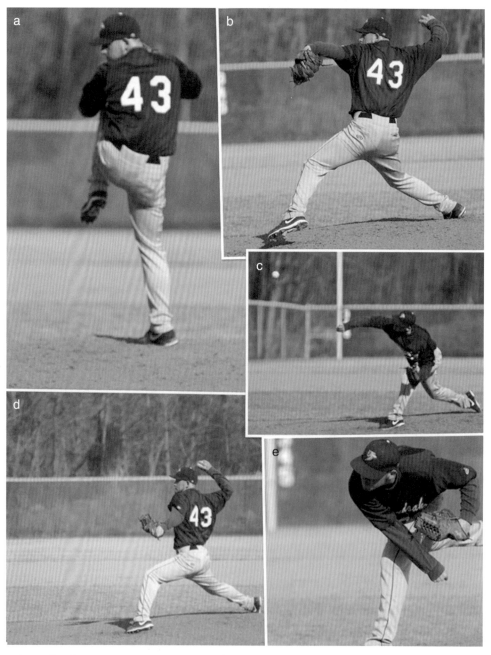

图 7.16（a~e） 在图 7.3、图 7.9 和图 7.14 中所示的临床病例术后 2 年长期随访。术后 2 年，他正在大学里投球

参考文献

[1] Dellon AL, Ducic I, Dejesus RA. The innervation of the medial humeral epicondyle: implications for medial epicondylar pain. J Hand Surg Br. 2006;31:331–3.

[2] Dellon AL. Techniques for successful management of ulnar nerve entrapment at the elbow. Neurosurg Clin N Am. 1991;2:57–73.

[3] Chalian M, Behzadi AH, Williams EH, Shores JT, Chhabra A. High-resolution magnetic resonance neurography in upper extremity neuropathy. Neuroimaging Clin N Am. 2014;24:109–25.

[4] Kerut EK, Kerut DG, Fleisig GS, Andrews JR. Prevention of arm injury in youth baseball pitchers. J La State Med Soc. 2008;160:95–8.

[5] Creighton RA, Bach BR Jr, Bush-Joseph CA. Evaluation of the medial elbow in the throwing athlete. Am J Orthop. 2006;35:266–9.

[6] Grana WA, Rashkin A. Pitcher's elbow in adolescents. Am J Sports Med. 1980;8:333–6.

[7] Lyman S, Fleisig GS, Waterbor JW, Funkhouser EM, Pulley L, Andrews JR, Osinski ED, Roseman JM. Longitudinal study of elbow and shoulder pain in youth baseball pitchers. Med Sci Sports Exerc. 2001;33:1803–10.

[8] Lyman S, Fleisig GS, Andrews JR, Osinski ED. Effect of pitch type, pitch count, and pitching mechanics on risk of elbow and shoulder pain in youth baseball pitchers. Am J Sports Med. 2002;30:463–8.

[9] Fleisig GS, Andrews JR, Cutter GR, Weber A, Loftice J, McMichael C, Hassell N, Lyman S. Risk of serious injury for young baseball pitchers: a 10-year prospective study. Am J Sports Med. 2011;39:253–7.

[10] Dellon AL, MacKinnon SE. Injury to the medial antebrachial cutaneous nerve during cubital tunnel surgery. J Hand Surg Br. 1985;10:33–6.

[11] Peters C, George SZ. Outcomes following plyometric rehabilitation for the young throwing athlete: a case report. Physiother Theory Pract. 2007;23:351–64.

[12] Metz JP. Managing golf injuries: technique and equipment changes that aid treatment. Phys Sportsmed. 1999;27:41–56.

[13] Simunovic Z, Trobonjaca T, Trobonjaca Z. Treatment of medial and lateral epicondylitis--tennis and golfer's elbow-with low level laser therapy: a multicenter double blind, placebo-controlled clinical study on 324 patients. J Clin Laser Med Surg. 1998;16:145–51.

[14] Krischek O, Hopf C, Nafe B, Rompe JD. Shock-wave therapy for tennis and golfer's elbow--1 year follow-up. Arch Orthop Trauma Surg. 1999;119:62–6.

[15] Scott A, Bell S, Vicenzino B. Chapter 22: Medial elbow pain. In: Brukner P, Bahr R, Blair S, Cook J, Crossley K, McConnell J, McCrory P, Noakes T, Kahn K, editors. Brukner & Kahn's clinical sports medicine. 4th ed. New York: McGraw-Hill; 2012. p. 401–2.

[16] Rinkel WD, Schreuders TA, Koes BW, Huissede BM. Current evidence for effectiveness of interventions for cubital tunnel syndrome, radial tunnel syndrome, instability or bursitis of the elbow. Clin J Pain. 2013;29:1087–96.

[17] Primack SJ. Chapter 16: Common flexor tendon peritendinous injection. In: Malanga G, Mautner KR, editors. Atlas of ultrasound-guided musculoskeletal injections. New York: McGraw-Hill; 2014. p. 65–9.

[18] Ciccotti MG, Ramani MN. Medial epicondylitis. Tech Hand Up Extrem Surg. 2003;7:190–6.

[19] Erne HC, Zouzias IC, Rosenwasser MP. Medial collateral ligament reconstruction in the baseball Pitcher's elbow. Hand Clin. 2009;25:339–46.

[20] Schipper ON, Dunn JH, Ochiai DH, Donovan JS, Nirschl RP. Nirschl surgical technique for concomitant lateral and medial elbow tendinosis: a retrospective review of 53 elbows with a mean follow-up of 11.7 years. Am J Sports Med. 2011;39:972–6.

[21] Erickson BJ, Gupta AK, Harris JD, Bush-Joseph C, Bach BR, Abrams GD, San Juan AM, Cole BJ, Romeo AA. Rate of return to pitching and performance after Tommy John surgery in major league baseball pitchers. Am J Sports Med. 2014;42:536–43.

[22] Dellon AL. Relief of pitcher's elbow by denervation of the medial humeral epicondyle. J Sports Med Doping Stud. 2014;4:135.

[23] Spinner RJ, Amrami KK, Wolanskyj AP, Desy NM, Wang H, Benarroch EE, Skinner JA, Rock MG, Scheithauer BW. Dynamic phases of peroneal and tibial intraneural ganglia formation: a new dimension added to the unifying articular theory. J Neurosurg. 2007;107:296–307.

[24] Hansis M, Reill P, Meeder PJ. Intraneural ganglion of the ulnar nerve. A case report. Unfallchirurg. 1988;91:405–7.

[25] Ming CK, Thompson S, Amirjani N, Satkunam L, Strohschein FJ, Lobay GL. Compression of the ulnar nerve at the elbow by an intraneural ganglion. J Clin Neurosci. 2003;10:245–8.

[26] Spinner RJ, Wang H. The first described joint-associated intraneural ganglion cyst. Neurosurgery. 2011;69:1291–8.

[27] Xu Q, Chen Z, Dellon AL, Zhang F. Microsurgical principles related to excision of intraneural ganglion at elbow. Hand. 2014;9:214–6.

[28] Meine J, Eicher E. Results of a denervating operation in radial and ulnar humeral epicondylitis. Handchirurgie. 1981; 13:254–9.

李娟 译

解 剖

继研究了腕关节[1, 2]和膝关节[3]的神经支配后，我又有了一个绝佳的深入研究的机会。这个"机会"来自 Oskar C. Aszmann 医学博士，他听取 Hanno Millesi 医学博士的建议，于 1994 年 8 月从奥地利维也纳过来和我一起工作。Millesi 医师在束间无张力神经移植以及臂丛重建方面做了很多开拓性工作，很显然是当时最著名的周围神经外科医师。Oskar 毕业于维也纳大学医学院，致力于成为一名整形外科医师，并且在解剖学上有深厚造诣。他在巴尔的摩儿童医院见到我，表示愿意和我一起工作，同时他还在马里兰州大学担任解剖学讲师。我们开展的第一项研究是使用显微器械和 3.5 倍手术放大镜，在新鲜冷冻成人尸体上识别肩关节的神经支配。这项研究使用了 25 具尸体，结果发表于 1996 年[4]，其中的一些见解至今还被肩关节去神经的研究所借鉴。

前方肩关节囊

大部分常见的肩痛位于前方肩关节囊，通常位于肩胛骨喙突周围。据我们所知，这部分肩关节囊的神经支配尚未在英文文献中被详细报道。我们报道——胸外侧神经，C_5、C_6、C_7——发出分支横跨过喙突，支配肩锁关节和盂肱关节前关节囊[4]。具体来说：

胸外侧神经（图 8.1a、b）……由臂丛外侧束在中干前股和上干前股汇合水平发出。经过腋动静脉第一段浅层，发出与胸内侧神经的交通支，然后穿过锁胸筋膜，到达胸肌的锁骨和胸肋部分深面。在穿过胸锁筋膜、经过锁骨下肌肌腹之前，胸外侧神经在主干的外侧发出一小的关节支向上走行至喙突。该分支跨过喙突近端再次发出细小分支进入喙锁韧带。胸外侧神经在喙肩韧带和喙锁韧带之间横向走行，大部分人在该处分成 2 个分支。一支下降至喙肩韧带下方支配肩峰下滑囊，另一支与喙肩韧带伴行支配前侧肩锁关节[4]①。

1857 年，Rüdinger 在他的关于人体

---

① 经 Elsevier 出版社和作者 Aszmann 等同意使用[4]。

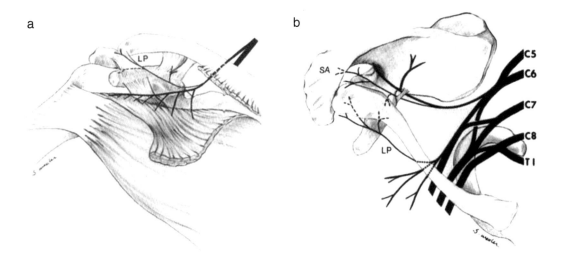

图 8.1 肩关节前侧神经支配示意图。(a) 胸外侧神经 (lateral pectoral nerve, LP) 的前面观, 臂丛外侧束的前侧分支, 由支配胸大肌的神经分支汇合上升后, 向近端走行至锁骨, 在锁骨下方穿过锁胸筋膜, 横向跨过喙突, 支配肩锁关节。后支继续支配肩峰下滑囊。(b) 相同解剖结构的上面观, 包括后侧肩关节囊的肩胛下神经分支 (经 Wolters Kluwer 出版社和作者 Aszmann 等同意使用 [4])

关节神经的博士学位论文中首次描述了肩关节的神经支配 [5]。Gardner 特别指出, Rüdinger 描述的肩关节神经支配只包括了腋神经和肩胛上神经 [6]。

　　Ernst Gardner 在 1948 年描述并绘制了 (图 8.2) 胸前神经对肩关节前方关节囊的支配 [6]。Gardner 于 1940—1941 年在斯坦福大学解剖学系开始这项工作, 之后在密歇根州底特律的韦恩大学医学院任教。Gardner 绘制的应该就是前面所描述的神经 [4]。Gardner 解剖了 7 具防腐尸体。他用马森三色染色从组织学上评估了 4 具胎儿标本。他回顾了同时代其他作者的解剖手册, 如: Fick (1904)、Quain (1909)、Piersol (1930)、Morris (1942)、Cunningham (1942) 和 Gray (1943) 等, 发现仅有 "关节受腋神经和肩胛上神经的分支支配" 这类模糊的描述, 就如 Rüdinger 在 1857 年所描述的一样。

Gardner 认为更早更详尽地描述肩关节神经支配的学者是 Arkhangelsky[7], 他在 1931 年解剖了 40 具成人防腐尸体。Gardner 认为, Arkhangelsky 描述了支配肩锁关节的胸前神经前分支, 有 40% 的标本存在后侧分支支配结节间沟。Arkhangelsky 用俄语发表了他的工作成果。

　　接下来的 1949 年, Wrete 发表了他关于肩关节神经支配的研究结果 [8]。他在瑞典 Uppsala 大学的组织学系工作。Wrete 写道: "鲜有人能比他那些使用显微放大镜和器械的前辈做到更多", 他回顾了一些学者的法文著作, 包括: Cruvelhier (1842)、Poirier 和 Charpy (1892), 以及 Hovelacque (1927)。Wrete 对 3 具人类胎儿标本做了系列解剖, 用银浸渍技术染色, 然后对银染色的神经片段进行连续重建。他没有描述前方关节囊的神经支配, 但他描述了肌皮神经的分支支配前方肩关节囊。

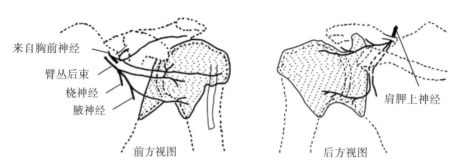

来自胸前神经

臂丛后束

桡神经

腋神经

前方视图

肩胛上神经

后方视图

图 8.2　Gardner 在 1948 年绘制的解剖图，显示胸前神经支配前方肩关节囊（经 Wiley 出版社和作者 Gardner 同意改编 [6]）

John Hilton 于 1860—1862 年在英国皇家外科医师学院为医学系学生举办的一系列讲座中，将他的解剖学观察与关节神经支配定律相结合 [9]。根据 Hilton 定律，只有支配产生关节运动的肌肉的神经，才可支配关节，因此肌皮神经能支配肘关节运动，但不能支配肩关节。我的看法是，Wrete 胎儿银染色重建的神经实际上是胸前神经外侧支，而他误认为是肌皮神经。20 世纪初这些神经的命名相当混乱，如图 8.3 所示，来自 1918 年 Gray 解剖学。在现在的术语中，臂丛外侧束发出胸前神经外侧支向近端支配锁骨，同时肌皮神经是外侧束在腋部发出的终末分支。胸前神经外侧支来自臂丛内侧束。胸前神经的内外侧支共同支配胸大肌。

Wilhelm 对少量标本解剖的描述证实了先前的这些观察 [10, 11]。

前方肩关节囊神经支配的解剖位置在尸体上的标示如图 8.4a~c 所示。

后方肩关节囊

支配后方肩关节囊的神经关节支来自肩胛上神经（C_5 和 C_6）和腋神经发出的一些细小分支（图 8.1b、图 8.5 和图 8.6）。下面的描述来自我们自己的出版物 [4]，并且与后侧肩关节的其他解剖描述一致 [5, 8, 10, 11]：

肩胛上神经来自臂丛上干，穿过颈后三角至肩胛切迹，向后途经肩胛舌骨肌下腹和斜方肌前缘。在肩胛横韧带近端平均 4.5 cm 处，主干发出一相对较粗的关节支，两者并行进入肩胛横韧带下方的肩胛切迹最外侧。进入肩胛切迹后，肩胛上神经即转向外侧走行至喙突基底部，并发出很多小的骨膜支和一个小分支到喙锁韧带。随后，主要的关节支在喙突背侧和肩胛上肌肉的间隙横向走行。该间隙充满了脂肪和结缔组织，神经在此处分成 2 个终末支。其中一支向下支配喙肱韧带，另一支分出一些细小分支支配肩峰下滑囊和肩锁关节囊后部。

肩胛上神经的主要部分在肩胛横韧带下方横向走行至肩胛上窝，随即发出主要肌支支配肩胛上肌。在肩胛冈水平处，一个相对较大的恒定的下关节支斜向走行至后方肩关节囊。在此过程中，这一下关节支又分出数个小的分支，分别向上、向下终止于冈上肌腱和后方关节囊、肩袖交汇处。肩胛上神经终止于冈上肌并支配该肌 [4]①。

---

① 见脚注 1。

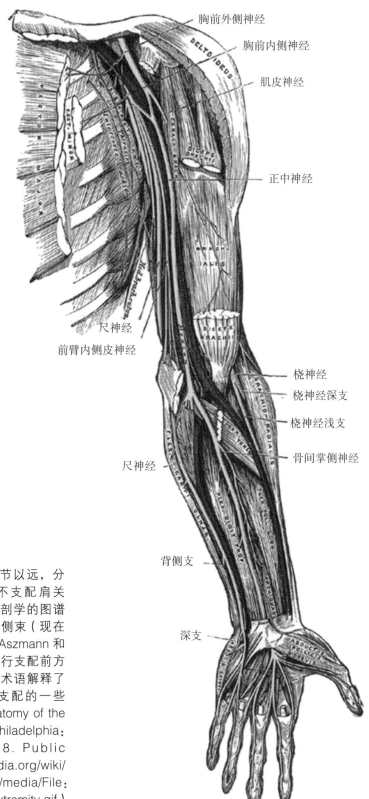

图 8.3　肌皮神经发自肩关节以远，分布至屈肘肌群，因此，它不支配肩关节。在这幅 1918 年 Gray 解剖学的图谱上，肌皮神经于胸前神经外侧束（现在称为臂丛外侧束）发出。Aszmann 和同事发现胸外侧神经向前走行支配前方肩关节囊。也许这个古老的术语解释了关于前方肩关节囊的神经支配的一些困惑（版权：Gray H. Anatomy of the Human Body, 20 Edition. Philadelphia：Lea and Febiger; 1918. Public Domain. https：//en.wikipedia.org/wiki/Musculocutaneous_nerve#/media/File：Nerves_of_the_left_upper_extremity.gif）

图中标注：

胸前外侧神经
胸前内侧神经
肌皮神经
正中神经
尺神经
前臂内侧皮神经
桡神经
桡神经深支
桡神经浅支
骨间掌侧神经
尺神经
背侧支
深支

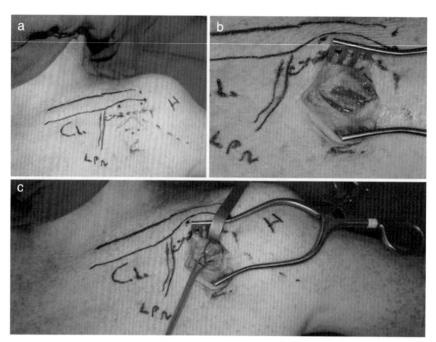

图 8.4　尸体上标示前方肩关节囊的神经支配和手术入路。（a）锁骨（clavicle，CL）和喙突轮廓。胸外侧神经（lateral pectoral nerve，LPN）分支从支配胸大肌的神经中分出，跨过喙突支配肩关节（S）前方关节囊。手术切口（黄色 V）已标记。（b）切开切口，劈开胸肌（红色 / 紫色组织）。（c）前方肩关节囊的神经连同胸肩峰血管一起用组织识别出悬吊带牵开

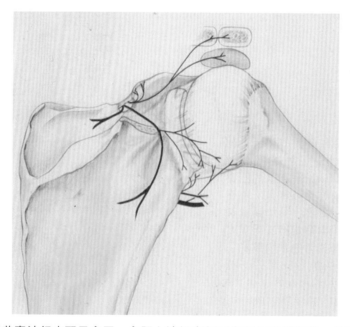

图 8.5　后方肩关节囊神经支配示意图。肩胛上神经走行至肩胛切迹横韧带，分出上侧分支至后方关节囊上部及支配冈上肌。肩胛上神经向下走行支配冈下肌，并发出下侧分支至后方肩关节囊下部。在图中还可看到腋神经支配下方肩关节囊（经允许，引自 Wolters Kluwer from Aszmann et al[4]）

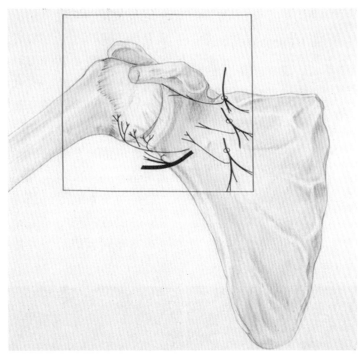

图 8.6　下方肩关节囊神经支配示意图。腋神经分支支配下方肩关节囊（经允许，引自 Wolters Kluwer from Aszmann et al[4]）

下方肩关节囊

肩胛下神经和腋神经（C_5、C_6）支配下方肩关节囊（图 8.5、图 8.6）。下面的描述来自我们自己的出版物[4]，并且与下方肩关节的其他解剖描述一致[5, 8, 10, 11]：

肩胛下神经……通常有 3 支，从臂丛后侧束向上发出。最头侧一支在进入肩胛下肌上部时分为两支肌支。稍外侧的一支分出一细小分支走向肩峰下滑囊并向前方肩关节囊肌肉深部走行，发出支配肌肉和肌腱的分支……

腋神经（图 8.5）是臂丛后束移行为桡神经之前发出的最后一个分支[12]。在穿过肩胛下肌的过程中，腋神经从主干平缓地发出第一支关节支进入前下方肩关节囊。当腋神经进入靠近肩胛下肌下缘的脂肪和结缔组织时，2 支主要分支分开。内侧支主要支配前下方关节囊的肩胛骨侧和部分腋窝；外侧支沿肩胛下肌下缘最终支配前方关节囊的肱骨侧。支配小圆肌的肌支在腋窝外侧肱三头肌长头附着处水平发出小的关节支。在此处，有 7 具标本（28%）可在肱三头肌的腱性附着和临近的肩胛骨处找到小的神经分支[4]①。

腋神经支配三角肌的运动束能在特定位置找到。在一项解剖学研究中，运动束在四边孔水平基本都能被发现，该运动束可被单独识别，向近端 45 mm 到达该处。对三角肌无力伴下方肩关节痛的患者，在腋神经松解时该位置很重要。在腋神经修复手术中，对运动束的正确识别、匹配和排列应给予直接、特别的关注，以避免神经束不匹配而导

---

① 见脚注 1。

致无效的轴索再生，从而影响小圆肌功能和肩外侧皮肤[12]。

肩关节疼痛临床表现

常见临床表现：疼痛。

- 肩峰成形术后前方痛。
- 肩袖手术后前方痛。
- 锁骨上神经损伤后前方痛。
- 肩胛上神经相关的前方痛。
- 肩下方痛少见。

最常见的肩关节痛位于前方，往往代表存在"撞击"或"肩袖"问题。这些问题通过传统的骨科和康复科疗法能得到较好的处理。但是大约20%的患者仍持续存在肩关节前方痛伴上肢功能障碍[13-18]。这些残存的疼痛限制了肩关节的活动并影响日常生活，也影响了很多工作活动，特别是那些需要举手过头的工作。继发于关节炎和创伤的持续肩关节痛最终可能需要全肩关节置换（图8.7a~d）。

其他覆盖肩关节的神经（如锁骨上神

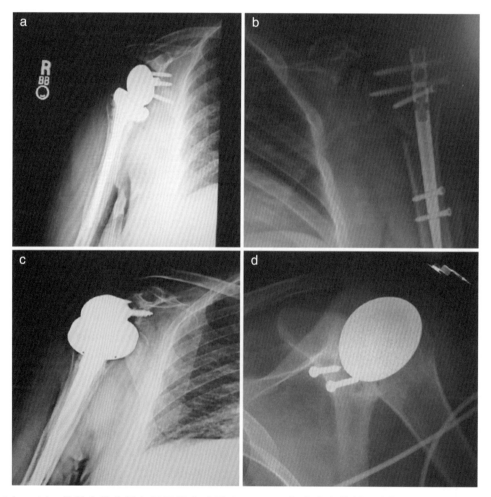

图8.7（a~d） 骨科内植物置入矫正关节畸形（a、c、d）或稳定骨折/脱位（b）。但是，肩关节痛可以持续存在，进行前方肩关节去神经有助于缓解

经）及臂丛相关肌肉无力的内容，包括肩痛，将在本章的后面进行详细讨论。

治疗选择

在进行肩部去神经支配之前，患者必须经过全面的康复治疗、超声引导疗法以及类固醇注射[19-21]。大部分接受肩痛咨询服务的患者都会进行一次或以上的肩峰成形术和（或）肩袖修补术，20% 接受骨科手术的患者会存在持续的肩痛[13-18]。这些患者都常规进行过疼痛治疗，通常有阿片类药物依赖和一定程度的功能障碍，这稍后将在本章的临床结果讨论。"肩关节手术失败患者"在进行肩关节去神经前需要进行诊断性的神经阻滞。

诊断性神经阻滞

前方肩关节囊神经阻滞的示意图见图 8.8、图 8.9 和 图 8.10a~d。在图 8.8 注射针指示的是喙突，此处可阻滞支配前方肩关节囊的胸外侧神经分支。在图 8.9，注射部位在尸体上画线标出。将针头向下插入到喙突上，但不要斜向侧方或下方，以防损伤锁骨下的臂丛。图 8.10a~d 示例了一个临床病例，无该神经相关的皮肤感觉缺失。

神经阻滞技巧

- 前方：直接在喙突上阻滞前方肩关节囊神经。
- 后方：在切迹下方阻滞肩胛上神经；阻滞未完成的腋神经。

通过阻滞肩胛上神经来阻滞后方肩关节囊。方法如图 8.8 所示。可使用超声或其

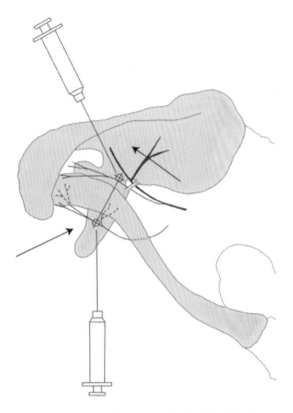

图 8.8 神经阻滞示意图。将注射器对准喙突，碰到喙突后，回抽确认针头不在胸肩峰血管里，然后注射来阻滞前方肩关节囊。注射器对准肩胛上切迹，回抽确认针头不在肩胛上血管里，然后在切迹前方注射来阻滞后方肩关节囊（经允许，引自 Wolters Kluwer from Aszmann et al[4]）

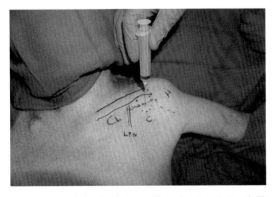

图 8.9 尸体标本神经阻滞示意图。标记锁骨（CL）、肱骨头（H）、喙突（C）、胸外侧神经（LPN）。针头向下刺入喙突来阻滞前方关节囊神经

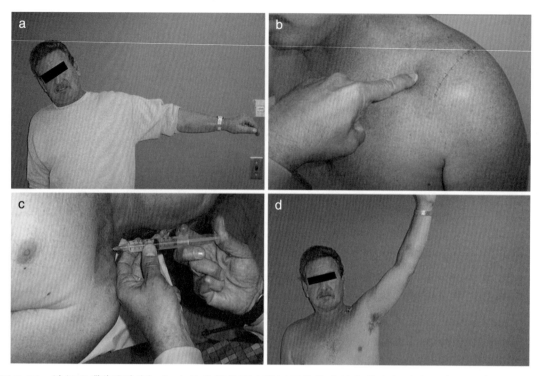

图 8.10　神经阻滞临床实例。（a）这位男性患者做过开放的肩袖和撞击征手术，术后上肢仅能抬高到如图所示位置。注意墙上电灯开关的位置。（b）肩前方的痛性扳机点位于喙突处。（c）患者仰卧位，针头插入喙突进行注射。（d）阻滞后肩痛缓解，手能高举过头

他形式的 X 线引导。穿刺针向下穿过冈上肌，对准肩胛上切迹，在切迹的近端或前方注射，不能在切迹内注射，以防直接损伤神经或造成神经卡压，或者血管损伤。告知患者阻滞后数小时内将出现肩部抬高和外旋无力的情况，让患者不必担心预料中的冈上肌和冈下肌运动麻痹。近来，有文献报道超声引导下的后方肩关节囊阻滞[22]。既往认为肩胛上神经没有皮肤感觉功能。但近年来（2015 年）的一项研究中，在肩胛上切迹和冈盂切迹行神经阻滞，针刺实验检查肩胛冈内外侧和下方[23]，发现 40 例患者中仅有 12.5% 在神经阻滞后无感觉缺失。

我尚不知道下方肩关节囊如何阻滞。从理论上讲，这可以针对腋神经来验证，也

许可以将电刺激器连接到针上以充当 EMG。腋神经的皮肤支配区位于肩外侧、C_5 神经支配区。

作者首选的去神经技术

特别注意

时刻牢记：

* 去神经术禁忌证：关节不稳定。

肩关节前方去神经术[24]

手术在 3.5 倍手术放大镜下完成，使用双极电凝。患者体位为仰卧位。用 1% 利多

卡因和 1∶10 万肾上腺素局麻。术前标记手术位置。

患者仰卧。切口直接位于喙突上。我习惯做倒 "V" 形切口（图 8.4a）。每条边长约 2 cm（图 8.11a、b）。切口深入胸大肌。有些患者会看见三角肌间沟的头静脉，要注意保护并尽量避免这一情况，做更下方一些的经胸肌入路。继续进行胸大肌劈开切口，牵开肌肉，显露脂肪垫下方的胸肩峰血管（图 8.12a~d 和图 8.13a~d）。前方肩关节囊的神经通常毗邻这些血管，可以被局麻药阻滞，远端烧灼，近端解剖游离至胸锁筋膜并将止点埋入，或埋入上覆的胸肌，这取决于两者的位置关系。然后继续解剖至胸小肌的喙突附着点。在这层白色的筋膜上仔细探查是否有喙突尖和胸锁筋膜后方发出的额外神经分支。在该位置上发现的细小分支都要阻滞并切除。注意该手术不应穿破肩关节囊。

术后敷料使用敷贴即可。术后 8~10 天拆线。术后即可允许全范围的肩关节活动。如无关节囊挛缩，无须康复治疗。

肩关节后方去神经术

手术在 3.5 倍手术放大镜下完成，使用双极电凝。患者体位为仰卧位。用 1% 利多卡因和 1∶10 万肾上腺素局麻。术前标记手术位置。手术技术如图 8.14a~c 所示，由维也纳的 Oskar C. Aszmann 医学博士提供。通过劈开肌肉的切口，显露锁骨上神经。术中运动刺激可识别出冈上肌和冈下肌的神经束。一束 1~2 mm、对电刺激无反应的小神经束是支配后方肩关节囊的神经。肩关节后方去神经还未见报道。

肩关节下方去神经术

据我所知，下方肩关节囊去神经术尚未完成。但是，近来已有在腋神经放置外周神经刺激器来缓解 "保守治疗 6 个月无效的中重度肩关节痛" 的报道[25]。在试验阶段，包含盲性对照组，用经皮单导外周神经刺激器植入体内来刺激患肩的腋神经。经过 3 周的成功试验，参与者接受植入式脉冲发生器，其电极用于刺激患肩的腋神经。28 名参与者

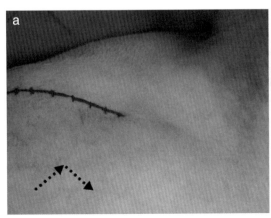
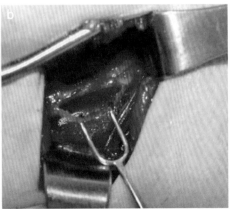

图 8.11 肩前方去神经术中观。（a）以往肩部手术的切口已被标记出。标示出倒 "V" 形切口的两条边。（b）胸肩峰血管旁可见前方关节囊的神经

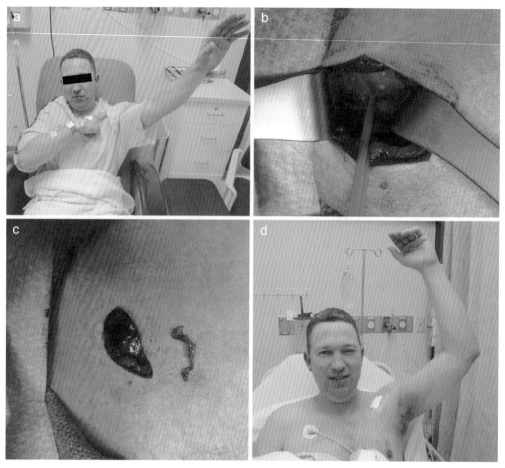

图 8.12　肩前方去神经术中观。(a) 术前患者演示他疼痛的位置和上肢上举的活动度。(b) 在胸小肌腱的喙突附着表面找到前方肩关节囊神经，用组织识别悬吊带牵开。(c) 切除的神经放在皮肤上。(d) 肩前方去神经术后即可左上肢上举过头 (版权：Timothy W. Tollestrup, MD)

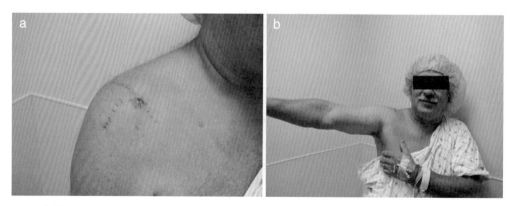

图 8.13　肩前方去神经术中观。(a) 既往 3 次肩部手术的瘢痕位置。(b) 患者右上肢可无痛抬高到该位置

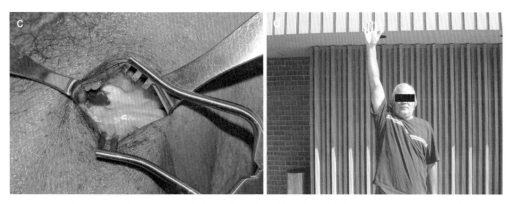

图 8.13（续）（c）毗邻胸小肌 / 肌腱喙突附着处的前方肩关节囊神经。（d）肩前方去神经术后第一天，右上肢可上举过头

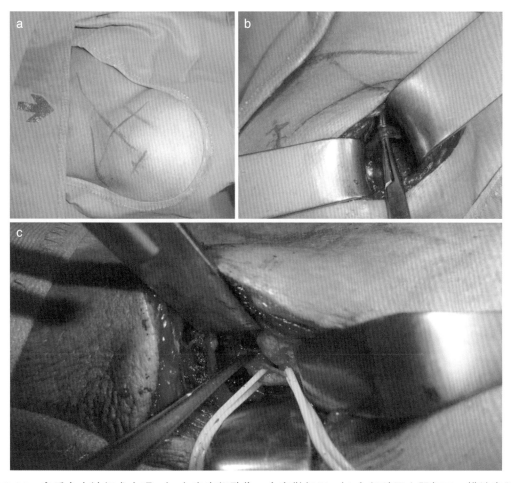

图 8.14　肩后方去神经术中观。（a）患者仰卧位，右肩做标记。（b）经劈冈上肌切口，辨认肩胛上神经。（c）术中电刺激识别出大的运动束和电刺激无反应的一小的神经束。这一小的神经束（在右侧用黄色组织识别悬吊带牵引）作为后方肩关节囊的支配神经被切除（版权：Oskar C. Aszmann，MD，Vienna，Austria）

接受试验性刺激，5 名接受植入式脉冲发生器。这项研究的结果将在临床结果中讨论。

特殊性临床解剖情况

锁骨上神经损伤

周围神经相关的肩前方痛鉴别诊断必须包括肩峰成形术和肩袖修补术后的瘢痕检查。如瘢痕周围的皮肤存在疼痛，可能与锁骨上神经分支在瘢痕处卡压产生的疼痛相混淆。如图 8.15 所示，这代表了存在来自锁骨上神经、颈丛分支的真性神经瘤。如患者有颈丛分支的神经瘤，正确的治疗方法是切开瘢痕，切除痛性神经瘤，追踪分支到其颈部起点，辨认分布至胸锁乳突肌后方的分支，把神经拉到切口内 [26] (图 8.16a~d)。该手术证实对锁骨上神经相关的肩前方痛有很好的效果，也可同时进行前方肩关节囊的去神经术 (图 8.17a、b)。

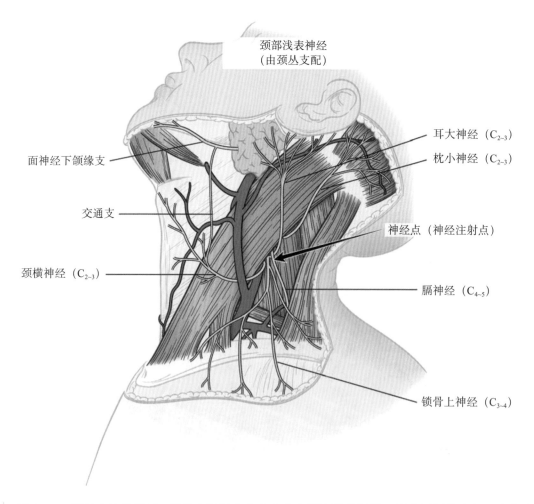

颈部浅表神经
（由颈丛支配）

面神经下颌缘支

交通支

颈横神经 （C_{2~3}）

耳大神经 （C_{2~3}）

枕小神经 （C_{2~3}）

神经点 （神经注射点）

膈神经 （C_{4~5}）

锁骨上神经 （C_{3~4}）

图 8.15　锁骨上神经解剖。锁骨上神经有几个分支支配下位的锁骨，从内侧到前肩部。注意这些分支从胸锁乳突肌下方穿出（经 Wolters Kluwer 的 Brown 和 Dellon 许可 [26]）

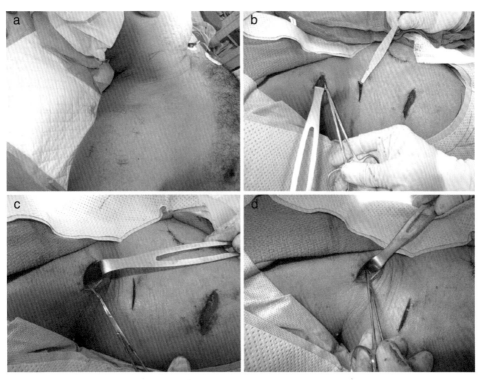

图 8.16　术中所见，既往手术损伤了肩胛上神经。在该患者肩部标记了关节镜手术切口（a），除有肩关节活动疼痛外，还伴有皮肤感觉障碍。这表明除关节痛之外还存在皮神经的损伤。胸锁乳突肌（sternocleidomastoid muscle，SCM）后缘用"x"标记。（b）肩部切口内找出损伤的锁骨上神经分支。（c）在 SCM 后缘找到这些分支的近端主干，并将其埋入 SCM 底部（d）

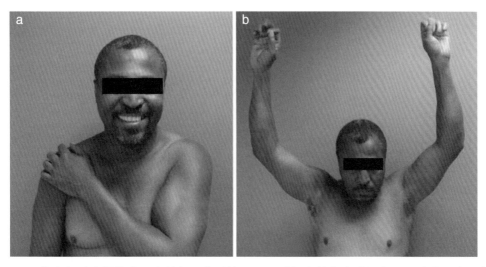

图 8.17　既往肩部手术损伤肩胛上神经：术后效果。同时行肩前方去神经支配和锁骨上神经瘤切除术后一年随访，该患者可在无痛下触摸肩前方（a）和抬手过肩（b）

肩胛上神经卡压综合征

肩胛上神经穿过肩部,到达肩胛上切迹下方,向下走行至冈盂切迹。腱鞘囊肿——继发于骨关节炎、创伤后退变的肩关节囊内压力升高,在此处的关节囊发展成囊肿(图8.18a、b)——可压迫肩胛上神经引起肩后方痛。肩胛骨的影像学检查是正确诊断的关键(图8.19a~c)。切除腱鞘囊肿可缓解肩后方疼痛。如果腱鞘囊肿位于神经内,腱鞘囊肿减压和切断与其起点的连接是预防复发的关键。囊肿不必从肩胛上神经内剥离,以保护神经[27]。在这种处理腱鞘囊肿的手术中,如果存在下方压迫,应松解肩胛上横韧带和跨过冈盂切迹的韧带,以缓解疼痛问题为主,而不必常规做后方肩关节囊去神经。

四边孔综合征

腋神经在四边孔受压可导致肩下方或后下方疼痛,因为肩关节囊的这些部分受腋神经支配。四边孔的上方为小圆肌,后方为大圆肌,内侧为肱三头肌长头,外侧为肱骨后缘[28](图8.18a、b)。旋肱后动脉伴随腋神经穿过该孔。大圆肌在腋神经折返向上之前由肩胛下神经分支支配,小圆肌受腋神经直接支配。由于腋神经含有支配肩外侧皮肤的C_5感觉神经纤维,因此四边孔综合征会引起肩外侧疼痛以及该处的移动触觉减退。肩袖损伤也会在该区域引起疼痛,因为肩袖肌肉也受C_5支配。在图8.20a~f给出了四边孔综合征中腋神经松解术的临床示意图。

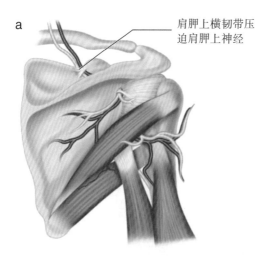

肩胛上横韧带压迫肩胛上神经

肩胛上横韧带的肩胛上神经卡压

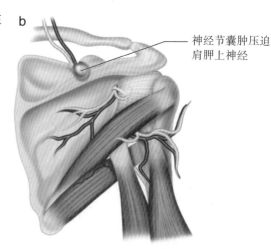

神经节囊肿压迫肩胛上神经

肩胛上神经卡压后方视图异常

图8.18 肩胛上神经腱鞘囊肿示意图。(a)图示为肩胛上神经在肩胛上切迹和冈盂切迹受卡压的位置。同时图示腋神经在四边孔处卡压的情况。(b)后方肩关节囊处形成囊肿示意图。该囊肿称为腱鞘囊肿,沿肩胛上血管从冈盂切迹穿出,随后突向肩胛上切迹,形成神经内腱鞘囊肿或直接压迫肩胛上神经

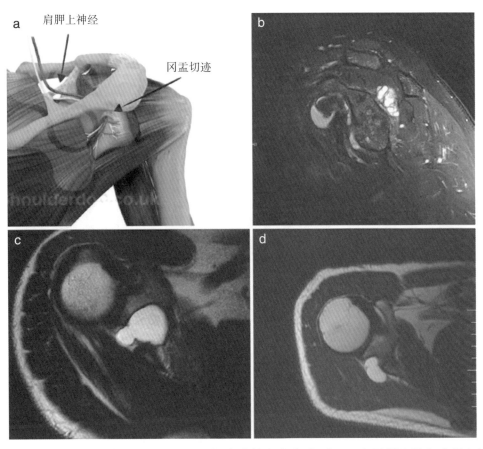

图 8.19 肩胛上腱鞘囊肿影像。(a) 冈盂切迹处的多房囊肿。(b~d) 腱鞘囊肿和肩胛上切迹的关系

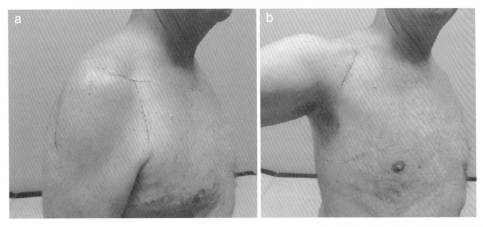

图 8.20 四边孔综合征和肩痛临床实例。从切口示意图可看出该男性患者经过多次肩袖和锁骨骨折的骨科手术 (a、b)

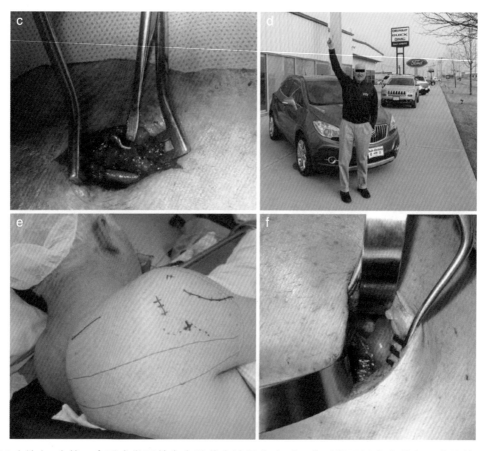

图 8.20（续） 在第一次手术做了前方肩关节去神经术（c），术后他可以在肩前方无痛的情况下举手过头（d），但仍存在肩后侧和外侧的疼痛。他临床诊断存在四边孔处腋神经卡压，但另一组医师尝试神经松解的手术没有成功。手术瘢痕如（e）所示，患者左侧卧位（f）；从松解开的四边孔处可看到腋神经的一些小分支

胸廓出口综合征（胸廓入口处臂丛受压）

大家熟知的"胸廓出口综合征"中，臂丛受压症状可以包括因为臂丛上干受前斜角肌卡压而导致的肩前方和外侧疼痛。胸廓出口是解剖学上的胸腔，因此，最恰当的诊断应为胸廓入口处臂丛受压[29]。如图 8.21 所示。

进行这种减压的切口并发症是颈丛的锁骨上分支损伤（图 8.22 a~d）。

胸长神经发自臂丛的 C_5~C_7，在中、后斜角肌下方或穿过两者时可被卡压[30]（图 8.23a~d）。胸长神经支配的前锯肌无力，会导致代偿肌来支持肩胛骨，进而引起弥漫性肩痛（图 8.24a~d）。

临床结果

尽管在过去 23 年中已提出统一方法，但用于评估肩部手术最终结果的确切工具仍有疑问[31-33]。最常用的评估方法包括美国肩肘外科医师评分、UCLA 肩部等级评分、

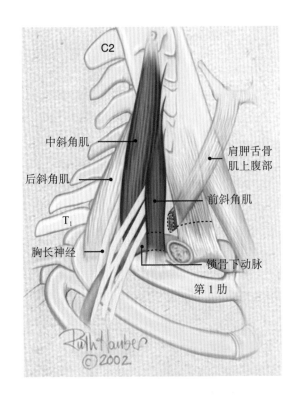

图 8.21　臂丛在胸廓入口受压示意图。注意臂丛受压的位置在斜角肌之间。神经丛在锁骨和第 1 肋处并未受压。注意胸长神经的位置，位于臂丛后方，中、后斜角肌之间（经允许，引自 Georg Thieme Verlag from Dellon [29]. Illustrator：Ruth Hauber）

简单肩部测试评分、肩部疼痛和残疾指数评分、全球肩部功能评分、疼痛视觉模拟评分、主动外展、主动前屈和主动外旋等[34]。

2017 年的一份报道指出，47% 的肩袖修补手术（$n=216$）和 27% 的全肩关节置换手术（$n=289$）效果不佳[35]。同样让人感兴趣的是肩部手术后的手术效果，140 例患者被分为理疗或手术组，2 年和 5 年的随访结果相同[36]。那些原先接受理疗而希望手术的患者，在行手术之后也没有改善。最后，在 2017 年的一项研究中，从 32 家医院中心随机抽取了 313 例前肩痛患者，一组行肩峰下减压，一组仅进行关节镜检查，另一组接受物理治疗，结果没有显著差异[37]。这些研究突显了肩前方去神经术对患者的作用。

唯一的一篇肩部去神经术的报道是 2004 年的一项回顾性病例研究[24]。所有 23 例接受该手术的病例均是传统肌骨骼手术方法失败的患者。第一例手术完成于 1996 年，至 2004 年结束。所有用局麻药阻滞了跨过喙突的胸前（胸外侧）神经分支的患者，均疼痛缓解、肩部活动范围增加。活动范围增加非常重要，它证明没有存在盂肱关节挛缩。手术仅切除跨过喙突的前方肩关节囊神经，并把近端埋入胸锁筋膜。术后 VAS 评分平均改善 8.7~1.6 分，$P<0.001$。前平面的无痛肩部运动范围从 63° 提高到 124°。结果优秀率 76%，良 16%，差 8%。可以得出的结论是：患者在喙突处局麻药神经阻滞有效，预示着肩前方去神经术能有效缓解疼痛。见表 8.1。

该研究也有不足[24]。由于临床检查是由外科医师完成的，A. Lee Dellon 医学博士受训于整形外科，需要考虑到他对肩部知识有所欠缺的可能性。患者入组速度较慢，时间长达 8 年。这项研究没有包括对每例患者肩

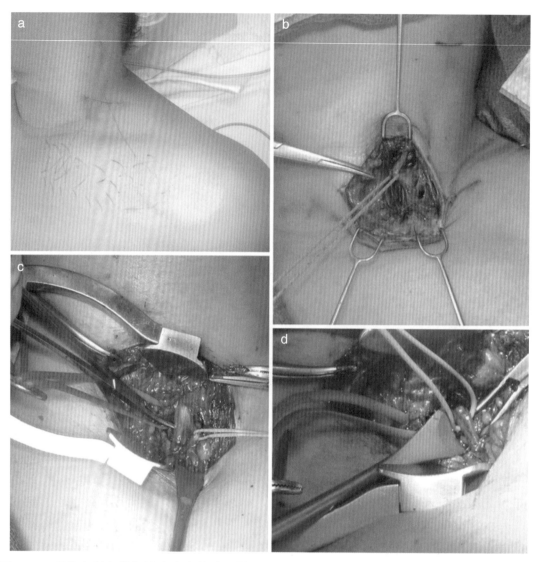

图 8.22　既往行斜角肌切除术患者的臂丛松解。(a) 注意手术瘢痕,以及该区域肩胛上神经损伤造成的皮肤感觉减退。(b) 注意肩胛上神经周围的瘢痕(用红色组织识别悬吊带牵引),需要切除这段神经,并将近端埋入胸锁乳突肌。(c) 臂丛松解。瘢痕包裹的上干在图中央用红色组织识别悬吊带牵引。(d) 进一步松解肩胛上神经(在图中用红色组织识别悬吊带牵引)

表 8.1　肩关节前方去神经支配术

患者数	年龄(岁)	症状时间(年)	随访时间(年)	疼痛(VAS)		ROM	
				术前	术后	术前	术后
12	37.5 (29~54)	2.5 (0.5~7.0)	1.2 (0.5~2.0)	8.5	1.8	60	110

注:病因:与工作有关的有 7 位患者,与工作无关的跌倒有 5 位患者。
总体结果:优秀 75%,良好 25%,失败 0。

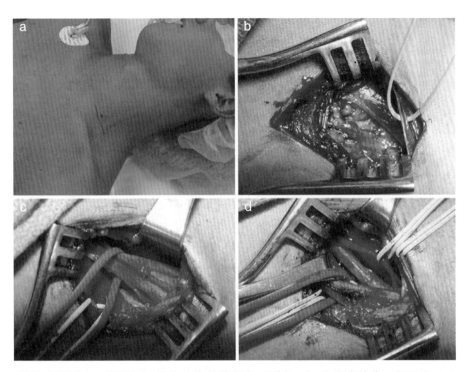

图 8.23　翼状肩胛可由与臂丛受压相关的胸长神经卡压引起。(a)患者体位。标记出 4~5 cm 长的手术切口。(b)浅层切开显露外侧边界：锁骨上神经（蓝色组织识别悬吊带）、肩胛舌骨肌，以及内侧边界胸锁乳突肌。(c)切断前斜角肌后，中央用红色组织识别悬吊带牵引的是臂丛上干，内侧用蓝色组织识别悬吊带牵引的是膈神经。(d)内侧牵开臂丛，神经松解和切除部分中 / 后斜角肌后可见胸长神经（用两条蓝色组织识别悬吊带牵引）。锁骨上神经此时仍在蓝色悬吊带内

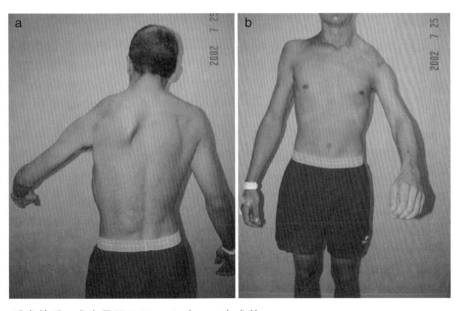

图 8.24　手术前后。术中见图 8.23a~d。(a、b)术前

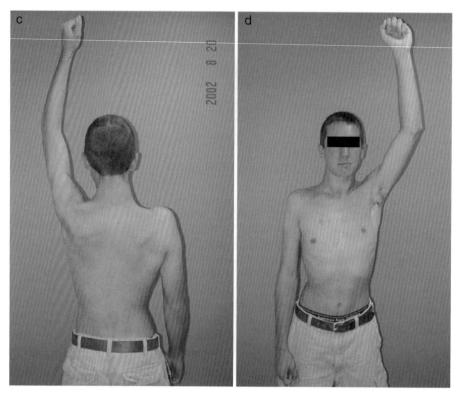

图 8.24（续）（c、d）术后 1 个月。注意在臂丛和胸长神经松解后翼状肩胛的变化

部生物力学的详细分析。这项关于肩前方去神经的报告更重要的缺陷在于，它不包括与肩部疼痛导致的生活方式变化、肩部稳定性测量或一般生活质量结果衡量等相关问题。

一例行肩部去神经支配术的男性患者术后 9 年随访情况如图 8.25a、b 所示。

未来的研究应包括每例患者骨科操作过程的详细描述，包括方法的详细说明、内镜还是开放手术或两者兼而有之、肩袖损伤的病理分型和分级、肩袖修补的方法和肩峰成形术的性质等。盂肱关节活动受限的角度应记录在肩胛-胸廓运动范围缺失的记录里。

肩后侧去神经的结果尚未见报道。虽然没有肩下方去神经的结果报道，但有一篇关于在腋神经放置外周神经刺激器治疗"中重度肩部手术后疼痛"的报道[25]。在该研究中，28 例患者接受了神经刺激试验，其中 5 例在植入后有明显改善；植入 24 个月后，在疼痛严重的患者中有改善（$P=0.001$）。在 6 个月和 12 个月，4 例参与者疼痛缓解 50% 或以上，24 个月时，有 4 例至少缓解了 50%。无痛的关节活动范围也有改善（$P=0.003$）。装置相关及操作过程无不良事件。

临床案例

一名 48 岁女性，既往因两次肩部外伤导致锁骨骨折行切开复位内固定手术。由于前肩疼痛，她右手无法抬起过头顶，而且前一次骨科手术的瘢痕周围皮肤也严重不适（图 8.26a）。手术采取倒"V"形切口，辨

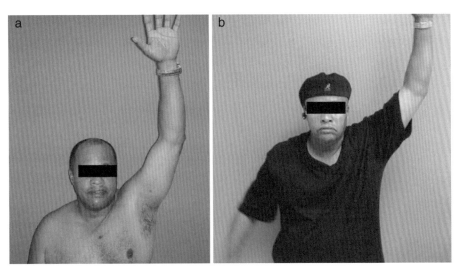

图 8.25　肩关节前方去神经术的长期随访病例。一名受伤的码头工人在左肩手术后 1 年（a）和 9 年（b）的情况。他的肩关节充分满足其使用

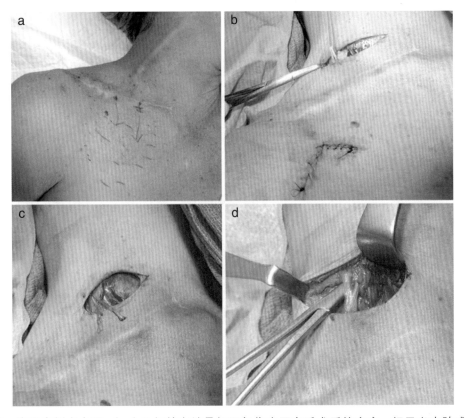

图 8.26　临床病例术中观。（a）7 年前右锁骨切开复位内固定手术后的瘢痕。标示出皮肤感觉迟钝的区域。（b）肩关节前方去神经术切口已经缝合。（c）锁骨上神经是皮肤感觉异常的来源。在胸锁乳突肌后方找出锁骨上神经，并将其埋入肌肉的深部表面（d）

认锁骨上神经近端起点（图8.26b）。锁骨上神经向近侧游离（图8.26c），近端埋入胸锁乳突肌下表面（深部）（图8.26d）。术后7个月（图8.27a、b）和4年（图8.27c、d），抬手过头时疼痛有明显缓解，锁骨上下方的皮肤感觉迟钝和疼痛也明显缓解。

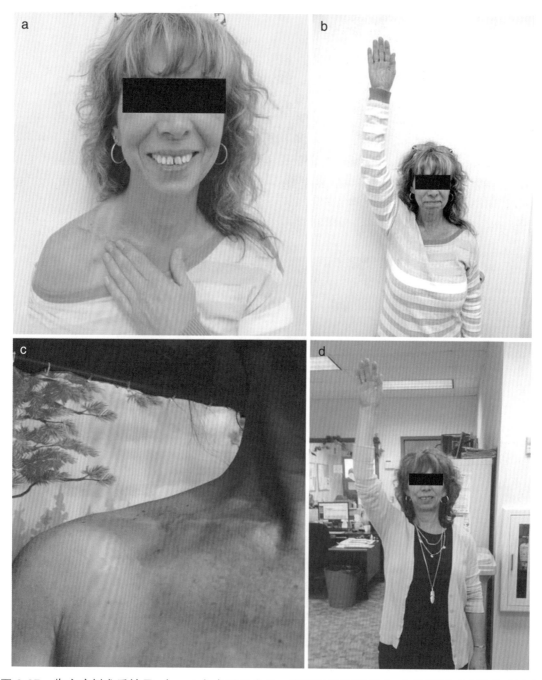

图8.27 临床病例术后结果。（a、b）术后7个月，肩部触诊无疼痛（a）并可以无痛地抬手过头（b）。（c、d）术后4年，切口已完全愈合（c），肩前方的疼痛得到持续改善（d）

参考文献

[1] Dellon AL, Seif SS. Neuroma of the posterior interosseous nerve simulating a recurrent ganglion: case report and anatomical dissection relating the posterior interosseous nerve to the carpus and etiology of dorsal ganglion pain. J Hand Surg Am. 1978;3:326–32.

[2] Dellon AL, Mackinnon SE, Daneshvar A. Terminal branch of anterior interosseous nerve as source of wrist pain. J Hand Surg. 1984;9B:316–22.

[3] Horner G, Dellon AL. Innervation of the human knee joint and implications for surgery. Clin Orthop Rel Res. 1994;301:221–6.

[4] Aszmann OC, Dellon AL, Birely B, McFarland E. Innervation of the human shoulder joint and its implications for surgery. Clin Orthop Rel Res. 1996;330:202–7.

[5] Rüdinger N. Die Gelenknerven des menschlichen Körpers. Erlangen: Verlag von Ferdinand Enke; 1857.

[6] Gardner E. Innervation of the shoulder joint. Anat Rec. 1948;102:1–18.

[7] Arkhangelsky SH. The innervation of the shoulder joint. Vestn Khir. 1931;23:62–6.

[8] Wrete M. Sensory pathways from the shoulder joint. J Neurosurg. 1949;6:351–60.

[9] Hilton J. In: Jacobson WHA, editor. On rest and pain: a course of lectures on the influence of mechanical and physiological rest in the treatment of accidents and surgical diseases, and the diagnostic value of pain. 2nd ed. London: George Bell and Sons; 1877.

[10] Wilhelm A. Zur Innervation der Gelenke der oberen Extremität. Z Anat und Entwicklungsgesch. 1958;120:331–71.

[11] Wilhelm A. Die Gelenksdenervation und ihre anatomischen Grundlagen: Ein neues Behandlungsprinzip in der Handchirurgie. Hefte Unfallheilk. 1966;86:100–9.

[12] Aszmann OC, Dellon AL. Internal topography of the axillary nerve: an anatomic and histologic study as it relates to microsurgery. J Reconstr Microsurg. 1996;12:359–63.

[13] Neer CS. Anterior acromioplasty for the chronic impingement syndrome of the shoulder. J Bone Joint Surg. 1972;54A:41–50.

[14] Rowe CR, Patel D, Southmayd WW. The Bankart procedure. J Bone Joint Surg. 1978;60A:1–16.

[15] Ellman H, Hanker G, Bayer M. Repair of the rotator cuff: end-result study of factors influencing reconstruction. J Bone Joint Surg. 1986;68A:1136–44.

[16] Kim S-H, Ha K-I, Cho Y-B, Ryu B-D, Oh I. Arthroscopic anterior stabilization of the shoulder. J Bone Joint Surg. 2003;85A:1511–8.

[17] Miller SL, Gothelf T, Hazrati Y, Gladstone JL, Cornwall Flatow EL, Hayes P. Failed surgical management of partial thickness rotator cuff tears. Orthopedics. 2002;25:1255–7.

[18] Ketola S, Lehtinin J, Rousi T, Nissinen M, Huhtala H, Arnala I. Which patients do not recover from shoulder impingent syndrome either with operative treatment or with non-operative treatment? Acta Orthop. 2015;86:641–6.

[19] Brukner P, Bahr R, Blair S, Cook J, Crossley K, McConnell J, McCrory P, Noakes T, Kahn K, editors. Shoulder pain. Chapter 21. In: Clinical sports medicine. 4th ed. New York: McGraw-Hill Education; 2012. p. 342–89.

[20] Saboeiro GR. Subacromial-subdeltoid injection. Chapter 14. In: Malanga G, Mautner KR, editors. Atlas of ultrasound-guided musculoskeletal injections. New York: McGraw-Hill Education; 2014. p. 36–9.

[21] Trescott A. Chest wall peripheral nerve entrapment syndromes. Chapters 27–32. In: Peripheral nerve entrapments. Switzerland: Springer International Publishing Company; 2016. p. 253–325.

[22] Peng PW, Wiley MJ, Liang J, Bellingham GA. Ultrasound-guided suprascapular nerve block: a correlation with fluoroscopic and cadaveric findings. Can J Anaesth. 2010;57:143–8.

[23] Yoshioka C, Suenaga N, Oizumi N, Yamane S. Association of the area of sensory disturbance with the area of suprascapular nerve palsy. J Orthop Surg (Hong Kong). 2015;23:304–3085.

[24] Dellon AL. Anterior shoulder denervation. Clin Exper Plast Surg. 2004;36:175–80.

[25] Wilson RD, Bennett ME, Nguyen VQC, Bock WC, O'Dell MW, Watanabe TK, Amundson RH, Hoyen HA, Chae J. Fully implantable peripheral nerve stimulation for hemiplegic shoulder pain: a multi-site case series with two-year follow-up. Neuromodulation. 2018;21(3):290–5.

[26] Brown D, Dellon AL. Surgical approach to the cervical plexus and its peripheral branches. Plast Reconstr Surg. 2018;141(4):1021–5.

[27] Spinner RJ, Desy NM, Amrami KK. The unifying articular (synovial) origin for intraneural ganglion cysts: moving beyond a theory. J Hand Surg Am. 2016;41(7):e223–4.

[28] Francel TJ, Dellon AL, Campbell JN. Quadrilateral space syndrome: diagnosis and operative decompression technique. Plast Reconstr Surg. 1991;87:911–6.

[29] Dellon AL. The results of supraclavicular brachial plexus neurolysis (without first rib resection) in management of post-traumatic "thoracic outlet syndrome.". J Reconstr Microsurg. 1993;9:11–8.

[30] Disa J, Wang B, Dellon AL. Correction of scapular winging by neurolysis of the long thoracic nerve. J Reconstr Microsurg. 2001;17:79–84.

[31] Richards RR, An K-N, Bigliani LU, Freidman RJ, Gartsman GM, et al. A standardized method for the assessment of shoulder function. J Shoulder Elb Surg. 1994;3:347–52.

[32] Romeo AA, Mazzocca A, Hang DW, Shott S, Bach RR Jr. Shoulder scoring scales for the evaluation of rotator cuff repair. Clin Orthop Rel Res. 2004;427:107–14.

[33] O'Holleran JD, Kocher MS, Horan MP, Briggs KK, Hawkins RJ. Determinants of patient satisfaction with outcome after

rotator cuff surgery. J Bone Joint Surg Am. 2005;87:121–6.

[34] Simovitch R, Flurin PH, Wright T, Zuckerman JD, Roche CP. Quantifying success after total shoulder arthroplasty: the minimal clinically important difference. J Shoulder Elb Surg. 2018;27(2):298–305.

[35] Baettig SJ, Wieser K, Gerber C. Determinants of patient satisfaction following reconstructive shoulder surgery. BMC Musculoskelet Disord. 2017;18(1):458.

[36] Ketola S, Lehtinen J, Rousi T, Nissinen M, Huhtala H, Arnala I. Which patients do not recover from shoulder impingement syndrome, either with operative treatment or with nonoperative treatment? Acta Orthop. 2015;86:641–6.

[37] Beard DJ, Rees JL, Cook JA, Rombach I, Cooper C, Merritt N, Shirkey BA, Donovan JL, Gwilym S, Savulescu J, Moser J, Gray A, Jepson M, Tracey I, Judge A, Wartolowska K, Carr AJ, CSAW Study Group. Arthroscopic subacromial decompression for subacromial shoulder pain (CSAW): a multicentre, pragmatic, parallel group, placebo-controlled, three-group, randomised surgical trial. Lancet. 2018; 391(10118):329–38.

第9章
手部去神经术

Hand Denervation

张世民 译

解 剖

在本章中，我们讨论腕关节以远的关节。第一腕掌关节（CMC）在第 4 章中已经进行了阐述。

详细了解关节的神经支配，是成功实施去神经的必要条件。在手部关节，这些神经非常细小，直径只有 0.1~0.6 mm。以下我们将根据解剖学家[1-3]和外科医师[4-10]的描述，介绍对拇指和手指关节神经支配的认识。

手术中有时很难将这些细小的关节神经分支与其他的软组织区分开。术中不需要精确地识别所有的关节神经，而是通过"半盲"的方法在已知这些神经通过的确切解剖区域和平面上进行分离[11]。

拇指和手指关节的主要神经支配来源于指神经的细小分支。掌骨和腕掌关节同样接受来自更近端来源的神经支配（图 9.1 和图 9.2）。

对每个关节，通常情况下其掌侧神经分支较大，同时感受疼痛的神经末梢的分布密度在掌侧关节囊内的分布更密[4-6]。

手指关节

掌指关节（metacarpo-phalangeal，MCP）的神经支配

在掌侧，MCP 关节由各指对应的指固有神经分支支配，同时还有尺神经深支的一个掌侧关节分支支配。在背侧，主要有两条背侧关节神经支配，来自尺侧和（或）桡侧指背神经的感觉分支[3, 9-12]。

近侧指间（proximal interphalangeal，PIP）关节的神经支配

近侧指间关节的确切神经支配仍存在争议。一般认为，近侧指间关节的掌侧接受一条来自近端的关节神经支配，该神经可以来自桡侧或尺侧指神经，以及两条来自远端的关节神经支配，同样来自指神经。背侧关节囊神经支配主要来自桡侧和（或）尺侧指背感觉神经从近侧发出的关节神经[3-7]（图 9.3）。

除了上述的神经支配，Schultz 及其同事还描述了来自每侧的指总神经都有一个恒

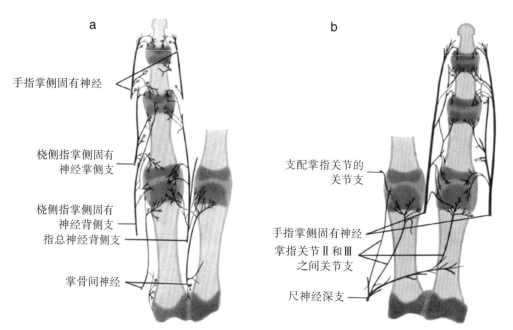

图 9.1 手指关节的神经支配，来自背侧（a）和掌侧（b）的指神经分支（经 Springer 出版社和作者 Wilhelm 许可使用[7]）

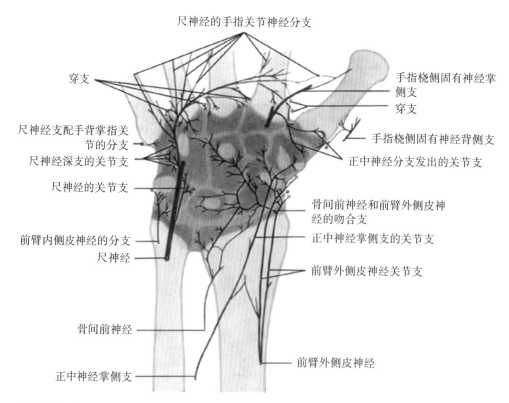

图 9.2 腕关节掌侧的神经支配，显示关节的神经来自更近侧的神经，例如支配 2~5 手指掌指关节的尺神经掌侧支（经 Springer 出版社和作者 Wilhelm 许可使用[7]）

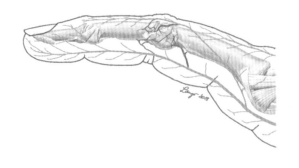

图 9.3　近侧指间关节的神经支配，来自指神经的背侧支和掌侧支（经德国敏斯特 Martin Franz Langer 教授同意使用）

定的单一分支通向近端指间关节。这条神经起自近节指骨的中部（与一条动脉分支伴行），向背外侧走行，在经过掌板和关节囊交界处进入关节之前分叉成两支，继续分支进入关节囊、掌板和滑滑膜反折区。值得注意的是，Schultz 及其同事并没有发现任何来自背侧神经的分支[13]。

Braga-Silva 和同事[14] 描述，指总神经发出 2~4 个关节分支，起源于关节近端 2~8 mm 处（平均 6 mm）。

Chen 及其同事在他们的解剖学和组织学研究中，发现了掌侧关节的近侧和远侧分支，同时也有背侧分支进入关节[10]。近侧的关节神经穿过屈肌腱鞘与近节指骨头之间的空隙，分支支配关节囊掌侧部、屈肌腱鞘、外侧关节囊和侧副韧带。有两个（每侧一个）背侧关节神经，它们之间还有一些起源于指背神经通向关节的小分支。背侧关节神经穿过伸肌腱与侧腱束之间的空隙，终止于背侧关节囊。

在一项胎儿银染色的研究中，Gray 和 Gardner 还发现，第二和第五手指存在背侧神经的参与[2]。

远侧指间关节（distal interphalangeal，DIP）的神经支配

远侧指间关节的神经支配具有混合性和

重叠性，来自尺神经和桡神经主干的细小关节分支，可以是直接来自指神经主干，或者是来自神经分叉部的细小分支，或者是来自指神经背侧支的关节分支[3-6, 15]。

拇指关节

拇指间关节的神经支配

最近的一项解剖学研究描述了一种恒定的神经支配模式，为拇指指间关节去神经治疗提供了解剖学基础：在所有标本中，均发现有 4 条支配拇指指间关节囊的关节分支。尺侧和桡侧的指固有神经在各自的一侧提供一个掌侧关节囊分支。同时观察到，在桡神经的两个拇指背侧分支中，每根神经都向指间背侧关节囊提供一条分支[16]。

拇掌指关节的神经支配

拇掌指关节（metacarpo-phalangeal，MCP）的神经支配与指的掌指关节相似，其掌侧由指固有神经的分支支配。还有两个背侧关节神经，分别来自尺侧和（或）桡侧指背感觉神经。然而，与手指的掌指关节不同的是，拇指的掌指关节不接受来自尺神经的掌侧分支[3, 4, 11]。这可以与第一腕掌关节的神经支配相区别（图 9.4）。

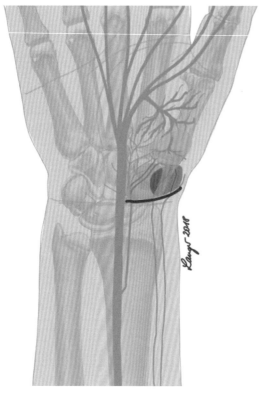

图 9.4 拇指腕掌关节掌侧的神经支配：主要的关节支来源于正中神经的鱼际皮支和掌皮支，以及桡神经浅支和前臂外侧皮神经（经德国敏斯特 Martin Franz Langer 教授同意使用）

治疗方法

常见的临床表现：疼痛

- 掌指关节和指间关节的骨关节炎。
- 掌指关节和指间关节的创伤后关节炎。

骨关节炎是全世界成年人的主要关节疾病。在 25~75 岁的成年人，拇指和手指关节疼痛性畸形的发病率高达 12%，在 50 岁以上的人群中发病率显著上升。高达 81% 的老年人群有关节炎的放射学表现。在美国，60 岁以上的老年人中，58% 的远侧指间关节有 Heberden 结节，30% 的近侧指间关节

有 Bouchard 结节 [17, 18]。

随着社会的持续老龄化发展，有效的、适合于疾病分期的骨关节炎的治疗方法，尤其是微创方法的需求也逐渐增加。在手部，关节炎可能导致变形与疼痛，但仍具有稳定性，能够活动。临床症状并非总是与关节炎的改变程度相对应。手部关节炎最常累及远侧指间关节，其次为拇指的腕掌关节、掌指关节，最后是近侧指间关节 [17]。

在关节炎的早期阶段，多种保守治疗——如日常活动的调整、固定（夹板）、物理治疗和职业治疗，以及非甾体抗炎药，均可能是有益的。关节内注射透明质酸或可的松可在短期内缓解疼痛，但长期疗效尚存争议 [19, 20]。

当非手术治疗失败时，有几种手术干预方法，治疗的主要目的是减轻疼痛，次要目的是改善功能。关节融合能可靠地缓解疼痛（例如，对于拇指的掌指关节和指间关节，以及手指的远侧指间关节），但牺牲了关节的活动度，同时可能并发不愈合、畸形愈合、深部感染或骨髓炎，并发症的发病率高达 20% [21]。关节置换术可用于掌指关节和近侧指间关节，但其并发症的发生率较高，尤其是在治疗近侧指间关节骨性关节炎时 [22, 23]。这两种手术都需要术后较长时间的固定，并且有内固定和内植物花费。原发性或创伤后近侧指间骨关节炎对外科医师来说是一个挑战。解决疼痛是主要问题，同时要保留有用的活动范围和良好的侧向稳定性。然而，尤其对年轻的手工劳动者来说，选择指关节假体是禁忌的；另一种选择是关节融合术，但常常危害患者在专业领域的工作能力 [24]。虽然人们提出了各种各样的近侧指间关节成形术（内植物和软组织间置，如掌板），但总

的来说，很少能获得令人满意的长期效果，因为虽然大多数关节成形术能较好地缓解疼痛，但活动度有限，使其在年轻和有活力的患者中常常失败 [22-24]。关节融合术可以很好地缓解疼痛，但完全丧失活动能力是一个非常高的代价。对于保持第 2~5 掌指关节活动的手术，硅胶假体置换术仍然是金标准 [25]。

拇指腕掌关节炎的大部分手术都不可逆地改变或摧毁了关节的解剖结构和生物力学。值得注意的是，尽管恢复期长，且存在握力下降和关节不稳定的风险，但关节切除成形术（大多角骨切除术）结合或者不结合韧带悬吊仍被视为金标准 [26, 27]。微创手术方法包括关节镜下的关节灌洗、清创术，韧带重建，以及使用自体和非自体方法如真皮层基质、间隔体和肋骨软骨移植等 [28-31]。

患者对其他微创治疗方法的需求仍然很高。最近应用的自体脂肪移植，特别适用于早期阶段的拇指基底骨关节炎。这种微创手术比传统的骨骼手术恢复时间更短，与传统的类固醇或透明质酸注射相比，长期效果更好，是一种有吸引力的治疗方法 [32, 33]。

诊断性神经阻滞

神经阻滞的技巧：手和手指疼痛

- 首先阻断前臂外侧皮神经。
- 然后阻断桡神经浅支。
- 最后阻断骨间后侧神经。

根据 Wilhelm[6, 7] 的研究，手指和拇指关节的神经阻滞不如手腕有效，甚至可能出现问题，因为有额外损伤"骨内膜疼痛传

导"的危险。在背侧和掌侧神经的阻滞中（如在指骨），由于阻滞同时消除了中节指骨的"骨内膜疼痛传导"，因此无法充分确定地评估相对关节面的状况。

然而，术前在掌指关节、近端指间关节和远端指间关节近侧的环形手指阻滞，对于疼痛的评估是有帮助的。

作者首选的去神经技术

特别注意

永远记住：

- 手术去神经禁忌证：关节不稳定。

手术在 3.5 倍放大镜下进行；如果需要可以使用止血带，也可以用橡皮筋或宽的弹力带捆扎手指。在手指上留点血液是有帮助的，因为它有助于通过纵向的神经供养血管来识别细小的神经。

使用双极电凝。患者仰卧位。局部麻醉采用 1% 利多卡因与 1∶10 万肾上腺素。术前标记好手术部位。

在皮肤缝合和大量包扎后，患者通常可以出院，直到大约术后两周拆除缝线。通常不需要正式的术后训练，但应鼓励在第一次湿性敷料更换后尽早进行（4~5 天后），一旦疼痛能耐受，应逐渐进行主动和被动的活动，以防止粘连。

手指关节去神经

掌指关节

在背侧，于掌指关节背侧做 3~4 cm 的

直切口至伸肌腱 [暴露拇长伸肌腱、指伸肌腱、小指伸肌腱、示指伸肌腱] (图 9.5a~d)。在皮下软组织层分别向尺侧和桡侧剥离 1.5 cm，从而将关节的感觉分支与指背神经分开。背侧皮瓣的解剖应尽可能靠近腱旁组织和伸肌腱帽，从近节指骨的基部向近节扩展。纵向剥离位于伸肌腱表面的皮下软组织，能够显露桡神经浅支的手背支和（或）

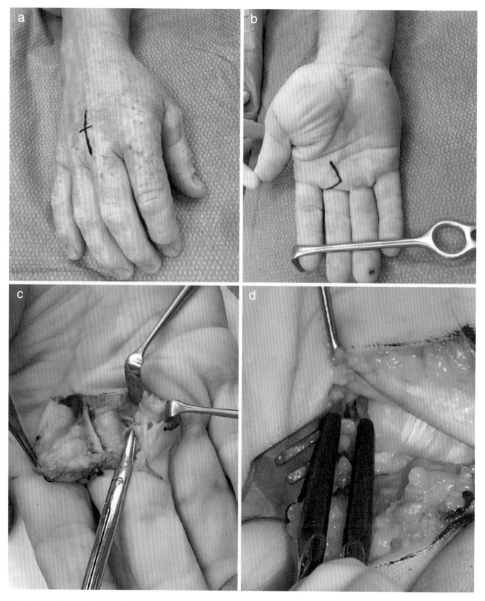

图 9.5　掌指关节去神经手术。(a)掌指关节为中心，在其背侧做一长约 3 cm 的直切口，向桡侧和尺侧各分离 1.5 cm，去除指背神经对掌指关节背侧的支配。(b)掌侧入路的掌指关节去神经，通过 A1 滑车表面的扩展 Bruner 切口来完成。(c)通过切断来自桡侧与尺侧的指掌侧神经的掌指关节分支实现去神经。(d)尺神经深支来自掌指关节的背桡侧（屈肌腱已被牵开）

尺神经手背支。通向掌指关节的任何分支都用双极电凝进行切断[6–8, 11, 34]。

在掌侧，于拟手术的目标掌指关节的 A1 滑车水平做一个 Bruner 切口。找到位于掌骨两侧的桡侧和尺侧指固有神经，从指固有神经起自指总神经的部位，确定关节间隙（可通过插入 21 号针定位该间隙），向近侧和远侧将神经各分离 1.5 cm。通过一个血管环将神经轻轻提高，然后沿圆周方向移动到掌指关节的远端。任何指向掌指关节的神经分支均通过精细的双极电凝进行切断（图 9.5a~d）[6–8, 11, 34]。

如果在第二至第五掌指关节水平进行去神经手术，则纵向切开 A1 滑车，将屈肌腱向尺侧牵拉，显露位于关节囊上方的掌深韧带的近端边缘。在这一层面，将桡侧骨间肌向桡侧翻转，以显露尺神经深感觉支的关

节感觉分支，此处尺神经位于屈肌腱的背桡侧、内在肌的表面（图 9.5d）。靠近 A1 滑车，尺神经分支到掌侧和外侧关节囊。它的大小有时很难看到，但在此部位的广泛盲切足以将其破坏。应特别注意关节囊的桡侧，因为尺神经深支的关节分支从这里进入。这个区域，以及桡侧和尺侧掌骨的颈部和头部以及关节内空间，很容易通过反复插入皮下注射针进行辨认，进而对该区域通过烧灼而实现去神经[6–8, 11, 34]。

近侧指间关节去神经

在手指两侧的侧中线做切口，从近侧指骨中部到中节指骨中部，以暴露掌侧和背侧的指神经分支（图 9.6）。将两侧的切口通过皮下分离形成隧道而联通，形成一个背侧双蒂皮瓣。分离从腱旁膜表面进行，切断所有

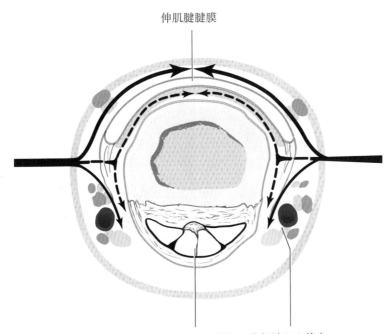

伸肌腱腱膜

屈肌腱及其肌腱鞘　掌侧神经血管束

图 9.6　近侧指间关节去神经。图示手指的侧方中间入路，能够同时到达掌侧和背侧的神经支配分支（经 Springer 出版社和作者 Wilhelm 同意改编[7]）

来自背侧血管神经束的穿支。切断 Cleland 韧带后，能够看到掌侧神经血管束。辨认掌侧关节的神经分支，沿着血管束予以切断。

寻找来自指总神经的任何关节分支，仔细予以电凝切断，避免对指总神经造成热损伤，（图 9.6 和图 9.7a~d）。在手指的两侧进行同

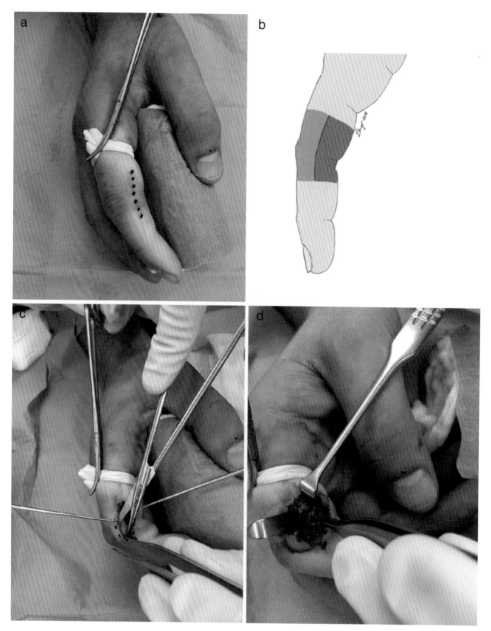

图 9.7 近侧指间关节去神经。经侧方中线切口，能够从两侧探查来自背侧和掌侧的关节神经分支。（a）术中使用手指止血带。（b）掌侧和背侧去神经的解剖层次。（c）背侧去神经是通过潜行分离伸肌腱表面的软组织来实现。（d）掌侧去神经是通过牵拉桡侧和尺侧指神经，同时切断（通常为 2 条）通往该关节的小分支来完成的（b 图版权：Prof. Dr. Martin Franz Langer, Münster, Germany）

样的解剖分离 [6–8, 11, 34]。

远端指间关节去神经

沿着手指的侧方中线，紧靠远端指间关节的近端，掀起一个以近端为蒂的 U 形皮瓣来暴露远端指间关节，弯曲的背侧刚好接近指甲上皮的褶皱（图 9.8a、b）。宽蒂皮瓣保留了皮肤良好的血管供应，同时能够进入掌侧关节表面切断指神经分支。这些细些的关节分支很难识别，因此，手术的目的是解剖分离这个区域，而不是看到和分离特定的神经末梢。背侧皮瓣的反折应尽可能靠近伸指肌腱远端 1 cm 的腱旁膜。应避免损伤甲

床或伸肌腱的止点。在距关节腔 5 mm 远端和 5 mm 近端处，注意力转向远侧间关节的掌侧、尺侧和桡侧。用解剖剪刀从近端到远端，尽可能靠近关节侧副韧带和掌侧屈肌深腱的滑车系统，进行分离、翻起，远侧基本上到 A5 水平，注意保护指神经的主干以及分叉部的分支。从手指的一侧到达对侧，留下 1 cm 长度的皮肤和皮下组织从关节水平的屈肌腱结构上翻起，作为去神经区。任何通向远侧指间关节的神经分支都用双极电凝予以切断。使用剥离子插入屈肌腱与其表面的软组织之间，进行钝性分离，去除任何通向远侧指间关节的掌侧神经分支 [6–8, 15]。

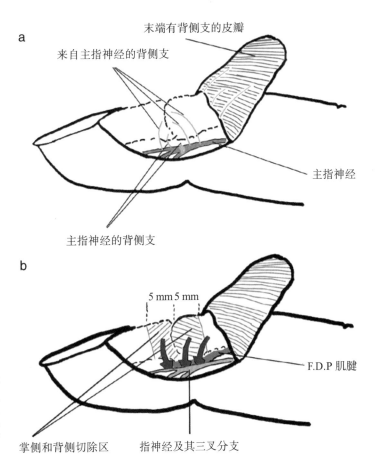

图 9.8（a、b） Wilhelm 描述了经背侧皮瓣入路，切除远侧指间关节神经分支的方法（经 Arenas–Prat 作者和 Wolters Kluwer 出版社同意 [15]）

拇指关节去神经

拇指指间关节去神经

在最近的解剖学研究中，对拇指指间关节的神经解剖进行了深入的研究，为外科去神经手术提供了基础。然而，据我们所知，相关的研究结果尚未在文献中发表[16]。

拇指掌指关节去神经

拇指掌指关节的去神经手术技术与手指掌指关节一致（如上所述），其优点是拇指由唯一的指神经支配。研究认为拇指手术效果的优点在于神经支配相对于第二至第五掌指关节而言更为简单，后者由指神经和尺神经深支联合支配，而尺神经深支有时难以定位[6-8, 11]。

临床结果

手部的关节去神经，特别是近侧指间关节，对治疗难治性的扭伤疼痛、关节脱位和关节不稳定，以及陈旧性关节内骨折脱位出现关节炎性改变的病例，特别有意义。这种方法最适用于当非甾体类抗炎药物不能充分控制症状，同时受影响的关节仍能保持运动的手指或拇指骨关节炎疼痛患者。去神经治疗通常是作为关节成形术或关节融合术的一种替代方法。即使在先前进行了关节融合术但仍有疼痛的情况下，手术去神经也可以获得良好的结果。然而，应该告知患者，去神经手术并不会纠正病变关节的任何畸形或不稳定[7, 8, 21]。

禁忌证主要包括通过其他处理方法不能解决的严重关节不稳定和关节面不匹配，如

韧带稳定术或关节适配重建。最后，去神经手术在急性炎症和风湿进展期也是禁忌的。

手指和拇指的去神经手术优势在于其简单性、微创性和恢复时间相对较短。与关节成形术和关节融合术相比，手指关节去神经术是一种"简单"的门诊手术，可以保留良好的关节生物力学和活动范围。由于不涉及骨和韧带，去神经没有特别的禁忌证。除了严重致残性畸形的患者，在这些患者中关节成形术或关节融合术更适合于纠正除了疼痛之外的功能障碍。

如果去神经手术治疗效果不满意，并不影响后期实施如关节成形术或关节融合手术。

手指和拇指关节去神经术的临床结果总结见表9.1。

总的来说，成功率超过70%~80%，有些随访的时间很长很长。

本综述的主要局限性是有时患者样本量相对较少、随访时间短、同一关节使用过不同的去神经术、缺乏客观的和以患者为主的测量结果。然而，发表的一系列手部关节去神经术的结果表明，该方法为关节疼痛患者提供了一种更微创的手术治疗，这些患者大多是由轻度或中度骨关节炎引起的。其主要优点是手术过程简单、微创、并发症发生率少、恢复时间短，同时至少在短期内可预期较好的效果。

脂肪移植

拇指腕掌关节的自体脂肪移植是 Herold 及其同事[32]于2014年提出的一种微创方法。最近报道了一项前瞻性的50例患者的研究，患者的疼痛明显减轻，VAS 评分从术前的

表 9.1　拇指和手指关节去神经术后的临床结果

指节	参考文献作者	发表时间	手术数量	随访时间（月）	结果
MCP	Arenas–Prat	2014	9	最少 6 个月	2 优秀，5 好
PIP	Foucher	1998	34	最少 12 个月	85% 优秀 / 好
PIP	Braga–Silva	2001	24	77（64~90）	92% 优秀 / 好
DIP	Arenas–Prat	2012	16	12	86% 优秀 / 好
MCP，PIP，DIP	Merk	2002	38	34	MCP6/6，PIP8/10，DIP12/22 无痛或改善
MCP，PIP，DIP	Haerle	2003	38：6MCP，10PIP，12DIP	31~44	6/6MCP，8/10PIP，12/22 DIP 随访期间无痛
MCP，PIP，DIP	Madsen	2018	23：10MCP，8PIP，5DIP	24	患者报告的疼痛评分中位数从 5/5 下降到 0/5，而手部功能中位数从术前的 2/5 上升到 5/5，9/11 患者将再次选择手术

注：MCP，掌指关节；PIP，近端指间关节；DIP，远端指间关节。

7.7 分别降到术后 6 个月的 1.8 分、术后 12 个月的 2.4 分[33]。脂肪抽吸（大部分来自脐周腹部或大腿）是在局部麻醉下进行的，通过吸入离心（920 mg，3 分钟）获取脂肪，在轻度轴向牵引和影像学引导下通过一个钝性 18 号针头将 1~2 mL 的脂肪注入关节腔（图 9.9a~d）。疼痛减轻的确切机制尚不清楚，然而，自体脂肪可能起到缓冲作用，或通过脂肪来源的干细胞起到消炎和"软骨保护"的作用。这种微创的方法已经在进一步的临床研究中获得了理想的短期和中期结果，并且可能是早期拇指基底骨关节炎的一线治疗方法[35-37]。自体脂肪注射拇指腕掌关节（TCJ）的临床结果见表 9.2[32, 33, 35-37]。

表 9.2　临床结果：自体脂肪注射于拇指腕掌关节

第一作者	发表时间	手部数量	随访时间（月）	结果
Herold[33]	2014	5	12	平均 84% 疼痛缓解
Herold[32]	2017	50	12	所有病例疼痛减轻，仅有 6 例不满意，平均疼痛强度从 7.7 → 1.8（术后 6 个月）→ 2.4（术后 12 个月）VAS 评分
Haas[35]	2017	73	3	VAS 评分 7.5 → 1.1（所有阶段Ⅰ和Ⅱ）
Erne[36]	2018	21	最少 6 个月	与关节置换术后相当，疼痛减轻，VAS 6.5 → 2.9
Kemper[37]	2018	12	最少 6 个月，整体随访 24 个月	术后 6 个月，休息时（负重时）的疼痛从术前的 4.7（8.7）降至 2（5.9）；术后 12 个月 1.4（4.3）；术后 2 年为 0.75（2.7）。术前 QuickDASH 评分从 52 分降到术后 6 个月的 33 分，12 个月时降至 23 分（2 ~ 70 分），24 个月时降至 20 分（11~29 分）

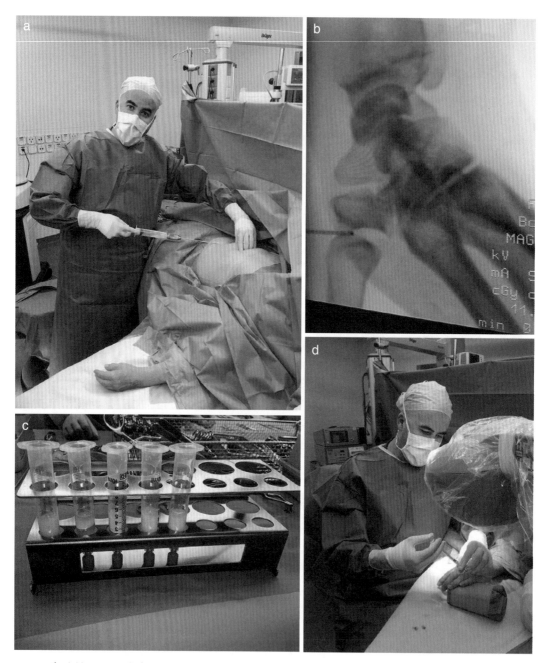

图 9.9 脂肪抽吸及自体脂肪移植准备。(a)取自腹部。(b~d)在放射影像监控下,于第三、第四指的掌指关节内进行自体脂肪注射,治疗严重的关节疼痛,尽管仅有轻微影像学改变

并发症

拇指和手指的关节去神经手术的并发症是罕见的。术后感觉异常通常在几个月内消失。静态两点辨别觉降低也比较少见。因为没有打开关节腔,也没有内植物,所以感染性关节炎和内植物松动的风险很小。从理论上讲,去神经有可能加速关节炎或夏科特关

节病进展的风险，但这在已发表的任何关于手部关节去神经的治疗中均未见报道（在其他任何关节中也没有报道；见"2 本体感受和夏科特关节"）。关节分支的神经瘤已有报道：即一例示指的桡背侧神经的神经瘤[8]。疼痛缓解失败可能是由于未完全切除关节的神经分支所致。

临床案例

例 1

一名 49 岁的农民患上了创伤后右手中指掌指关节炎，患者为右利手。他经常感到关节肿胀疼痛，严重影响他的日常生活和涉及繁重手工的体力劳动。患者因害怕失去活动和负重工作能力的右利手，因而拒绝接受掌指关节固定术和关节成形术，选择掌指关节去神经手术。患者进行了门诊手术，术后随访顺利。术后随访 6 个月，他几乎没有疼痛（视觉模拟评分为 2/10，术前为 8/10），手握力从术前的 26 kg 提高到 38 kg，完全恢复了工作和休闲活动。

例 2

一名 28 岁的建筑工人，由于从高处坠落造成右侧示指、中指和环指的近侧指间关节向背侧脱位，遗留近侧指间关节的慢性疼痛，

患者为右利手。尽管立即进行了关节复位并固定制动，以及强化的二期手法治疗，包括职业治疗、激光、超声波等，但患者仍然有第二到第四指的严重疼痛，在运动和负重时 VAS 评分高达（6~7）/10，关节由于振动（例如，在锤击过程中）而变得更加疼痛，VAS 评分达到难以忍受的 9/10。经过工伤保险的几次评估，在原始创伤后 11 个月，最终决定为其提供近侧指间关节的去神经手术。手术后第 5 天开始关节活动。手术后约 3 周，患者几乎完全不痛了，同时恢复了原来的工作。随访 4 个月，患者的握力改善了近 50%。

例 3

一位有 3 个孩子的 44 岁女士在她的家庭以及工作中非常活跃，在业余运动中也很活跃，尽管她因为车祸截瘫已经 12 年了。然而，她感觉手部无力，因为她双侧拇指腕掌关节严重疼痛，显示中度的骨关节炎变性（根据 Eaton-Littler，2~3 期）。她选择了双侧拇指腕掌关节去神经手术，因为她希望能在短时间内恢复，不需要固定（不影响她的转移活动和轮椅使用能力），同时还能保持拇指最大的力量和灵活性。她在医院里住了 4 天，直到大部分疼痛都消失，她又能独立地从床上转移到轮椅上了。术后 6 个月随访，即使在负重时，患者几乎无疼痛感 [VAS（1~2）/10]，双手握力明显增强。

参考文献

[1] Rüdinger N. Die Gelenknerven des menschlichen Körpers. Erlangen: Ferdinand Enke; 1857.

[2] Gray DJ, Gardner E. The innervation of the joints of the wrist and hand. Anat Rec. 1965;151:261–6.

[3] Wilhelm A. Zur Innervation der Gelenke der oberen Extremität. Z Anat Entwicklungsgeschicte. 1958;120:331–71.

[4] von Lanz T, Wachsmuth W. Praktische Anatomie, 1. Band, 3. Teil, Arm. 2. Aufl. Berlin/Heidelberg: Springer; 2004.

[5] Wachsmuth W. Praktische Anatomie, Band X: Arm. Berlin/Heidelberg: Springer; 1959.

[6] Wilhelm A. Die Gelenksdenervation und ihre anatomischen Grundlagen. Ein neues Behandlungsprinzip in der

Handchirurgie. Hefte Unfallheilk. 1966;86:1–109.

[7] Wilhelm A. Die Schmerzausschaltung an der Handwurzel und an den Fingergelenken durch Denervation. In: Wachsmuth W, Wilhelm A, editors. Die Operationen an der Hand. Band X, Teil 3: der Allg u. Spez Chir Operationslehre. Berlin/Heidelberg: Springer; 1972. p. S 274–85.

[8] Wilhelm A. Technik der Denervierung zur Schmerzausschaltung im Bereich der oberen Extremität. In: Towfigh H, et al., editors. Handchirurgie. Berlin/Heidelberg: Springer; 2011. p. 342–98.

[9] Foucher G, Long PP, Erhard L. Joint denervation, a simple response to complex problems in hand surgery. Chirurgie. 1998;123:183–8.

[10] Chen YG, McClinton MA, DaSilva MF, Shaw Wilgis EF. Innervation of the metacarpophalangeal and interphalangeal joints: a microanatomic and histologic study of the nerve endings. J Hand Surg Am. 2000;25:128–33.

[11] Arenas-Prat JM. Denervation of the metacarpophalangeal joint. Tech Hand Up Extrem Surg. 2014;18:158–9.

[12] Cozzi EP. Dénervation des articulations du poignet et de la main. In: Tubiana R, editor. Traité de Chirurgie de la Main. Tome IV. Paris: Masson; 1991. p. 781–7.

[13] Schultz RJ, Krishnamurthy S, Johnston AD. A gross anatomic and histologic study of the innervation of the proximal interphalangeal joint. J Hand Surg Am. 1984;9:669–74.

[14] Braga-Silva J, Calcagnotto G, Braga-Silver J. The innervation of the proximal interphalangeal joint and its application in neurectomy. J Hand Surg Br. 2001;26:541–3.

[15] Arenas-Prat JM. Denervation of the distal interphalangeal joint. Tech Hand Upper Extrem Surg. 2012;16:12–3.

[16] Tuffaha SH, Quan A, Hashemi S, Parikh P, O'Brien-Coon DM, Broyles JM, Dellon AL, Lifchez SD. Selective thumb carpometacarpal joint denervation for painful arthritis: clinical outcomes and cadaveric study. J Hand Surg Am. 2018; pii: S0363-5023(17)30905-X. [Epub ahead of print].

[17] Kloppenburg M, Kwok WY. Hand osteoarthritis—a heterogeneous disorder. Nat Rev Rheumatol. 2011;8:22–31.

[18] Kroon FPB, Rubio R, Schoones JW, Kloppenburg M. Intra-articular therapies in the treatment of hand osteoarthritis: a systematic literature review. Drugs Aging. 2016;33:119–33.

[19] Spies CK, Langer M, Hahn P, Müller LP, Unglaub F. The treatment of primary arthritis of the finger and thumb joints. Dtsch Ärztebl Int. 2018;115:269–75.

[20] Aebischer B, Elsig S, Taeymans J. Effectiveness of physical and occupational therapy on pain, function and quality of life in patients with trapeziometacarpal osteoarthritis—a systematic review and meta-analysis. Hand Ther. 2016;21:5–15.

[21] Burton RI, Margles SW, Lunseth PA. Small-joint arthrodesis in the hand. J Hand Surg Am. 1986;11:678–82.

[22] Burton RI, Campolattaro RM, Ronchetti PJ. Volar plate arthroplasty for osteoarthritis of the proximal interphalangeal joint: a preliminary report. J Hand Surg Am. 2002;27:1065–72.

[23] Branam BR, Tuttle HG, Stern PJ, Levin L. Resurfacing arthroplasty versus silicone arthroplasty for proximal interphalangeal joint osteoarthritis. J Hand Surg. 2007;32:775–88.

[24] Foliart DE. Swanson silicone finger joint implants: a review of the literature regarding long-term complications. J Hand Surg Am. 1995;20:445–9.

[25] Merk R, Rudigier J. Die Denervierung der Fingergelenke als Alternative zur Arthrodese und Endoprothese. Handchir Mikrochir Plast Chir. 2002;34:182–6.

[26] Lanzetta M, Foucher G. A comparison of different surgical techniques in treating degenerative arthrosis of the carpometacarpal joint of the thumb. A retrospective study of 98 cases. J Hand Surg Br. 1995;20B:105–10.

[27] Neral MK, Pittner DE, Spiess AM, Imbriglia JE. Silicone arthroplasty for nonrheumatic metacarpophalangeal joint arthritis. J Hand Surg Am. 2013;38:2412–8.

[28] Parveux PO, Egloff DV. Surgery for rhizarthrosis: retrospective study and search for an algorithm. Chir Main. 2001;20:351–61.

[29] Badia A. Arthroscopy of the trapeziometacarpal and metacarpophalangeal joints. J Hand Surg Am. 2002;32:707–24.

[30] Eaton RG, Littler JW. Ligament reconstruction of painful thumb carpometacarpal joint. J Bone Joint Surg Am. 1973;55(A):1655–66.

[31] Gangopadhyay S, McKenna H, Burke FD, Davis TRCC. Five-to 18-year follow-up for treatment of trapeziometacarpal osteoarthritis: a prospective comparison of excision, tendon interposition, and ligament reconstruction and tendon interposition. J Hand Surg Am. 2012;37:411–7.

[32] Herold C, Rennekampff HO, Groddeck R, Allert S. Autologous fat transfer for thumb carpometacarpal joint osteoarthritis: a prospective study. Plast Reconstr Surg. 2017;140:327–35.

[33] Herold C, Fleischer O, Allert S. Autologous fat injection for treatment of carpometacarpal joint osteoarthritis of the thumb: a promising alternative (in German). Handchir Mikrochir Plast Chir. 2014;46:108–12.

[34] Madsen RJ, Stone LA, Knapp JB, Solomon JS. Joint denervation in the digits: technique and patient satisfaction. Ann Plast Surg. 2018;80:27–31.

[35] Haas EM, Volkmer E, Giunta RE. Pilot study on the effects and benefits of autologous fat grafting in osteoarthritis of the CMC-1 joint compared to cortisone injection: results after 3 months. Handchir Mikrochir Plast Chir. 2017;49:288–96.

[36] Erne HC, Cerny MK, Ehrl D, Bauer AT, Schmauss V, Moog P, et al. Autologous fat injection versus lundborg resection arthroplasty for the treatment of trapeziometacarpal joint osteoarthritis. Plast Reconstr Surg. 2018;141:119–24.

[37] Kemper R, Wirth J, Baur EM. Arthroscopic synovectomy combined with autologous fat grafting in early stages of osteoarthritis of the thumb. J Wrist Surg. 2018;7:165–71.

第10章
膝关节去神经术

Knee Denervation

陈增淦 译

解　剖

随着我个人对于上肢痛和关节痛治疗经验的日益丰富[1]，一些下肢疼痛的患者也被推荐到我这里来治疗。就像我治疗患有腕管综合征和肘管综合征的糖尿病患者一样，这些患者后期出现踝关节、膝关节的神经受压时也会来寻求我的帮助[2-4]，腕关节去神经术的经验也促使我从膝关节开始研究下肢疼痛的神经起源。令人惊讶的是，大多数解剖学书籍并没有描绘膝关节的支配神经。

1993 年，Greg Horner 是约翰斯·霍普金斯医院医学三年级学生，他的整形外科导师 David Hungerford 教授（在约翰斯·霍普金斯大学任教）要求他和我一起研究膝关节的神经支配情况。通过文献综述，我们找到了德国解剖学家 Nikolaus Rüdinger 于 1857 年在慕尼黑撰写的关于人体神经支配的博士学位论文作为参考[5]。最近，关于 Rüdinger 的生平及他对关节神经支配解剖学贡献的书籍已出版（2017）[6]。从 Rüdinger 的插图中可以清楚地看出：他确实发现了支配膝关节的神经（图 10.1）；然而，他关于

膝关节疼痛的工作鲜为人知，而且他的几个插图标本似乎有很大的不同。很少有人知道 1927 年 Drüner 在俄罗斯发表的部分文章显示闭孔神经也和膝关节疼痛有关[7]，这也在 Jeletsky1931 年用德语发表的小型解剖研究中得以验证[8]。Jeletsky 报道了 11 例膝关节标本，但没有描述隐神经髌下分支或大腿内侧皮神经。1948 年，Gardner 发表了关于人类膝关节神经支配的英文文章（图 10.2a~c）[9]。从他描述的三个标本中可见许多差异性仍然存在。1982 年关于膝关节神经支配的研究仅包括 15 个标本，而且没有描述神经阻滞或手术治疗需要的可以定位神经的体表标志[10]。这些帮助大家认识膝关节神经支配的早期解剖学研究都值得称赞，但缺乏对于神经阻滞或手术治疗需要的神经三维空间位置的描述，而这对于通过神经阻滞或手术切断来治疗膝关节疼痛是必需的。

Horner 和 Dellon 在 1994 年的报道包括了使用 3.5 倍放大倍数显微镜和显微解剖技术对 45 例新鲜冷冻尸体下肢的研究[11]。它的目标是提供大量适合进行统计分析的解剖数据，以奠定治疗膝关节痛去神经术的理论

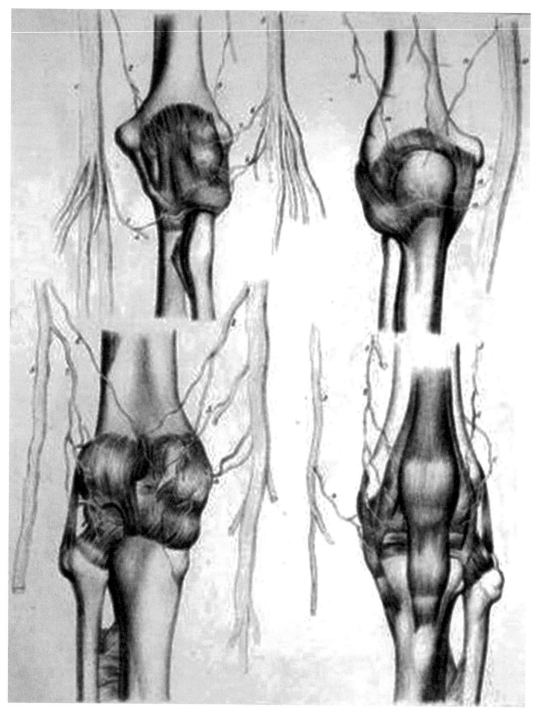

图 10.1 Rüdinger1857 年关于关节神经支配博士学位论文中的人体膝关节神经支配示意图。注意后（左）和前（右）膝关节视角。作为大量差异性的一个例子，这些插图显示，请注意右上角显示的到髌前滑囊的神经未在右下方显示，而且左上角似乎显示了内侧的关节囊神经来自股内侧肌分支神经，而在右下角显示这条神经似乎来自隐神经（版权：Rüdinger [5].Public Domain. Bayerische Staatsbibliothek München/4Anat. 157s, Tab 2, urn：nbn：de：bvb：12-bsb10331108-1）

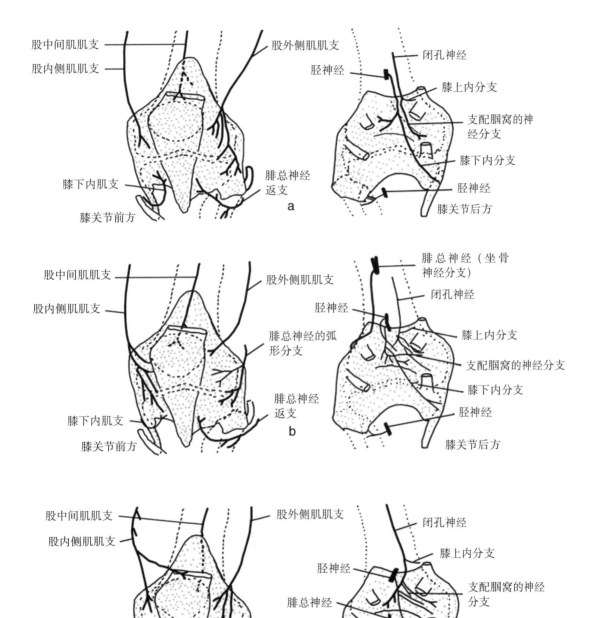

图 10.2（a~c） 1948 年 Gardner 发表的有关膝关节神经支配的论文中的膝神经支配示意图。该图更将神经放在解剖上正确地描述了神经位置并显示了关节囊，它根据神经来源的运动分支来命名神经。例如，对于股内侧肌，它显示了外侧支配神经来自股外侧肌而不是膝关节后部。它描述了下内侧膝神经可能来源于隐神经并支配皮肤（经 Wiley 出版社和 作者 Gardner 同意修改 [9]）

基础。定位这些神经会以体表、支持带和肌肉的位置表示，因此设定了相关的术语。他们文章中对于膝关节的支配神经使用术语"膝关节的"，但是在我这章中所用的术语包括"内侧和外侧支持带"神经。这些术语合适的原因不仅是因为这些神经直接贴近内侧和外侧支持带（膝关节侧副韧带），还因为1985年Fulkerson及其同事的论文中已经有先例[12]。那篇论文的标题是"*Histological Evidence of Retinacular Nerve Injury Associated with Patellofemoral Malalignment*"。本章节使用的术语与其他文献中使用的术语（表10.1）一致。某些作者会使用术语"膝状的"替代文中"膝关节上"术语。

表10.1　术语

作者的首选术语＝替代术语

内侧支持带神经＝内侧膝状神经

外侧支持带神经＝外侧膝状神经

大腿内侧皮肤神经＝股内侧神经

到胫腓骨近端的神经＝腓神经返支

到髌前滑囊的神经＝股中间肌神经

腓总神经＝腓侧神经

膝关节皮神经

　　膝关节皮神经对于了解膝关节疼痛的病因和治疗非常重要。膝关节疼痛患者先前经常会有运动损伤或做过针对该损伤的手术。图10.3a~d展示了这种情况的典型示例。必须充分了解皮肤的神经支配，以助于在阻滞或手术治疗（切断）支配膝关节神经的同时对这些皮神经进行阻滞或进行手术治疗（切断）。通常，教科书显示髌下皮肤是由隐神经髌下支神经（infrapatellar branch of the

saphenous nerve，IFPBSN）支配，这始终是正确的。膝关节外侧皮肤受股外侧皮神经支配也是正确的（图10.4）。髌骨皮肤受股前皮神经的末梢支配（图10.4），但这种情况极少（股前皮神经能成为与延伸到膝关节骨近端垂直切口有关的膝关节痛根源，这将在本章稍后说明）。已发现髌骨表面的皮肤由股神经分支支配。它先与IFPBSN的平行走行，然后内侧继续走行以支配该区域[11]。这条神经被称为大腿内侧皮神经以强调它不是沿着大腿前侧到达膝关节。显然，这种解剖特点决定了要切除大腿内侧皮神经时切口应选择在相对于膝关节内侧，而不是前方。尸检中发现，39%的大腿内侧皮神经会走行于缝匠肌表面，穿入缝匠肌的占30%，位于缝匠肌后面的占31%[11]（请注意，这种情况与IFPBSN的情况的相似性会在下文说明）。大腿内侧神经将会延伸到股外侧皮神经远端的区域。

　　尸体解剖中100%会发现上述神经。"股内侧皮神经"的名字可能有些模棱两可，因为支配大腿内侧的闭孔神经感觉分支通常被描述为与隐神经共同走行于收肌管的神经。在解剖过程中，Horner和Dellon发现：45个标本中有9个存在闭孔神经前支来源的感觉分支穿过内收肌后进入收肌管[11]。在收肌管它与隐神经交织在一起，但没有任何标本显示这个缝匠肌下丛的分支支配关节囊，除了部分大腿内下侧皮肤。

　　IFPBSN具有很多解剖变异性，描述时通常会考虑到其相对于缝匠肌的位置。例如，2014年受"70%的全膝关节置换患者存在一定程度与该神经有关的疼痛"理论影响，展开了一项针对IFPBSN的研究[13]。研究的作者Ackmann及其同事发

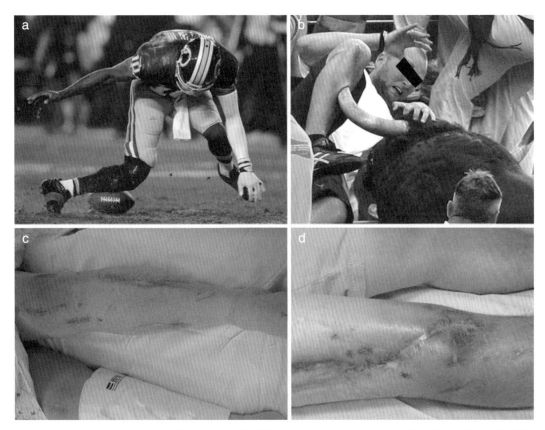

图 10.3　支配皮肤的神经可以在运动中被直接损伤（a、b）或被治疗损伤的手术损害（包括切口或关节镜检查）。这两个典类例子用来说明这一点。（c）损伤腿后除了膝关节手术后还需要筋膜切开术。（d）经过 76 次手术后，患者膝关节被融合了

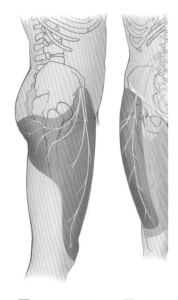

图 10.4　髌前皮肤由股前皮神经支配及外侧膝关节皮肤由股外侧神经支配的示意图（插图由 Ruth Hombe 描绘，A. L. Dellon 拥有版权）

■ 股外侧神经　　■ 股前侧神经

现，在 18 具福尔马林固定的尸体中，27% 的尸体中 IFPBSN 位于缝匠肌前方，位于后方的占 23%，穿缝匠肌的占 37%，此外在缝匠肌的远端鹅足上出现的占 13%（图 10.5a~d）。这些作者将他们的 18 个解剖案例与 Arthornthurasook 和 Gaew-Im [14] 的研究合并，最后总计 67 例膝关节。合并后 IFPBSN 位置情况百分比为位于缝匠肌前面的占 13%，穿缝匠肌的占 28%，位于缝匠肌的后面的占 52%，而穿鹅足的占 7%。Ackmann 及其同事继续观察到：髌前内侧切口会损伤 53% 患者的 IFPBSN，膝关节垂直纵向切口会损伤 47% 患者的 IFPBSN。最后，2015 年

一项 25 例膝关节研究证实了 IFPBSN 四个解剖学路径，并证实后路的 IFPBSN 是最常见的（57%），当支持带重建从半腱肌腱取材时容易损伤该神经（图 10.6a~d）[15]。关节镜检查中 IFPBSN 损伤已经被发现了近 20 年 [16]。这些膝关节内侧皮肤神经的解剖，就像 Horner 和 Dellon 解剖一样 [11]，在图 10.7 中已经给出。图 10.8a、b 展示的是鹅骨肌腱重建导致 IFPBSN 形成神经瘤的例子。

膝关节传入神经

源自股神经

神经支配股四头肌从而控制膝关节运

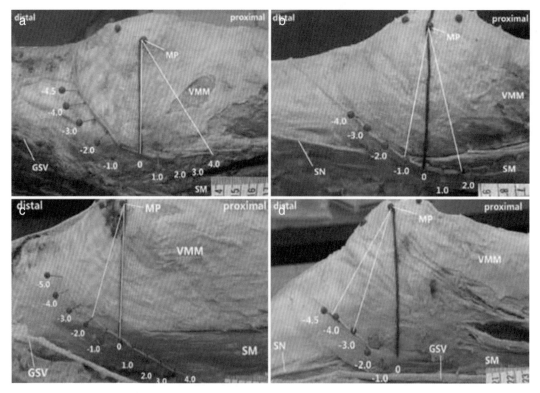

图 10.5　隐神经髌下支神经（IFPBSN）来自股神经，伴收肌管走行，离开后与缝匠肌伴行。在这项研究中，专门设计最可能的位置以冷冻切 IFPBSN 中，白色线条标记该位点。（a）IFPBSN 于缝匠肌的前面通过；（b）IFPBSN 穿透缝匠肌；（c）IFPBSN 于缝匠肌后通过；（d）IFPBSN 最远端并越过鹅骨（经允许，引自 American Society of Interventional Pain Physicians from Ackmann et al[13]）

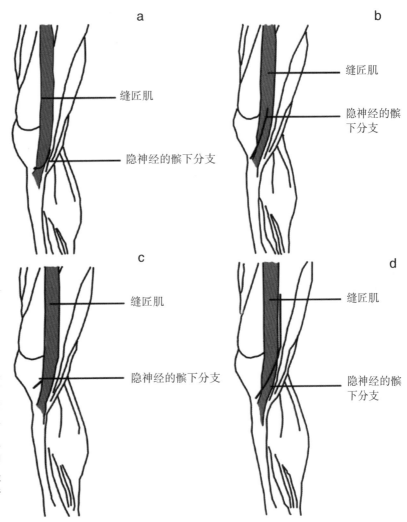

图 10.6　参照缝匠肌时，隐神经髌下支的四种解剖模式。在插图中，（a）显示最远端来自缝匠肌并穿过鹅骨；（b）显示神经穿过肌层；（c）显示神经于缝匠肌前面走行；（d）显示最常见的变异，即神经位于缝匠肌后面（经 Elsevier 出版社和作者 Walshaw 等同意使用[15]）

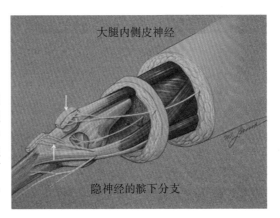

图 10.7　膝关节内侧的皮肤神经支配。大腿内侧皮肤神经提供到膝关节骨的皮肤感觉，而隐神经的髌下分支（此处显示为穿透变异）提供到胫骨结节区域感觉并如图所示，通常有多个分支。注意图中标识的远端隐神经。它有时在这个位置可以加入髌下分支（插图由 M. Leonard 描绘，A. Lee Dellon，MD，PhD 拥有版权）

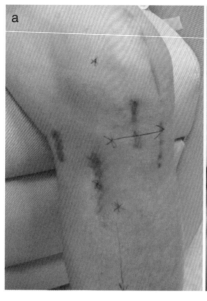

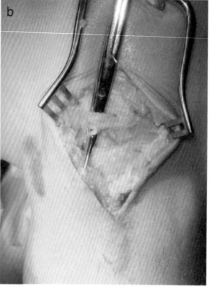

图 10.8 隐神经髌下支是膝关节重建患者术后的疼痛来源。(a)标记的膝关节重建术切口及术后疼痛诱发区域;(b)显示神经受到肌腱重建中使用的缝合线损伤

动,这也可以通过希尔顿法则来预测[17]。股神经的分支确实支配膝关节。在支配股内侧肌后,股神经的运动分支继续向内侧膝关节传入支配内侧膝关节结构(图10.9)[11]。这种存在于 100% 标本中的神经被称为内侧支持带神经(箭头处),离开股内侧肌的后边界和下边界,在与之相邻的内侧支持带深处的膝状血管前方斜行进入膝关节关节囊。尽管其解剖分布尚未在组织学上确定,但基于神经阻滞的结构,似乎这条神经负责来自膝关节骨下方、内侧支持带和内侧半月板的感觉传入。在 100% 的标本中发现髌前滑囊[11]是由股神经运动支的股中间肌的末梢支配(图10.10)。在支配这块肌肉后,神经继续在股前内侧骨膜上走行,以作为髌下滑囊或髌骨近端的传入神经[11]。

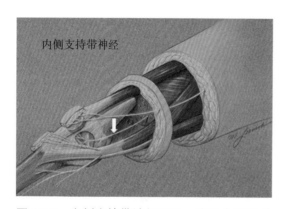

图 10.9 内侧支持带神经图示。这是支配股外侧肌股神经运动支的末端支。存在于所有解剖案例中。它离开肌肉进入内侧支持带深部的内侧关节囊(插图由 M. Leonard 描绘,A. Lee Dellon,MD,PhD 拥有版权)

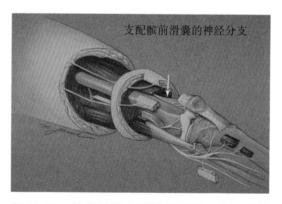

图 10.10 髌前滑囊支配神经图示。支配髌前滑囊的神经(箭头)是股神经运动支末端到股中间肌或股内侧肌的分支。所有标本都有这根神经(插图由 M. Leonard 描绘,A. Lee Dellon,MD,PhD 拥有版权)

在最近的两个临床病例中，切除股骨表面神经后没有产生临床益处，随后又做了 8 个新的标本解剖；8 个标本证明了单个近端神经起源于股内侧肌并在其中 6 个标本中发现神经在股骨中部分成两个分支，其中第二个分支支配股骨中段（图 10.11）（Mark Sheunke 博士、副教授和 Robert Harmon，OSM-2，未出版的临床观察，新英格兰大学缅因州整骨医学学院，2017）。隐神经可能有一个髌下分支支配膝关节前方[11]的一部分，这可能是 Gardner 标记下内侧的膝状神经。但是，这根神经在我的经验中没有什么临床意义。

坐骨神经起源

股后肌群和膝关节内侧屈肌的支配神经来自坐骨神经，坐骨神经分支或其胫神经成分控制膝关节运动，这可以根据希尔顿法则[17]进行推测，这些神经分支直接支配膝后关节囊和膝关节外侧关节囊。虽然推测股神经到股外侧肌的运动分支将继续支配外侧膝关节囊，但实际上不一样[11]。相反，来自坐骨神经分支的侧方支持带神经，起源于膝关节近段 8~10 cm，深入股二头肌/肌腱以及髂胫束和外侧副韧带，走行于股外侧肌的前面并进入膝外侧囊（图 10.12）[11]。外侧支持带神经存在于所有标本。在 45 个样本中，有 5 个神经分支穿行于外侧副韧带支配上面的皮肤[11]。支配膝关节囊后方的神经没有别的名字。它们来自坐骨神经的胫神经部分，很多分支直接进入后方关节囊[11]。

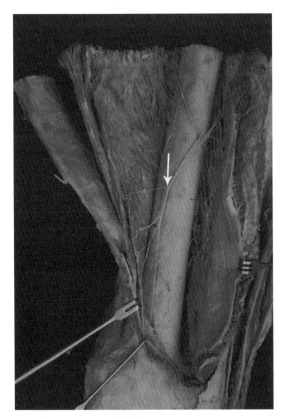

图 10.11　尸体上髌前滑囊神经的解剖。该神经（箭头）可能有两支位于股骨远端分支，还有股骨内侧一支（版权：Mark Sheunke，PhD，and Robert Harmon，OSM-2，University of New England College of Osteopathic Medicine，2017）

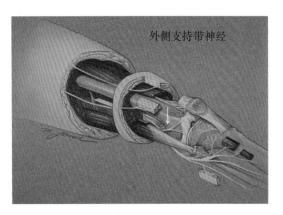

图 10.12　外侧支持带神经的图示（箭头）。该神经起源于膝后，来自坐骨神经或其胫骨成分，然后深入二头肌腱，进而深入外侧支持带支配外侧膝关节囊（插图由 M. Leonard 描绘，A. Lee Dellon，MD，PhD 拥有版权）

上胫腓关节传入神经

上胫腓关节不是膝关节。该关节的传入神经可能会在胫骨平台骨折复位、胫骨高位截骨术或通过胫骨结节移位来矫正髌股关节的力线（Maquet 手术）时受到损伤（图10.13a~d)。如腓总神经从腓骨头后方穿到侧面，胫腓关节近端可见第一分支。胫腓骨近端第二分支来自腓骨头表面的腓深神经或与之伴行（图10.14)。

常见的临床表现：疼痛

- 田径运动中膝关节、半月板及支持带损伤。
- 关节置换后。
- 膝关节的"反射性交感神经营养障碍（RSD)"。
- 膝关节疼痛的远处起源：近端胫腓关节。
- 膝关节疼痛的近因：收肌管。
- 膝关节疼痛的近端起源：肌痛感觉。

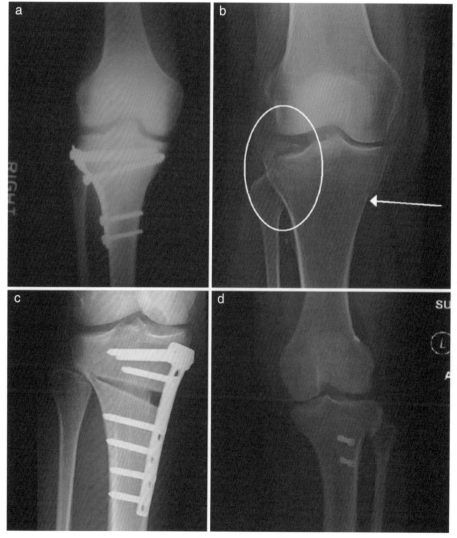

图 10.13 胫腓关节近端传入神经损伤可在下列情况发生：胫骨平台骨折矫正术（a、b)（箭头和圆圈），高位胫骨截骨术（c）或通过移位胫骨结节矫正髌股关节（d)

特殊性临床解剖情况

膝关节的反射性交感神经营养障碍（RSD）

1986 年，约翰斯·霍普金斯大学骨科关节置换小组的外科医师报道：接受全膝关节手术的患者术后出现膝关节慢性弥漫性疼痛，皮肤变色、发冷、肿胀和与单个周围神经分布无关的疼痛。那个时候这种疼痛的术语为"反射性交感神经营养障碍（RSD）"[18]。他们回顾性研究了自己的 661 例患者，记录并发现了 5 例"RSD"，发生率为 0.8%。随后，这种现象被大家知道[19]。例如，在 19 例患者中，仅有的 3 例典型的结果来自症状少于 3 个月的患者[20]。他们接受了理疗及抗炎药。19 例患者中骨扫描有 17 例阳性，但他们中当然也有刚刚接受过膝关节置换的患者。那些没有反应的患者接受过腰部交感神经阻滞疗法。在 3.4 年左右，85% 的患者仍有残余疼痛。后来，一组被轻微损伤就能触发症状的 18 例患者被报道为膝关节的 RSD。治疗除了上述方法以外，还包括长腿石膏制动。12 例患者是在工作中受伤的。最终，3 例患者受伤膝关节接受膝关节融合。请注意，这些患者都没有进行周围神经阻滞或去关节神经术。我们可以跨越 30 年来看最近关于膝关节疼痛综合征（complex regional pain syndrome，CRPS）的最新 Cochrane 分析[21]。最后 31 篇论文被纳入研究，其中包括 368 例症状与 1986 年约翰斯·霍普金斯整形外科组描述相似的患者，Cochrane 分析结论是这个问题确实存在，它通常是由膝关节关节镜检查导致，并且应该做进一步的工作来澄清其病因。2017 年的 1 例患者骑马后出现了这个临床问题，随后接受了膝关节镜检查。也是没有认识到这个解剖区域皮肤或关节的传入神经可能是持续性疼痛的来源（图 10.15）。一直以来人们就想解决这个"复杂的区域性疼痛"

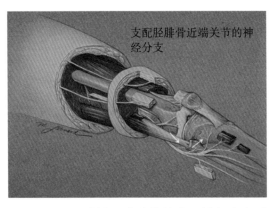

图 10.14 胫腓骨近端关节的支配神经来自腓总神经，近端分支于腓骨头出现；远端分支（箭头）于腓骨颈的表面和腓深部神经共同出现（插图由 M. Leonard 描绘，A. Lee Dellon，MD，PhD 拥有版权）

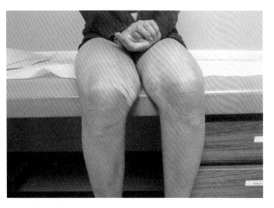

图 10.15 膝关节的"RSD"。这个年轻的女人是一名因膝关节内侧疼痛接受双膝关节镜检查的骑马者。她已经发展为交感反射性营养不良，表现为改变后的紫色皮肤、标记区疼痛。其右侧接受了内侧支持带神经和隐神经髌下支神经阻滞。在神经阻滞之后，她得以跪在右膝关节上没有疼痛

问题。10多年前这个问题被证明已经解决。很简单，只需要有这样的概念，就是疼痛来自受伤的神经，这些神经通过局部神经阻滞可以得到确认，并且可以通过适当的周围神经外科手术来最终解决，手术大都需要切除皮肤和关节的传入神经[22, 23]。这将在后续的"临床结果"部分进行讨论。

与收肌管相关的膝痛

John Hunter 医师（1728—1793），苏格兰杰出的解剖学家和外科医师，在其传记中可以很容易发现这一点[24]。他描述了股浅动脉和静脉与隐神经走行于连接股内侧肌及大收肌的筋膜带形成的通道（图10.16）。缝匠肌位于通道之上，也可以称为缝匠肌下通道。

与收肌管相关的膝关节神经痛有两种不同的临床情况。第一种情况是可能存在内收肌挛缩症，例如足球运动员的"腹股沟拉伤"。这可能导致隐神经受压进而产生膝关节疼痛（图10.17a、b）。针对性的手术治疗方法是进行筋膜带减压即可，而不是切除隐神经。挛缩的内收肌必须同时放松[25]。

在第二种临床情况下，痛性神经瘤的隐神经分支已经在膝关节水平被切除（图10.17c、d），因此手术方法是打开收肌管，确定这些神经分支近端，并将其近端植入内收肌中。在这种情况下，重要的是要知道可能有三个独立分支离开收肌管：①小腿远端隐神经，②隐神经的髌下分支和③大腿内侧皮肤神经。找不到收肌管内这三个神经分支可能会导致膝关节持续疼痛。考虑到这种情况，两个技术要点可能是有用的：①使用神经刺激器来确保您没有将股内侧肌的运动分支切除，②可以把神经拉到通道出口处观察远端皮肤在先前的瘢痕／切除部位的运动情

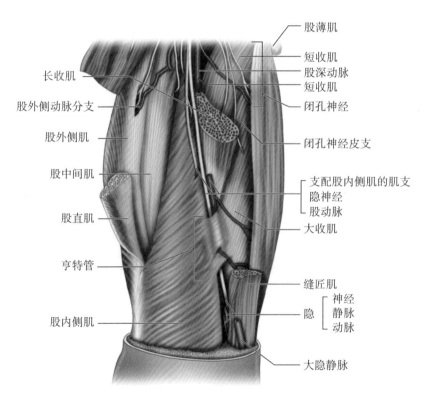

图 10.16 Hunter 通道（收肌管）解剖示意图。注意筋膜将股内侧肌和内收肌相连，包绕浅表的股动脉、股静脉和隐神经。股神经支配股中间肌的运动分支进入肌管支配肌肉并且在此终止。只显示了隐神经离开肌管。注意闭孔肌感觉神经于中间位置进入肌管，与隐神经在管内融合

图中标注（左侧）：长收肌、股外侧动脉分支、股外侧肌、股中间肌、股直肌、亨特管、股内侧肌

图中标注（右侧）：股薄肌、短收肌、股深动脉、短收肌、闭孔神经、闭孔神经皮支、支配股内侧肌的肌支、隐神经、股动脉、大收肌、缝匠肌、隐[神经、静脉、动脉]、大隐静脉

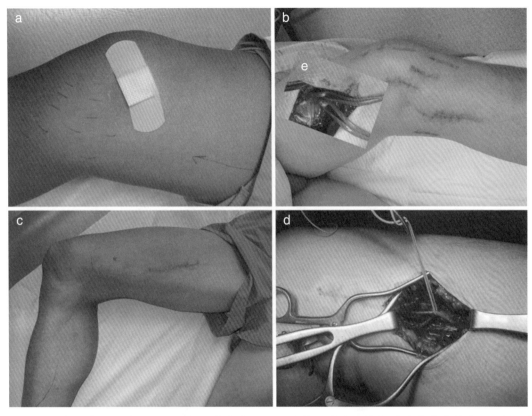

图 10.17　收肌管内隐神经相关性膝关节疼痛。(a) 大学足球球员抱怨膝关节疼痛的右腿,她既往有"腹股沟拉伤",收缩的内收肌腱压缩了隐神经,神经阻滞(创可贴)缓解了膝关节疼痛,她的磁共振检查正常;(b) 左膝疼痛持续存在,尽管以前有很多手术,包括髌下分支的切除。隐神经插图显示有 2 条神经离开收肌管(e),这些位置是手术必须切除以帮助减轻膝关节疼痛的;(c、d) 先前尝试减压收肌管的同一例患者现在出现右侧膝痛。在 d 中,注意在肌管去分离的神经,这些都必须被切除

况或可以打开远端找到那里的神经,顺着向近端寻找。

感觉异常性股痛

神经病理学家 Bernhardt 在 1878 年首次报道了股外侧皮神经在腹股沟支持带处受压的情况 [26]。术语感觉异常性股痛或大腿疼痛是 1885 年一名俄罗斯神经学家发明的,他注意到骑兵过紧的腰带存在这个问题 [27]。因此,这种神经受压症状有时被称为 Bernhardt–Roth 综合征。但是,根据我的

早期临床经验,股外侧皮神经不是在腹股沟支持带下方受压,而是在支持带之中,邻近于髂嵴。股外侧皮神经相对于腹股沟支持带位置的变异于 1995 年被报道 [28](图 10.18)。按照解剖分类,A 型为髂前上棘后方,穿过髂嵴(4%);B 型为髂前上棘前方,缝匠肌始段浅表但位于腹股沟支持带内(27%);C 型位于髂前上棘内侧,被缝匠肌的肌腱始段包裹(23%);D 型位于缝匠肌中间,处于缝匠肌与腹股沟支持带深部的髂腰肌厚筋膜中间(26%);E 型多数居中并埋在腹股沟支持

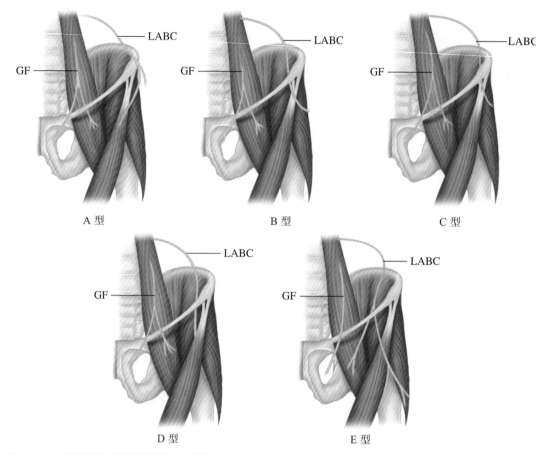

图 10.18　股外侧皮神经的解剖学变化。生殖股神经标绿色，股外侧皮神经标红色。A 类跨越髂前上棘（4%）；B 类邻近髂前上棘但在腹股沟支持带内（27%）；C 类位于前上棘内侧，包裹在缝匠肌的腱起源支持带内（23%）；D 类位于缝匠肌中间，处于缝匠肌与腹股沟支持带深部的髂腰肌厚筋膜中间（26%）；E 类多数居中并埋在腹股沟支持带深部疏松结缔组织中，上覆骨肌的薄筋膜，参与形成生殖股的股神经分支（20%）

带深部疏松结缔组织中，上覆骨肌的薄筋膜，参与形成生殖股的股神经分支（20%）。该研究结果表明机械创伤的时候最容易受到损伤的股外侧皮神经类型是 A、B 或 C 型。这种解剖学变异的临床意义在于进行外科手术时，必须从髂嵴前缘入手，仔细分离上方的腹股沟支持带和下方的神经，最后分开腹内斜肌筋膜直到可见神经近端和腹内斜肌的边界（图 10.19a~f）[29, 30]。在报道的 54 例患者中，仅 2 例患者症状未从此手术中得到缓解

这 2 例失败的患者都有巨大的腹膜，从而继续牵拉减压后的神经。接受腹膜切除术后，这些患者的症状都得以好转 [30]。

治疗方案

对于年纪较轻的膝关节疼痛患者（年纪过小，无法行膝关节置换），治疗以药物等保守治疗为主。这些治疗措施包括通常的抗炎药、理疗（包括热疗和超声波疗法）、运

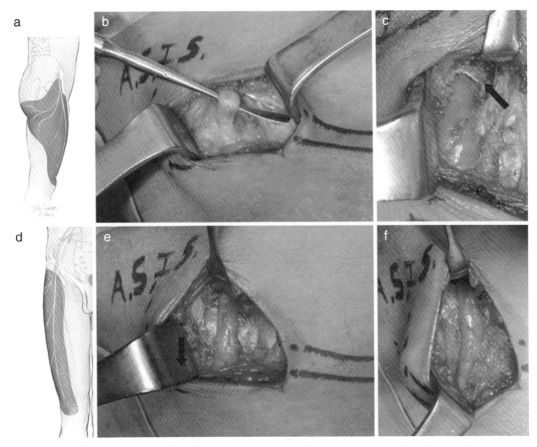

图 10.19　股外侧皮神经被腹股沟支持带受压，在该神经支配的末梢皮肤区域产生疼痛感（a、d）。这可以解释为 "膝关节疼痛"。手术方法是分离与髂前上棘（ASIS）相邻的腹股沟支持带，这里会有神经受压。（b）神经松解首先是将上方支持带和下方神经分开，并直到内斜筋膜显现（黑色箭头 c），然后分离进入骨盆的内斜筋膜（黑色箭头，e），并完成大腿部位神经松解（f）（a、d 由 Ruth Hombe 描绘，A. L. Dellon 拥有版权）

动疗法、局部麻醉药 / 可的松注射、水分离和神经性止痛药[31, 32]。当然，评估必须包括 MRI 检查和骨科咨询。然后所有可能帮助维护膝关节稳定的骨科干预方式都必须被考虑。直到以上所有治疗方式都被应用过，并且没有更好的治疗方式时才可以考虑关节去神经术。但是，局部关节去神经术应优先于脊髓电刺激，因为关节去神经术可以首先去除传向脊柱的信号。老年人群中的治疗选择通常是单室或全膝关节置换。这在缓解关

节痛方面非常有效。但是，有些患者（大约 10%）患有与关节错位、松动或感染无关的持续性疼痛，对于这部分人群，关节置换术可能不是最佳选择。相反，应该考虑疼痛的根源为神经来源，首选的治疗方法为关节去神经术。此外，一些老龄患者第一次关节置换手术效果明显，但过程确实非常痛苦，同时他们对侧关节也存在退行性骨关节炎疼痛症状。这是另一类可以考虑膝关节局部去神经术的理想人群。最后，某些看到过朋友经

历关节置换的患者渴望自己的痛苦可以通过其他方法治疗。这些人也代表了另一个理想的关节局部去神经的群体。

诊断性神经阻滞

神经阻滞小技巧

- 阻滞内侧支持带神经（这也会阻滞内侧皮肤大腿神经）。
- 阻滞外侧支持带神经。
- 阻滞髌下隐神经分支。
- 阻滞股骨前皮肤神经。
- 阻滞至髌前滑囊的神经分支。
- 阻滞到胫腓骨近端联合的神经分支。

膝关节的神经阻滞可以使用或不使用超声引导[33]。对于超声引导，有人建议包括电神经刺激产生刺痛可能会更好地帮助引导神经阻滞。值得注意的是，神经电刺激的额外使用并未提高超声引导下缝匠肌下隐神经阻滞的成功率[34]。但是，该研究中最常使用的技术方法是采用轻拍疼痛扳机点的方法[34]。无法引出隐神经分布区域的"轻拍"样感觉将导致皮肤神经阻滞失败。

皮神经

图10.20a、b给出了神经阻滞的总方案。

股前皮神经受压导致在膝关节置换手术时长垂直切口的近端产生疼痛（图10.20a）。注射时需要精确地进入痛扳机点，深度需达到皮下层直到肌肉筋膜。5 mL的局部麻醉

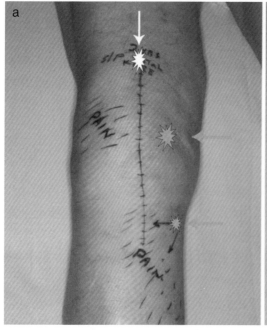
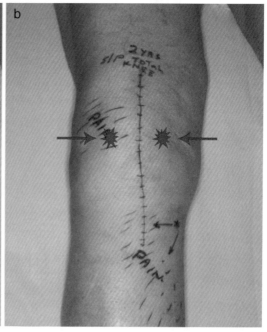

图10.20 神经阻滞计划。（a）皮肤要被阻止的神经由感觉异常、麻木或实际疼痛的皮肤区域决定。白星表示股前皮神经通常直接在瘢痕中被卡住，神经阻滞直接是在该位置。内侧的绿色星星是计划注射的地方，帮助缓解包括髌骨和髌骨下有墨迹的区域痛感。（b）关节传入通常可以触诊为股内侧肌和股外侧肌远端的坚硬痛区，以红色表示

药通常被注入更大的空间。

股内侧皮神经被注射到髌骨内侧，这个疼痛部位通常称为膝关节皮肤痛（图 10.21a、b）。神经就处于皮下平面，需要在这个层面注入 2~3 mL 的局麻药。

隐神经髌下分支的阻滞位置为胫骨结节内侧，鹅骨之上，这个区域通常会伴有髌下皮肤疼痛感及胫骨结节的外侧麻木感（图 10.21a、b）。在这个位置，神经深入筋膜层，可以插入针头直到接触到骨膜，然后拔出 1 mm 再注入 2~3 mL 的局麻药。

膝关节神经

阻滞内侧支持带神经的位置处于髌骨内侧，股内侧肌的远端。这个区域通常为膝关节内侧疼痛区（图 10.22）。针头插入皮下组织，注射麻药使注射部位麻木，然后再插入几毫米，进入内侧支持带。通常，患者将确认他们感觉到膝关节疼痛，在这一点上，注射针处于吸气状态以确保局部麻醉药不注射进入膝血管，通常注射量为 2~3 mL。注意

大腿内侧皮神经也通常被阻滞，患者应被告知阻滞将导致皮肤麻木，而不是由于关节神经被切除。

阻滞外侧支持带神经的位置处于髌骨外侧，股内侧肌远端，这个区域通常为膝关节外侧疼痛区（图 10.23）。针头插入皮下使得注射部位麻木，然后将针头再插入几毫米，

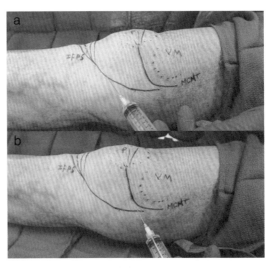

图 10.21　治疗髌下隐神经分支（a）和大腿内侧皮神经（b）诱发痛的内侧皮肤神经阻滞

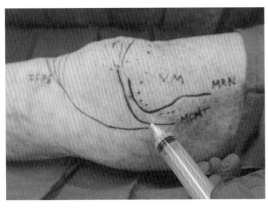

图 10.22　内侧支持带神经的神经阻滞。注意，这个部位位于股内侧肌末梢，通常与大腿内侧皮神经疼痛部位完全重叠。神经阻滞将减轻每个区域的疼痛。当一条腿皮肤接触疼痛缓解，另一条腿将通过关节运动减轻疼痛时，必须加以区分

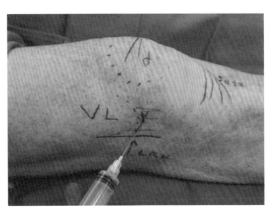

图 10.23　外侧支持带神经的神经阻滞。注意，这位于股外侧肌的远端

进入外侧支持带。通常，患者会确认他们感觉到膝关节疼痛。此时，注射针处于吸气状态以确保局部麻醉药不注射进入膝血管，通常注射量为2~3 mL。髌前滑囊神经可以通过注射股中间肌一直到股骨阻滞，然后将针向后拉1 mm注入5 mL的局部麻醉药。因为此处空间较大，可能需要更多的局麻药。阻滞支配胫腓关节近端的神经并不是在腓骨颈，因为阻滞这里会导致腓总神经暂时性瘫痪。阻滞胫腓关节近端可以直接将针插入关节，在远离腓深神经位置注射2~3 mL的局麻药。

神经阻滞以后

阻滞后，应对患者进行评估确保以前很痛苦的皮肤区域现在有麻木感。如果这些皮肤区域不麻木，则必须重复治疗。

阻滞后，应对患者膝关节功能进行评估。通过测量无痛动作范围可以评估运动以前是否由于疼痛受到限制。在工作人员在场的情况下，患者应该通过跪下、爬楼梯动作评估功能（图10.24a~d）这不仅出于安全考虑，但要注意疼痛是否持续。如果疼痛持续存在，其他神经仍产生疼痛刺激，如果患者愿意，实施更多的神经阻滞才能发现痛苦根源。

在图10.25a、b中，1例患有类风湿关节炎的妇女已经做过3次膝关节置换，但仍然存在膝关节疼痛症状。评估后针对性的计划是阻滞内侧和外侧支持带神经，以及隐神经的髌下分支，最常见的复合性神经阻滞。术后发现走路没有任何痛苦时，她喜极而泣。显然她也不需要第四次膝关节置换，也许第三次膝关节置换也是不必要的。

神经切除术后，大约90%患者的膝关节疼痛缓解程度可以达到好到极好标准。

作者首选的去神经技术

特别提示

永远记住：

● 不稳定关节是关节去神经术的禁忌证。

详细步骤

外科技术

手术在3.5倍放大镜下进行，无须使用止血带，而要使用双极电凝。患者取仰卧位，局麻药是1%的利多卡因和1∶10万肾上腺素。在手术前标记手术部位时以疼痛的扳机点为中心。诱导前给予静脉用抗生素。对于那些有膝关节置换的患者，术前术后都要特别小心。

预麻醉

这是周围神经手术的重要部分。强调这个概念是为了避免手术中疼痛传入引起的脊髓损伤。为达到这个目标，在切开之前要先对皮肤进行麻醉。一旦确定了要切除的神经，需注射局部麻醉剂以防止神经切除术的疼痛输入。在切除之前烧灼神经是有目的的，这是防止神经纵向血管的出血而不是预防神经瘤形成。

将神经植入肌肉

由于被切除神经的细胞体处于它的背根神经节，分开神经后不可避免会有再生[35]。目前，由于我们无法阻止该过程，我们只能重新定位近端神经末梢。实验上[36, 37]和临

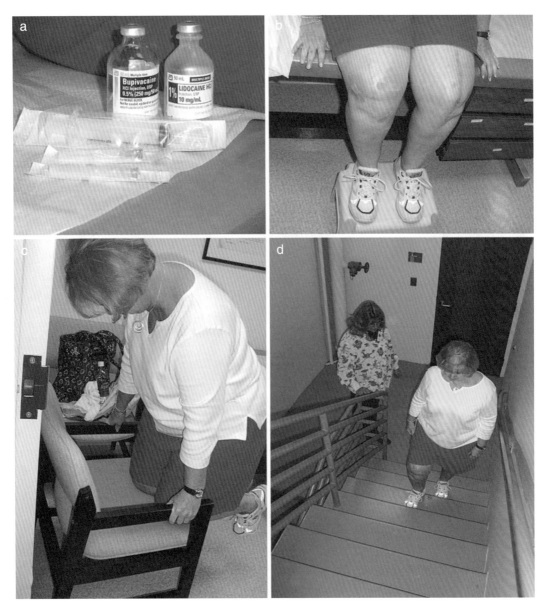

图 10.24　成功的神经阻滞（a 和 b）不仅必须使所需的皮肤区域麻木，而且还得通过积极地联合使用［例如跪下（c）和爬楼梯（d）］来证明疼痛得到缓解

床上 [38, 39] 已经显示将该感觉神经植入未受伤的肌肉（靠近关节线处）将防止痛性神经瘤的形成。植入过程中不使用缝合以避免产生新的神经损伤。神经只需轻轻地推入肌肉中即可。

病理

虽然诊断可能是"内侧支持带神经的神经瘤"，但送检神经标本可能是从正常神经起始部开始。例如，在全膝关节置换术患者中，神经瘤可能位于内植物周围的囊腔中，而那

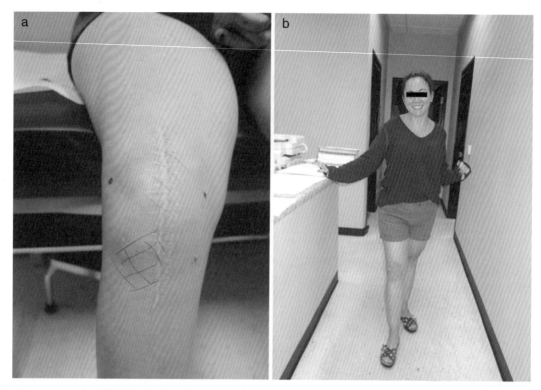

图 10.25　一名因类风湿关节炎进行三次膝关节置换的年轻妇女术后存在膝关节疼痛。（a）检查后针对性计划是阻滞 3 个痛苦的扳机点，即膝关节内侧和外侧支持带神经和髌下隐神经；（b）神经阻滞后，她的痛苦水平从 8 下降到 0，表明她的痛苦来自这 3 根神经，她适合行部分关节去神经术而不是第 4 次关节置换

不是神经切除部位。手术期间不用显露内植物。因此，病理报告通常会诊断"正常的周围神经"。这很完美，因为您在手术期间所做的就是"阻断神经的功能"[35]，阻断从神经瘤到神经节根背部的疼痛信息传递。通常，在运动员中，神经标本将被诊断为"退化性变化"，这与拉伸牵引损伤相关。有时，例如在图 10.8a、b 中，样品将包含一个真正的神经瘤。如果标本由于纤维化或无周围神经被退还，应该要求病理医师重新切割标本并要求 S100 染色（可显示施旺细胞）。

术后常规和康复

术后采用柔软的敷料包裹伤口并且允许立即活动。术后第 7 天移除敷料。然后每天

2 次碘伏消毒。术后第 14 天拆线。然后开始康复，每周水中行走 3~4 次，第一周步行 15~30 分钟，第二周游泳，然后过渡到在健身房"椭圆机"或户外散步。

切除股前皮神经

疼痛触发部位几乎总是位于延伸到大腿前部的纵向切口近端（图 10.26a）。切口开始于到扳机点近端 2 cm 后并继续到扳机点远侧 2 cm，与现有瘢痕连续。通过瘢痕继续解剖，延伸到它的近端，直到发现一条小神经进入这瘢痕。然后神经被阻滞（图 10.26b）和烧灼（图 10.26c），以及切除并送病理检查；最后，神经被松散地植入股中

间肌中（图 10.26d）。术中不使用缝合以保护肌肉中的神经。

切除隐神经髌下分支

IFPBSN 的疼痛扳机点通常位于鹅足，但可能比这个位置更近或更远，可能不止一个扳机点。切口长 3 cm，以扳机点为中心并沿腿长轴（图 10.27a~d 和图 10.28a~d）。在这个位置，IFPBSN 深入筋膜并且几乎总是伴随着静脉。如果脂肪过多，那么红色的静脉可能是最简单的辨认方法。神经被血管牵

拉线拉紧，并用扁桃体夹沿着这条神经的近端解剖，这将与缝匠肌平行。后续向神经注射局麻药并烧灼近端，远端部分送检病理，用镊子将 IFPBSN 的近端钝性推入缝匠肌。记住：这条神经可以位于该肌肉的前、后或穿过肌肉。而实际上可能植入缝匠肌深部的股薄肌。你的手指可以在植入过程中引导夹具的末端。当镊子从通道中出来时，检查镊子的末端以确保神经还没有被尖端拔出肌肉。记得观察在两内切口之间，即筋膜深部收肌管之上进入鹅足的 IFPBSN 的其他分支。

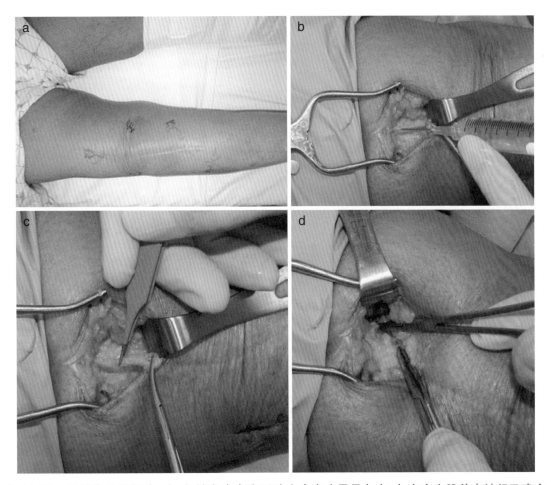

图 10.26　股前皮神经切除。（a）触发痛点在近端瘢痕中（墨星）；（b）瘢痕内股前皮神经已确定分支并且在烧灼前用局部麻醉药阻断神经以防止出血（c），最后植入神经进入股中间肌（d）（版权：Eric H. Williams，MD，Baltimore，Maryland）

切除股内侧皮神经

切口选择在神经疼痛扳机点，这通常位于股内侧肌远端。大多数情况下，您将通过同一切口同时切除皮肤神经和内侧支持带神经（图10.27a~d）。皮肤神经就位于皮下组织中，其周围经常有脂肪包绕。通常相邻静脉中的血液是良好的参考标志（图10.29a~d）。一旦确定，将该神经注射阻滞，远端近端灼烧。在某些情况下，它会潜入内侧支持带并成为内侧支持带神经的一部分。通常，它会向近端扭转穿过股内侧肌筋膜。

这个筋膜被切开后形成通道，并且大腿内侧皮神经的近端植入该通道。

切除内侧支持带神经

切口选择在神经疼痛扳机点，这通常位于股内侧肌远端，可能是切除股内侧皮神经的同一切口。解剖上必须确定股内侧肌远端，通过其筋膜窗口（图10.27a~d），然后用15号手术刀片向远侧轻划内侧支持带，将筋膜分开。神经会立刻靠近伴随膝状血管（图10.30a~d和图10.31a~d）。神经注入局麻药后，被解剖至内侧支持带深部，直到斜行进

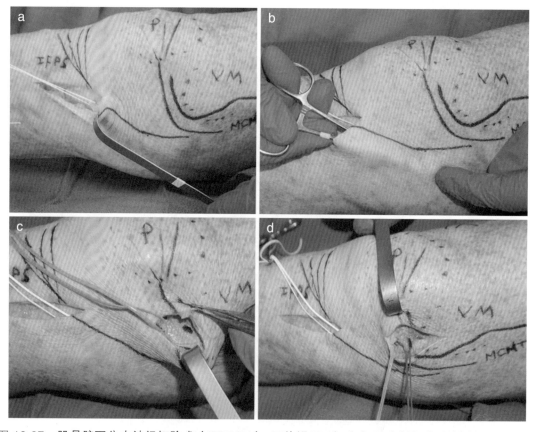

图10.27　股骨髌下分支神经切除术（IFPBSN），尸体视图。（a）切口在扳机点上创建；白色的循环是在IFPBSN附近；（b）检查者沿着在手指末端终止的近端隧道用扁桃体钳抬高皮肤；（c）蓝色环位于大腿内侧皮神经。支持带内侧有穿孔以显示股内侧肌；（d）红色环在内侧支持带神经周围，一直到远端红色股内侧肌

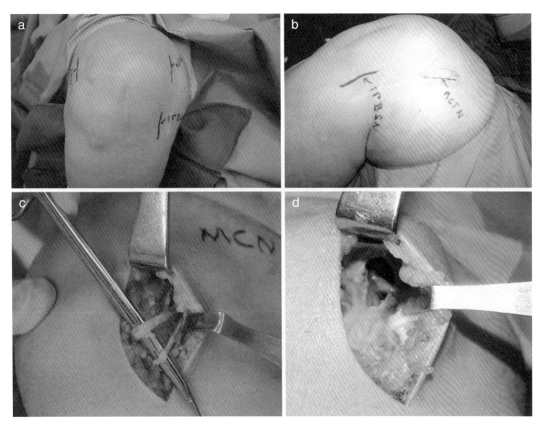

图 10.28　髌下隐神经：术中视角。（a）三个最常见的神经切除术切口位置，屈膝位（从前面看）；（b）两个内侧膝关节切口的位置；（c）隐神经髌下分支神经通过皮下通道离开；（d）在神经被植入到肌肉后肌管的观察

入肌肉。在那个位置，神经被烧灼翻转，并将其近端植入肌肉表面下。然后用 3-0 不可吸收的编织线缝合支持带内侧（图 10.29d）。

切除外侧支持带神经

切口位于疼痛扳机点上方，通常位于股外侧肌的远端。必须记住，外侧支持带神经起始于腘窝并走行于二头肌腱和髂胫束下方到达外侧支持带下方处。外侧支持带将髌骨连接到髂胫束。这种解剖意味着外侧支持带神经不会被植入肌肉中，而是回返到腘窝。

切口长 3~4 cm，以扳机点为中心膝下约 3 cm（图 10.32a~d 和图 10.33a~c）。注意，

该手术是膝关节屈曲并且脚踏支撑足踝/足时进行的。切口深至筋膜，然后通过相连的髂胫束和外侧支持带。目的是找到股外侧肌远端。有时候，肌肉已经向远端裂开了，你所认为的肌肉远端其实并不是最远端。你会明白这一点是因为不会有横向的支持带神经或肌肉远端的膝状血管。然后你必须向更远端扩大切口再探查一次。

一旦确认神经血管束，就用局部麻醉药阻滞神经近端，双极电凝烧灼神经远端，并用小的双头拉钩侧向拉开髂胫束（图 10.33a~c 和图 10.34a~f）。在完成此操作后，可能发现神经粘连在外侧支持带上。如果出

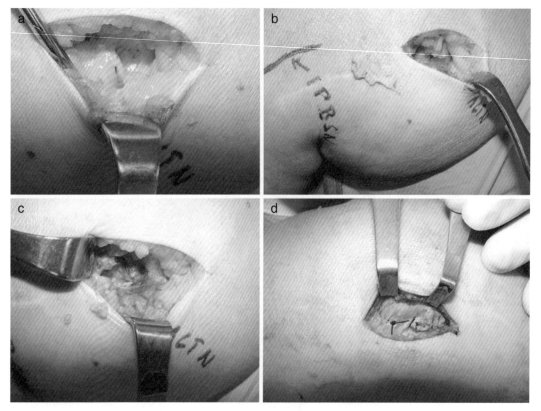

图 10.29　大腿内侧皮肤神经：术中视角。(a) 切口居疼痛扳机点中间，髌骨的内侧缘下 2~3 cm 并位于可触及的股内侧肌远端中心。在神经附近可见少量红色血液，有助于识别脂肪中的神经；(b) 切除神经相邻的脂肪 / 瘢痕；(c) 内侧支持带打开，内侧支持带已经被切除并植入股内侧肌；(d) 内侧支持带用 3-0 编织缝线缝合

现这种情况，那么必须继续向深部和后方解剖，将神经 / 血管从髂胫束分离，否则神经不会缩回进入腘窝。将神经血管束向近端解剖，然后烧灼神经近端，去除神经。这里不用将神经近端植入肌肉。然后髂胫束 / 外侧支持带被 2-0 不可吸收编织线间断缝合起来。最后，膝关节伸展。

切除支配髌前滑囊的神经分支

切口位于髌骨近端，逐层进入并穿过股中间肌。继续解剖到股骨，至少应找到一条进入髌前间隙的神经。也许会有两个分支，第二个分支更多位于股骨内侧。这个神经近端被阻滞，远端被烧灼分开并于近端植入股中间肌 (图 10.35a、b 和图 10.36a~e)。

切除支配上胫腓关节近端的神经分支

腓总神经的神经松解必须首先在腓骨头完成 [40, 41]。图 10.37 展示了这种方法。图 10.38 是切口的一个示例，显示的是胫腓关节近端疼痛可能的源自胫骨高位截骨术的切口。腓总神经的内部神经减压需要使用显微神经外科手术器械和技术，首先从腓深神经内侧 / 前侧分离出更多外侧 / 后方的腓浅神经 (图 10.37)。通常情况下，神经上的纵向

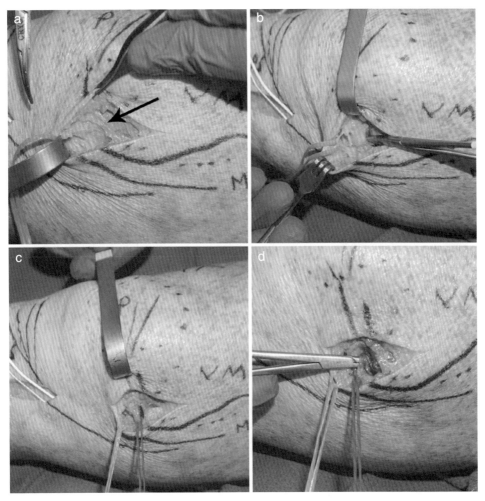

图 10.30 内侧支持带神经：尸体视图。（a）确定覆盖股内侧肌的筋膜；（b）夹钳将股骨内侧肌远端的血管和神经定位；（c）内侧支持带神经周围有一个红色环，蓝色环在大腿内侧皮肤神经上，白色环在隐神经髌下分支；（d）内侧支持带神经植入股内侧肌深层表面

血管是一个向导，这种分离容易完成。然后完成术中电刺激（使用您可以获得的任何刺激器）。我更喜欢一次性美敦力 Xomed（Medtronic Xomed TM，Minneapolis，USA）刺激器，如图 10.39 所示。然后我们可以看到腓深神经经过非常仔细的解剖，在其近端上方会发出一根细小的直径 1~1.5 mm 的分支支配上胫腓关节（图 10.39）。该分支在受到电刺激时不会产生任何的运动功能。将0.5 mL 的局部麻醉剂注入这个小分支。然

后当这个小分支离开腓总神经的神经外膜后将其向近端分离。这里没有肌肉可以将这根神经分支植入其中。

临床结果

冷冻技术

使用的名称很重要。在冷冻消融中盲目地或在超声引导下反复冷冻神经会破坏神经，

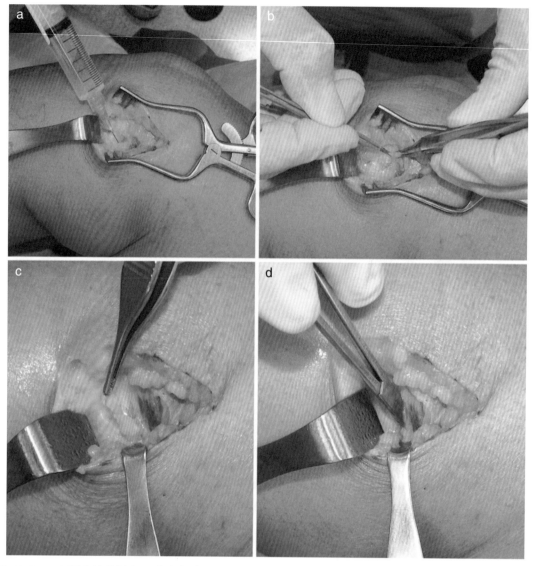

图 10.31　内侧支持带神经：术中视角。(a)内侧支持带神经被注射局部麻醉剂然后烧灼(b)，然后切除远端并进行病理检查(c)，最后将近端植入深层股内侧肌表面(d)

而这将导致神经瘤的形成。相反，冷冻神经松解术使用较低的温度并且让神经保持静息状态，但神经保持完整并且没有神经瘤形成。冷冻消融髌下隐神经已经在有关隐神经髌下分支的解剖变异的文章中进行了描述[13]，但是目前还没有关于冷冻消融结果的报道。2017年有报道认为术前冷冻神经松解术有助于缓解骨科术后膝关节疼痛，其疗效优于使用止痛泵进行术后镇痛[42]。但是，没有关于这种技术用于治疗膝关节疼痛的报道。

射频技术

使用的名称很重要。在射频消融中，盲目地或在超声引导下反复电损伤将会破坏神

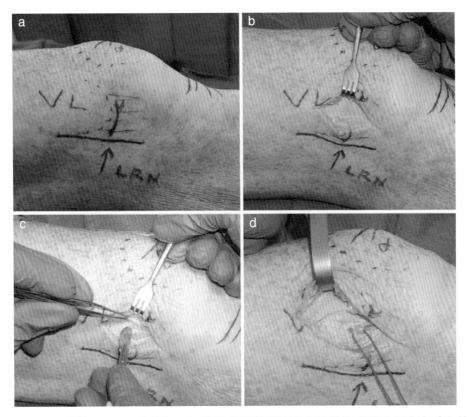

图 10.32　外侧支持带神经：尸体视角。(a)纵向黑线提醒我们该神经出现在腘窝中并向前及深部至二头肌腱进入髂胫束下方的空间(b);(c)15 号刀片用于纵向切开髂胫束，找寻股外侧肌的远端边缘;(d)在该位置会发现外侧支持带神经，靠近外侧膝状血管，在这里用红色环圈环绕

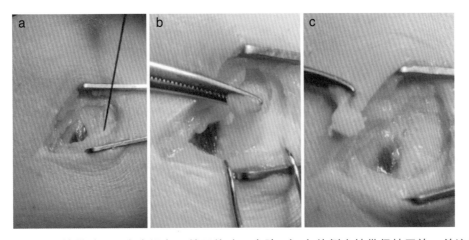

图 10.33　外侧支持带神经：术中视角，特写镜头，右膝。(a)外侧支持带保持开放，并注意股外侧肌的远端，针指向要注射神经的位置，髂胫束 / 外侧支持带将向侧面缩回;(b)远端烧灼后，外侧支持带神经被夹住;双钩子用来从侧面拉回支持带以进行更深的解剖，进而允许神经伸膝时进入腘窝;(c)切除神经送检病理，然后使用 2-0 不可吸收编织缝合线封闭外侧支持带

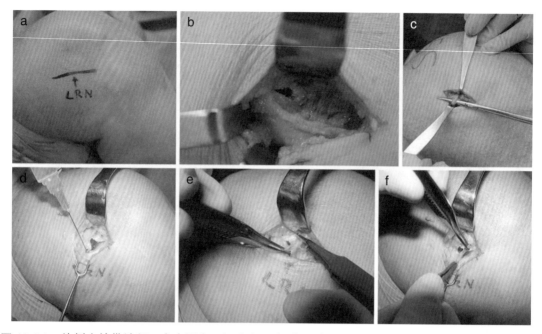

图 10.34　外侧支持带神经：术中视角。(a)切口概述。请注意膝关节弯曲;(b)髂胫束和外侧支持带被融合在这个位置，并打开这个支持带揭示股外侧肌的红色远端肌肉以及外侧支持带神经和紧靠肌肉的膝状血管;(c)阻滞神经，远端烧灼，最后分离并在近端烧灼(d);(e)注意双钩，它深深插入外侧支持带。这有利于横向拉动结构，因此近端外侧支持带神经末梢可被烧灼并深入支持带。然后，当膝关节伸直时，近端会掉入腘窝;(f)注意神经的烧灼是在近端以及远端进行以防止出血，以及切除神经的一部分被送入病理

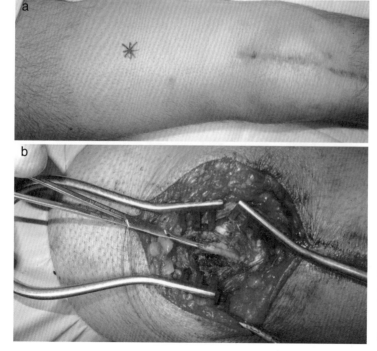

图 10.35　髌前滑囊神经：临床术中视角。(a)腿处于手术位置，显示先前的髌骨表面切开术;(b)切口直接穿过股中间肌到达股骨，神经被夹住确定

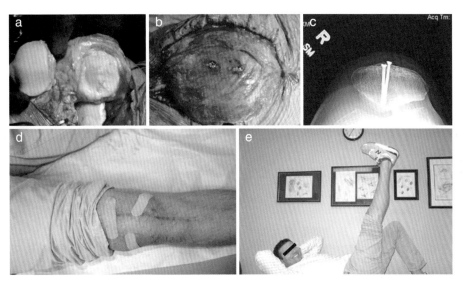

图 10.36　髌前滑囊神经：临床术前观点。这名男性患者患有髌骨软骨软化并髌骨置换（a~c），但这不能减轻他的痛苦，尤其是试图将膝关节从倾斜位置伸出超过 55° 时。内侧和外侧支持带神经阻滞并没有缓解这种疼痛。后来直接阻滞髌前囊神经（见中央创可贴位置 d），他当时能够无痛地伸展膝关节（e）

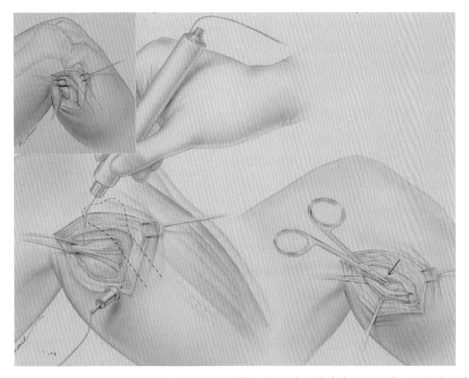

图 10.37　胫腓骨近端的神经支配插图。插图显示腓骨颈切口减压腓总神经及环成一圈的腓肠神经。左图显示完整腓总神经到胫腓关节近端的分支解剖，即腓深神经与腓浅神经。使用电刺激来识别运动分支并推论关节的运动支配神经。右图显示了分离神经至关节的 1 mm 神经分支，这些神经回到腓总神经的神经外膜，没有肌肉可以植入（插图由 M. Leonard 描绘，A. L. Dellon，MD 拥有版权）

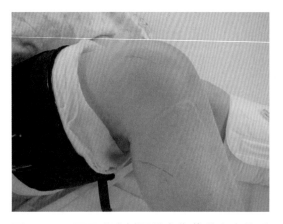

图 10.38 图示为这例胫骨高位截骨患者的手术瘢痕。他正在准备做右膝外侧去神经术和上胫腓关节的去神经术（注意：该手术不需要止血带）

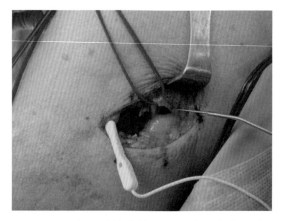

图 10.39 上胫腓关节的去神经术：术中照片。这是患者的左腿，可见腓总神经已经减压并且深入外侧间室的肌肉中。神经刺激器已确定其最背侧的分束，电刺激没有反应，因此是要切除的神经。对于这例患者来说，这是一条异常粗大的神经（一般直径为 1~1.5 mm）

经，而这将导致神经瘤的形成。相反，脉冲射频治疗（PRF）可停止神经传导一段时间，理论上不会导致神经瘤的形成。所有的这些技术，每 3~6 个月都需要重复 1 次，因为神经可以再生。作为一个这种治疗膝关节疼痛的方法的例子，RFA 试验旨在创建神经切断术治疗年龄介于 50~80 岁的慢性骨关节炎疼痛人群[43]。将患者分为两组，每组 19 例患者通过预处理缓解疼痛神经阻滞，每例均用过皮烷治疗 – 荧光透视引导针和一组随机分配，然后应用电流。神经阻滞必须导致至少减轻 50% 的痛苦。射频切断术的目标神经是"膝上外侧、上内侧和下内侧神经"，这些对应于本章节里面的术语：MR、LR 和 IFPBS 神经。在第 12 周时治疗组采用 VAS 评分和牛津大学的膝关节评分检测结果显示术后疼痛可显著减少（$P < 0.001$）。在第 12 周，59% 的患者疼痛减轻了至少 50%。从严格的角度来看，该研究的时间不够长，所以无法得出射频神经切断术的疗效能维持多久的结论，它也没有说对于那些"神经切断术"后真正形成神经瘤的患者多久需要再次行射频神经切断术。此外，该研究显示部分治疗组患者（41%）未能在 3 个月内获得 > 50% 的疼痛缓解，最有可能的原因是神经分支的分叉并非都肉眼可见[43]。

膝关节部分去神经术

第一组为全膝置换术后持续性疼痛的患者，行部分膝关节去神经术，其结果发表于 1995 年[44]。15 例患者被确认在全膝关节置换术后膝关节疼痛持续或加剧超过 6 个月。在每例患者中因为组件松动、对线不良、膝关节不稳定和感染引起疼痛者都被系统性地排除。术前采用膝关节学会功能评分量表问卷和视觉模拟评分来进行疼痛的评估。被选择进行手术的标准是每例患者必须在进行选择性神经阻滞后视觉模拟评分降低至少 5 分。术后评估由一个不包括手术医师的团队来进行。所有 15 例患者至少有 1 条膝关节的神经行选择性去神经术（15 例患者中共有 45 条神经进行手术）。所有患者报告术后即刻的主观疼痛改善，可以维持平均 12 个月（6~16 个月）。结论是选择性的膝关节去神经术适用于治疗全膝关节置换术后神经瘤源性的顽固性膝痛。

第一组受伤后局部持续性疼痛患者接受膝关节部分去神经手术的疗效报道于 1996 年[45]。共有 70 例患者在创伤或截骨术后出现持续膝关节疼痛。其中一组新的全膝关节置换术后疼痛患者也包括在内。在全膝关节置换术患者中，疼痛原因为无菌性松动、败血症、支持带不稳定、力线不良和聚乙烯磨损患者都被系统地排除在外。在非全膝关节置换术患者中，关节炎、滑膜炎、支持带不稳定和半月板紊乱等原因引起疼痛者也全部被排除在外。所有入选患者均成功地进行了选择性神经阻滞。70 例患者中有 60 例患者（占 86%）均对去神经手术感到满意，其判断标准是通过直接询问以及检测术后的疼痛视觉模拟评分较术前减轻 5 分或以上。平均术前膝关节学会评分为 51 分（40~62 分），术后随访结果改善到平均 82 分（15~100 分）。70 例患者中有 49 例（70%）患者膝关节学会评分的最终客观评分大于 80 分。随访期小于 2 年或 2 年以上的患者满意度差异没有统计学意义。总而言之，选择性的膝神经去神经术适用于用尽传统方法处理无效并排除任何结构性问题或感染性病因的顽固性膝关节疼痛的处理，而且这些患者应事先进行选择性神经封闭，结果良好者可以选择膝神经去神经术。

在 2001 年，Insall 和 Scott 编辑了 *Surgery of the Knee* 一书，其中包括 "*Partial Knee Denervation*" 这一章节。在该章节中，对此手术方法的经验进行了回顾[46]。该书分别于 2005 年[47] 和 2012 年[48] 再版后仍然重复了这些数据。在 2010 年，关于膝关节疾病的新骨科教材由 Noyes 出版。这些相同的数据包含在其第 1 版[49] 及其 2016 年的第 2 版[50]。最后，关于部分膝神经支配术的结果发表于两篇综述，一篇是在 2009 年[51]，另一篇是 2014 年[52]。这些数据列于表 10.2，1993—1998 年部分膝关节去神经术的结果。

表 10.2　膝关节部分去神经术的结果：1993—1998

临床问题		
全膝关节置换术	255 例患者	
膝关节损伤	89 例患者	
切断的神经数量		
1 条神经	0 例患者	0
2 条神经	66 例患者	19%
3 条神经	44 例患者	13%
4 条神经	89 例患者	26%
5 条神经	37 例患者	11%
6 条神经	108 例患者	31%
结果		
视觉模拟评分		
术前	$x=8.7$（区间 6~10）	
术后	$x=1.6$（区间 0~3）	$P<0.001$
膝关节学会评分		
术前	$x=55$（区间 30~60）	
术后	$x=90$（区间 80~100）	$P<0.001$
临床分级结果		
非常好	70%	
好	20%	
改善	5%	
无变化	5%	
差	0	

注：数据来自：Dellon[51, 52]。
患者总数 =344。

自将这些数据制成表格以来的 20 年中，另一项大型回顾性研究我还没有完成。但是，下列变化已经发生[52]：

（1）运动医学界已经意识到采用关节去神经术治疗慢性疼痛疗效较好，更多的年轻运动员膝关节疼痛患者正选择接受该治疗而不是全膝关节置换术。

（2）最常见的被去除的神经是：内侧和外侧支持带神经及隐神经髌下支。

（3）需要切除的最不常见的神经是支配髌前滑囊的神经。

这是一名年轻的运动员在行左膝内侧支持带神经分支切断术后 3 个月返回运动场踢足球的例子，见图 10.40a~d。他在半月板内侧损伤修复术后仍然存在致残性疼痛，需要接受部分膝关节去神经术。

2001 年，25 例顽固性膝关节疼痛患者被纳入前瞻性研究。纳入标准：至少持续疼痛 1 年，保守治疗失败，疼痛定位在扳机点，并且在进行神经阻滞后，疼痛视觉模拟评分至少减轻 5 分以上[53]。患者平均年龄为 50.3 岁，平均疼痛持续时间为 6.6 年。疼痛病因包括膝关节置换术 10 例及外伤 15 例患者。先前平均膝关节手术次数为 5.1 次。

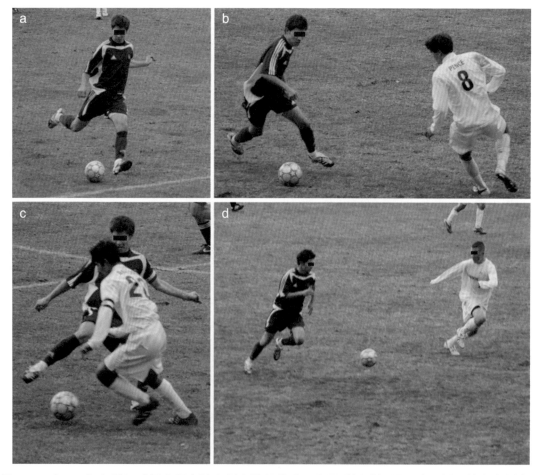

图 10.40（a~d）年轻运动员在行左膝内侧去神经术后 3 个月重返球场踢足球示例。他在内侧半月板修复后仍不能完全缓解疼痛。注意每张照片中左膝在承受压力时没有疼痛

25 例患者共切除了 62 条神经，包括隐神经的髌下分支（N=24）、支配胫腓关节的神经分支（N=5）、内侧视网膜神经（N=12）、外侧视网膜神经（N=8）、大腿内侧皮神经（N=6）、股前皮神经（N=3）和股外侧皮神经（N=4）。其中 11 例患者疼痛获得彻底缓解（44%）。10 例患者（40%）疼痛部分缓解。4 例患者（16%）疼痛没有缓解。随访时间为 1~4 年。结论是膝关节部分去神经术对于某些特定的患者是有益的。患者术后满意度为 84%（25 例患者中 21 例患者觉得满意）。没有患者出现病情恶化。

一组年轻和年老患者术后 3 个月，另一组术后 1 年和另外一组术后 10 年的随访的功能结果如图 10.41a~d、图 10.42a~d 和图 10.43a~e 所示。

最新的有关膝关节部分神经术的文章发表于 2017 年，作者来自位于麦迪逊的威斯康星医科大学骨科 [54]。结果见表 10.3。只有两个并发症与伤口红斑消退有关。

膝关节去神经术的并发症

膝关节去神经术最常见的并发症是无法达到理想的痛苦缓解效果。在我做这个手术的第一年里，大约 10% 的患者需要第二次手术，这很可能是由于没有完全切断 IFPBSN 的原因。在采用本章推荐的手术技术时，这可能发生在采用两个内侧皮肤切口时。当采用附加的在连接两个切口之间的皮肤下面的搜索技术后，并发症减少到 4%，但是仍然是最常见的并发症。

某些患者持续疼痛的另一个原因是他们认为术前感觉的痛苦仅仅是单侧的，比如内侧。他们术前神经阻滞可以将疼痛评分从

表 10.3　膝关节部分去神经术的结果：2011—2014

临床问题		
全膝关节置换术	31 例患者	
膝关节损伤	19 例患者	
切断的神经数量		
内侧支持带神经	50 例患者	100%
隐神经髌下支	50 例患者	100%
外侧支持带神经	29 例患者	58%
股内侧皮神经	21 例患者	42%
股前皮神经	6 例患者	12%
支配上胫腓关节的分支	3 例患者	6%
结果		
视觉模拟评分		
术前	$x=9.4 \pm 0.08$	
术后	$x=1.1 \pm 1.6$	$P<0.001$
膝关节学会评分		
术前	$x=45 \pm 14.3$	
术后	$x=94 \pm 8.6$	$P<0.001$
临床分级结果		
非常好	64%	
好	20%	
改善	6%	
无变化	10%	
差	0	

注：数据来自：Shi et al[54]。
患者总数为 50。临床随访时间：平均 24 个月，区间为 16~38 个月。
* 有 3 例患者再次手术切断另外一根神经，从而获得非常好的疗效。

8 分减少到 2 分，他们很高兴。但是，必须向患者指出的是，就如本章"诊断性神经阻滞"中所述，最常见的膝关节中央疼痛的原因是由于内侧和外侧支持带神经重叠所致。因此，对于术后持续疼痛时，必须重复进行

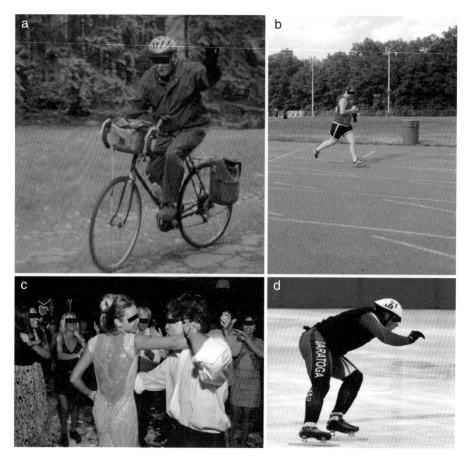

图 10.41（a~d） 部分膝关节去神经术后 3 个月恢复运动的患者示例

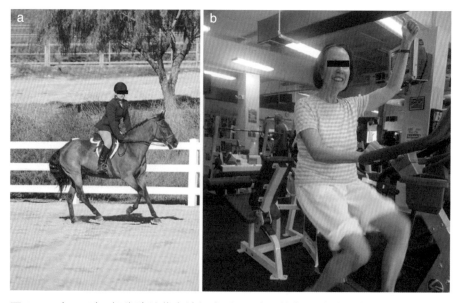

图 10.42（a~d） 部分膝关节去神经术后 12 个月恢复运动的患者示例

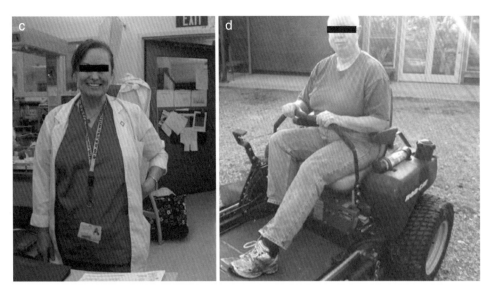

图 10.42（a~d）（续）

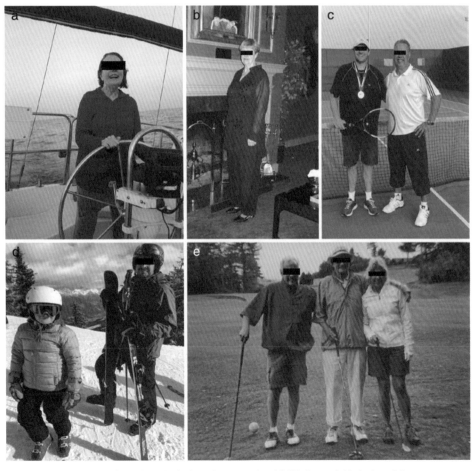

图 10.43（a~e）　膝关节部分去神经术后 10 年重新恢复运动的患者示例

神经阻滞。总的来说，约 5% 的患者需要再次手术来切断另一根神经。

在膝关节的皮下脂肪较多并且已经进行全膝置换术的患者中，大约 2% 的人会出现脂肪坏死。这种并发症表现为温暖的坚硬区域，意味着此处被破坏的脂肪细胞被吸收时释放出油滴，从而产生炎症。这似乎是一种感染（图 10.44a~c），尤其在有膝关节假体时，应引起适当的关注。抗炎药治疗加局部湿敷是有效的。必须密切监测患者是否有发热迹象或该区域红肿情况。最好转回给骨科医师，并一起协调处理。迄今为止，尚无感染累及内植物的情况发生。

与皮神经去除相关的感觉异常可能会让患者觉得不舒服，尤其是从邻近的正常皮神经向麻木区域芽生新的神经时，而这将使得皮肤麻木的区域缩小。这往往发生在术后第 3 周到第 12 周。有效的治疗方法是水中行走（水疗），不需要任何直接的治疗干预。这通常在术后第 15 天开始，这时缝线已经

被拆除，伤口已临床治愈。

瘢痕的出现一直是个问题。如图 10.44a~c 所示。伤口愈合时瘢痕的情况往往不可预测，尤其是在年轻女性中。在这种瘢痕形成过程中，术后伤口肿胀和张力与过早走动有关。这种并发症可以通过局部应用类固醇、瘢痕按摩，或者在必要时进行瘢痕切除重新缝合。注意在色素沉着的皮肤中使用类固醇时可能会有色素沉着不足的情况发生。

没有患者出现夏科特关节。由于膝关节是负重关节，因此这一直是受到关注的一个问题。但是，上述技术永远只是部分关节去神经。膝关节后方关节囊依然保留神经支配。此外，正如第 2 章所述，本体感觉不需要神经支配，但后者可以提供支持带破裂相关的保护性信息，这已在第 2 章猫的膝关节模型中讨论过了。

植入肌肉的神经可能会因极限运动或其他有关损伤而被拉出来。建议避免蹦床跳这

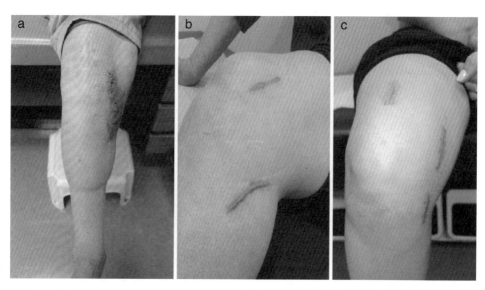

图 10.44（a~c） 膝部部分去神经术后的并发症。（a）与脂肪坏死有关的肿胀和红斑。（b、c）愈合不良导致肥厚和色素沉着的瘢痕

样的活动。这种并发症可以通过再次手术重新将神经植入肌肉。许多运动员将返回当初他们受伤的运动，例如篮球、足球和滑雪，当然还有可能会发生新的伤害，从而重新开始整个诊断膝关节疼痛的评估过程。

膝关节去神经术后，膝关节持续疼痛的最终原因可能是由于存在异常的神经支配。在本书准备出版时，Tran 和他的同事们发表了关于人体膝关节的解剖学研究结果。他们使用 3.5 倍放大的显像技术，精确展示了膝关节支配神经的精细解剖并展示他们 15 个标本的神经重叠结果（图 10.45a~c）[55]。尽管他们的图像非常生动且对研究很重要，但是他们却使用最复杂的命名法来描绘这些神经分支。在我看来，这容易令人觉得困惑，有些甚至是错误的皮神经分支与关节分支。例如本章重点介绍了 2 条皮神经和 3 条关节支作为大

多数患者的疼痛根源，而 Tran 和他的同事们总结为 1 条皮神经和 9 条关节神经。他们发现的关节神经之一是支配胫腓近端关节的关节支，本章里面也描述了，但是 Tran 和他的同事们仍然描述了更多的神经分支，比本章介绍的关节神经分支多 5 条。我认为他们称之为股内侧肌的肌支和膝内侧神经其实都是我称为内侧支持带神经的分支。当然，用"retinacular（支持带）"代替"geniculate（膝状的）"这个词没有真正的问题，但是仍然意味着 Tran 和他的同事们描述的神经比本章讨论的需要切断的神经多 4 条以上。Tran 和他的同事们描述的神经中另一项"额外增多"的神经是因为他们创造了 2 条神经分支（内侧支和外侧支）来支配股内侧肌，而本章中则描述为 1 条神经。以下情况将使得 Tran 和他的同事们对膝关节周围神经数量的描述"额

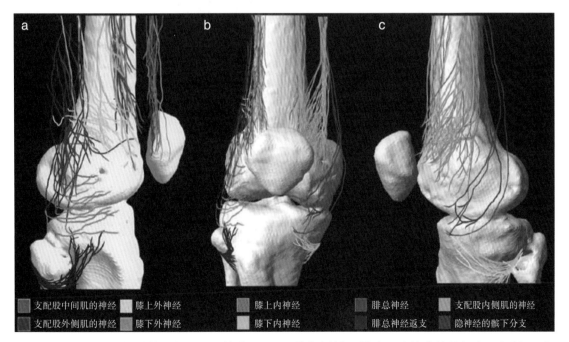

| | 支配股中间肌的神经 | | 膝上外神经 | | 膝上内神经 | | 腓总神经 | | 支配股内侧肌的神经 |
| | 支配股外侧肌的神经 | | 膝下外神经 | | 膝下内神经 | | 腓总神经返支 | | 隐神经的髌下分支 |

图 10.45（a~c）　解剖学研究显示，综合 15 具尸体解剖结果描述了膝关节的神经支配包括 10 条不同的神经。请参阅文本以将他的命名与本章中使用的名称进行比较（经 Philip Peng Educational Series 出版社同意复制）

外"减少3条。其中1条神经是他们称为支
配股外侧肌的神经分支。我从来没见过这条
神经，因此从来没有切断过它。当然，如果
患者持续存在膝关节非常内侧的疼痛，那么
可能就是这条保留的神经。下面还有2条"额
外的"神经。其中之一被他们称为膝下内神
经。我从未见过这条神经。在这个位置我看
到的是隐神经远端发出的分支。它能交叉穿
过内收肌腱的止点，位于膝关节髌下支的下
方。我不相信这条神经是支配膝关节的神经。
最后，他们还描述了膝下外神经。我从来没
有完全看到过这条神经。在这里我要强调的
是要知道通过切断本章所描述的神经，膝关
节去神经术的成功率可达95%。

临床案例

一名20岁的冰球运动员在一场大学比
赛中撕裂了他的前交叉支持带。但是在他的
前交叉支持带修复后，膝关节仍然觉得疼
痛，痛点位于膝关节的外侧。在前交叉支
持带康复后的6个月，他仍然不能进行体育
运动。在进行外侧支持带神经阻滞后，他
的痛苦程度的评分从7变为1。手术时（图
10.46 a~d），仅切断他的外侧支持带神经。6
周后，他前往新西兰进行登山。术后12周，
他回来跑了6 mi（1 mi=1.61 km）。然后他
回大学校队里继续打冰球。

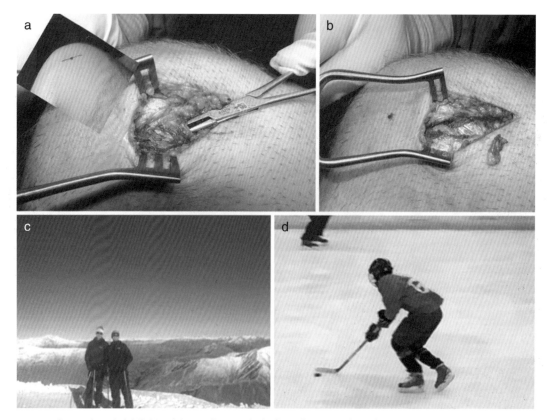

图 10.46（a~d） 案例分析。插图：这是一名冰球运动员因大学比赛受伤，前交叉支持带修复术后
仍然有疼痛。图为左膝外侧的手术切口照片。（a、b）外侧支持带神经被游离和切除；（c、d）他术
后6周在新西兰登山并回到冰上继续为他的大学队效力

参考文献

[1] Dellon AL. Partial joint denervation I: wrist, shoulder, elbow. Plast Reconstr Surg. 2009;123:197–207.

[2] Dellon AL. Treatment of symptoms of diabetic neuropathy by peripheral nerve decompression. Plast Reconstr Surg. 1992;89:689–97.

[3] Dellon AL. Diabetic neuropathy: review of surgical approach to restore sensation, relieve pain, prevent ulceration and prevent amputation. Foot Ankle Int. 2004;25:749–55.

[4] Dellon AL. The Dellon approach to neurolysis in the neuropathy patient with chronic nerve compression. Handchir Mikrochir Plast Chir. 2008;40:1–10.

[5] Rüdinger N. Die Gelenknerven des menschlichen Körpers. Erlangen: Verlag von Ferdinand Enke; 1857.

[6] Gohritz A, Kaiser E, Guggenheim M, Dellon AL. Nikolaus Rüdinger (1832–1896), his description of joint innervation in 1857, and the history of surgical joint denervation. J Reconstr Microsurg. 2018;34(1):21–8.

[7] Drüner L. Über die Beteiligung des Nervus obturatorius an der Innervation des Kniegelenks. Z Anat Entwicklungsgesch. 1927;82:388–90.

[8] Jeletsky AG. On the innervation of the capsule and epiphysis of the knee joint. Vestn Khir. 1931;22:74.

[9] Gardner E. The innervation of the knee joint. Anat Rec. 1948;101:109–30.

[10] Kennedy JC, Alexander IJ, Hayes KC. Nerve supply to the human knee and its functional importance. Am J Sports Med. 1982;10:329–35.

[11] Horner G, Dellon AL. Innervation of the human knee joint and implications for surgery. Clin Orthop Relat Res. 1994;301:221–6.

[12] Fulkerson JP, Tennant R, Javin JS, Grunnet M. Histological evidence of retinacular nerve injury associated with patello-femoral malalignment. Clin Orthop Relat Res. 1985;197:196–205.

[13] Ackmann T, Von During M, Teske W, Ackermann W, Muller P, Pellenghar CVS. Anatomy of the Infrapatellar branch in relation to skin incisions as the basis to treat neuropathic pain by cryodeneration. Pain Physician. 2014;17:E339–48.

[14] Arthornthurasook A, Gaew-Im K. Study of the infrapatellar nerve. Am J Sports Med. 1988;16:57–9.

[15] Walshaw T, Karuppiah SV, Stewart I. The course and distribution of the infra patellar nerve in relation to ACL reconstruction. Knee. 2015;22:384–8.

[16] Bertram C, Porsch M, Hackenbroch MH, Terhaag D. Saphenous neuralgia after arthroscopically assisted anterior cruciate ligament reconstruction with a semitendinosus and gracilis tendon graft. Arthroscopy. 2000;16:763–6.

[17] Hilton J. On rest and pain: a course of lectures on the influence of mechanical and physiological rest in the treatment of accidents and surgical diseases, and the diagnostic value of pain. 2nd ed . Edited by WHA Jacobson, FRCS. London: George Bell and Sons; 1877.

[18] Katz MM, Hungerford DS, Krackow KA, Lennox DW. Reflex sympathetic dystrophy as a cause of poor results after total knee arthroplasty. J Arthroplasty. 1986;1:117–24.

[19] Ogilvie-Harris DJ, Marin R. Reflex sympathetic dystrophy of the knee. J Bond Joint Surg. 1987;69B:804–6.

[20] Finterbush A. Reflex sympathetic dystrophy of the patellofemoral joint. Orthop Rev. 1991;20:877–85.

[21] van Bussel CM, Stronks DL, Huygen FJ. Complex regional pain syndrome type I of the knee: a systematic literature review. Eur J Pain. 2014;18:766–73.

[22] Dellon AL, Andonian E, Rosson GD. CRPS of the upper or lower extremity: surgical treatment outcomes. J Brachial Plex Periph Nerve Inj. 2009;4:1–6.

[23] Dellon AL, Andonian E, Rosson GD. Lower extremity CRPS: long-term results of surgical treatment of peripheral nerve pain generators. J Foot Ankle Surg. 2010;49:33–6.

[24] Moore W. The knife man: the extraordinary life and times of John Hunter, father of modern surgery. London: Bantam Press; 2005.

[25] Dellon AL, Williams EH, Rosson GD, Hashemi SS, Tollestrup T, Hagen RR, Peled Z, Furtmueller G, Ebmer J. Denervation of the periosteal origin of the adductor muscles in conjunction with adductor fasciotomy in the surgical treatment of refractory groin pull. Plast Reconstr Surg. 2011;128:926–32.

[26] Bernhardt M. Neuropathologische Beobachtungen. Deutsches Archiv für klinische Medizin Leipzig. 1878;22:362–93.

[27] Roth WK. Meralgia paraesthetica. Berlin: Karger; 1895.

[28] Aszman O, Dellon ES, Dellon AL. Anatomic location of the lateral femoral cutaneous nerve. J Reconstr Microsurg. 1997;13:142–3.

[29] Nahabedian MY, Dellon AL. Meralgia paresthetica: etiology, diagnosis and outcome of surgical management. Ann Plast Surg. 1995;35:590–4.

[30] Lee CH, Dellon AL. Surgical management for groin pain of neural origin. J Am Coll Surg. 2000;191:137–42.

[31] Crossley K, Cook J, Cowan S, Mc Cossell J. Anterior knee pain. In: Brukner P, Bahr R, Blair S, Cook J, Crossley K, McConnell J, McCrory P, Noakes T, Kahn K, editors. Brukner & Kahn's clinical sports medicine. 4th ed. New York: McGraw-Hill Education; 2012. p. 684–714.

[32] Crossley K, Cook J, Cowan S, Lateral MCJ. Medial, posterior knee pain. In: Brukner P, Bahr R, Blair S, Cook J, Crossley K, McConnell J, McCrory P, Noakes T, Kahn K, editors. Brukner & Kahn's clinical sports medicine. 4th ed. New York: McGraw-Hill Education; 2012. p. 715–34.

[33] Grant SA, Auyong DB. Chapter 3. In: Ultrasound guided regional anesthesia. New York: Oxford University Press; 2012. p. 126–47.

[34] Montgomery SH, Shamji CM, Yi GS, Yarnold CH, Head SJ, Bell SC, Schwarz SK. Effect of nerve stimulation use on the success rate of ultrasound-guided subsartorial saphenous

nerve block: a randomized controlled trial. Reg Anesth Pain Med. 2017;42:25–31.

[35] Dellon AL. Interruption of nerve function. In: Marsh J, editor. Current therapy in plastic and reconstructive surgery. Toronto: BC Decker, Inc; 1989. p. 174–83.

[36] Dellon AL, Mackinnon SE, Pestronk A. Implantation of sensory nerve into muscle: preliminary clinical and experimental observations on neuroma formation. Ann Plast Surg. 1984;12:30–40.

[37] Mackinnon SE, Dellon AL, Hudson AR, Hunter DA. Alteration of neuroma formation by manipulation of neural microenvironment. Plast Reconstr Surg. 1985;76:345–52.

[38] Dellon AL, Mackinnon SE. Treatment of the painful neuroma by neuroma resection and muscle implantation. Plast Reconstr Surg. 1986;77:427–36.

[39] Dellon AL, Aszmann OC. Treatment of dorsal foot neuromas by translocation of nerves into anterolateral compartment. Foot Ankle Int. 1998;19:300–3.

[40] Mont MA, Dellon AL, Chen F, Hungerford MW, Krackow KA, Hungerford DH. Operative treatment of peroneal nerve palsy. J Bone Joint Surg. 1996;78A:863–9.

[41] Dellon AL, Ebmer J, Swier P. Anatomic variations related to decompression of the common peroneal nerve at the fibular head. Ann Plast Surg. 2002;48:30–4.

[42] Ilfeld BM, Gabriel RA, Trescot AM. Ultrasound-guided percutaneous cryoneurolysis providing postoperative analgesia lasting many weeks following a single administration: a replacement for continuous peripheral nerve blocks? A case report. Korean J Anesthesiol. 2017;70:567–70.

[43] Choi WJ, Hwang SJ, Song JG, Leem JG, Kang YU, Park PH, Shin JW. Radiofrequency treatment relieves chronic knee osteoarthritis pain: a double-blind, randomized control trial. Pain. 2011;152:481–7.

[44] Dellon AL, Mont MA, Hungerford DS. Partial denervation for treatment of persistent neuroma pain after total knee arthroplasty. Clin Orthop Relat Res. 1995;316:145–50.

[45] Dellon AL, Mont M, Mullik T, Hungerford D. Partial denervation for persistent neuroma pain around the knee. Clin Orthop Relat Res. 1996;329:216–22.

[46] Dellon AL, Mont MA, Hungerford DS. Partial denervation for the treatment of painful neuromas complicating total knee arthroplasty. Ch 85. In: Insall JN, Scott WN, editors. Surgery of the knee. 2nd ed. Philadelphia: WB Saunders Co; 2001. p. 1772–86.

[47] Dellon AL, Mont MA. Partial denervation for the treatment of painful neuroma complicating total knee arthroplasty. Ch 62. In: Insall JN, Scott WN, editors. Surgery of the knee. 4th ed. Philadelphia: Churchill Livingston/Elsevier; 2005. p. 1081–96.

[48] Dellon AL, Mont MA. Partial denervation for the treatment of painful neuromas complicating Total knee replacement, chapter 76. In: Norman Scott W, editor. Insall & Scott surgery of the knee. Philadelphia: Elsevier Pub; 2012. p. 742–57.

[49] Dellon AL. Knee pain of neural origin, Ch 42. In: Noyes FR, editor. Knee disorders: surgery, rehabilitation, clinical outcomes. Philadelphia: Elsevier Pub; 2010. p. 1096–115.

[50] Dellon AL. Knee pain of neural origin, Ch 39. In: Noyes FR, editor. Knee disorders: surgery, rehabilitation, clinical outcomes. 2nd ed. Philadelphia: Elsevier Pub; 2016. p. 1103–21.

[51] Dellon AL. Partial joint denervation II: knee and ankle. Plast Reconstr Surg. 2009;123:208–17.

[52] Dellon AL. Partial knee denervation: a review. J Sports Med Doping. 2014;4:153.

[53] Nahabedian MY, Johnson CA. Operative management of neuromatous knee pain: patient selection and outcome. Ann Plast Surg. 2001;46:15–22.

[54] Shi S-M, Meister DW, Graner KC, Ninomiya JT. Selective denervation for persistent knee pain after total knee arthroplasty: report of 50 cases. J Arthroplasty. 2017;32:968–73.

[55] Tran J, Peng PWH, Lam K, Baig E, Agur AMR, Gofeld M. Anatomic study of the innervention of anterior knee joint capsule: implication for image guided intervention. Reg Anesth Pain Med. 2018;43:407–14.

第11章
踝关节外侧（跗骨窦）去神经术

Lateral Ankle (Sinus Tarsi) Denervation

江立波 译

解 剖

跗骨窦是位于距骨和跟骨之间的漏斗状间隙，漏斗最宽的部分位于外侧（图 11.1，上方）。距骨通过四条韧带与跟骨相连，这四条韧带分别位于骨间、后方、内侧和外侧（图 11.1，下方），X 线片和磁共振成像可以清楚地看到此跗骨窦的存在（图 11.2）。

从历史上来看，踝关节神经支配的理论由德国乌尔姆大学医院的 Mentzel 和他的同事提出[1]。这些作者将 Rüdinger（1857）[2]、Nyakas（1954 年 和 1958 年 ）[3, 4] 与 von Lanz 和 Wachsmuth（1959）[5] 等早期对踝关节神经支配的理论进行了翻译，同时也做出了自己的研究贡献，1999 年，他们对 8 具福尔马林固定后的大体标本进行了观察，并且使用"放大镜"解剖了这些大体标本[1]。他们从所有这些作者的理论中得出的结论是，踝关节由穿过它的每一条神经支配，包括隐神经，胫神经（内侧，参考第 12 章），腓深、腓浅神经和腓肠神经（外侧）。Mentzel 和同事[1] 在 1970 年翻译了关于腓浅神经的法语论著[6]，提出腓浅神经存

在变异，主要支配外踝，而腓浅支主要支配跗骨和更远端的关节。1857 年 Rüdinger 对踝关节神经支配的描述如图 11.3 所示。图 11.4 给出了 Mentzel 和他的同事[1] 对腓深神经和腓肠神经修改后的解剖图。

2001 年，有学者在尸体解剖中研究了跗骨窦周围韧带的神经支配[7]。在这项研究中，使用 3.5 倍放大镜和显微外科器械对 7 名男性和 7 名女性尸体进行了双侧解剖。在所有标本中，跗骨窦的神经支配均来自踝部近端腓深神经的分支，这与 Mentzel 和他的同事在 1999 年[1] 提出的理论是一致的[1]。腓深神经的分支有 2~4 支，平均为 2.9 支。其中一些分支直接支配韧带。另外有一些在支配韧带前，先发出分支与运动神经元一起支配短伸肌。在 30% 的标本中，第二股支配的神经来自腓肠神经。在 Mentzel 和他的同事的研究中，所有的标本都有来自腓肠神经分支的支配[1]。

在 13 个新鲜冰冻标本上，进行了对跗骨窦、距下脂肪垫以及关节囊周围韧带的神经支配的免疫组织化学染色[8]。使用 S100 染料对施旺细胞蛋白以及蛋白基因产物

a

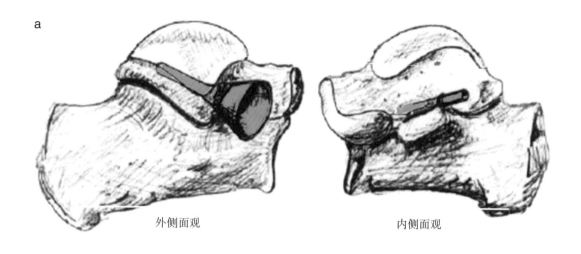

外侧面观   内侧面观

距跟韧带

b

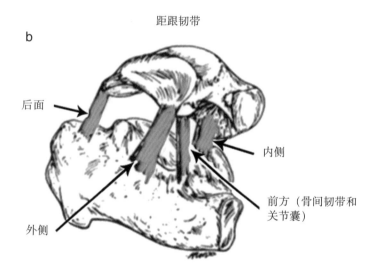

后面

外侧

内侧

前方（骨间韧带和
关节囊）

图 11.1 （a）距骨和跟骨的外侧和内侧轮廓视图，可见漏斗形的跗骨窦的位置，漏斗的较宽部分位于外侧。（b）距跟韧带示意图

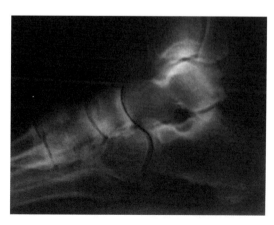

图 11.2 X 线片中心的"暗孔"是跗骨窦的"窦"

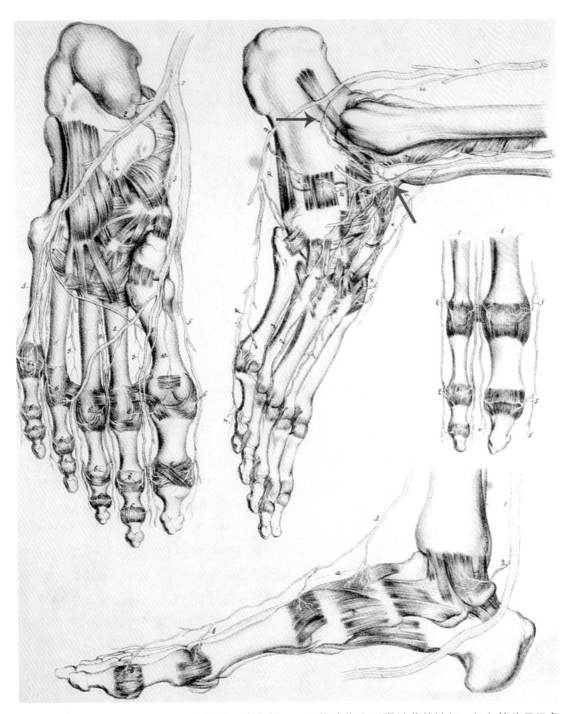

图 11.3 来自 Rüdinger 1857 年的博士论文插图，用箭头指出了踝关节的神经。红色箭头显示鼻窦深部的腓骨分支。蓝色箭头显示腓肠神经的腓肠神经分支（来源：Rüdinger[2]。公共版权）

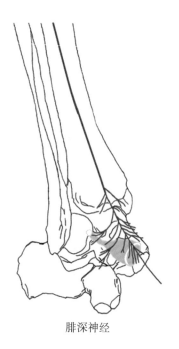

腓深神经

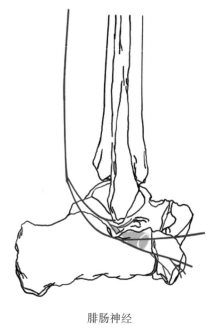

腓肠神经

图 11.4　腓总神经（左）和腓肠神经（右）的跗骨窦神经支配示意图（经作者 Mentzel 等 [1] 和 Elsevier 出版社许可修改）

（PGP）9.5 进行染色，该染料也能染神经轴浆。该研究中，几乎没有发现包含鲁菲尼和高尔基小体的细胞。没有发现 Pacinian 小体。大多数游离神经末梢存在于这些结构中。

跗骨窦综合征

常见临床表现：疼痛

- 踝关节内翻扭伤，伴或不伴骨折 / 脱位。
- 与距跟关节不稳有关。
- 距跟关节滑膜炎。
- 在跗骨窦刮除失败后。
- 距下融合"失败"。
- 扁平足畸形后植入跗骨窦。

　　踝关节前外侧和深背外侧疼痛是内翻扭伤后的常见问题。这组症状在 1958 年被 O'Connor 描述为跗骨窦综合征 [9]。走路时会出现疼痛，脚踝内翻会加剧疼痛。疼痛位于踝关节的前外侧和深背外侧。压迫跗骨窦会引起疼痛。皮肤没有感觉障碍或感觉减退，除非伴随腓浅神经或腓肠神经的损伤，以及两者的同时损伤。

　　内翻扭伤力量的大小不同，因此可能会伴有相关的腓短肌腱和长肌腱的损伤和炎症，以及连接距骨和跟骨的韧带部分或全部撕裂。在一个研究腓浅神经损伤的试验模型上发现，随着内翻扭伤力量的增加，对该神经的牵拉损伤增加 [10]。腓深神经和腓肠神经最有可能是这种情况：随着踝关节内转力的增加，这些神经的牵拉也会增加，继而可能会发生损伤，即使韧带没有发生损伤，神经也可能发生损伤，但可以肯定的是，如果韧带被撕裂，那么支配他们的神经也会被撕裂。在对踝关节进行固定、治疗扭伤或骨折以及脱位时，跗骨窦及其脂肪垫周围的韧带损伤很可能会因为瘢痕组织的形成而引起痛性神经瘤。

距跟关节不稳可导致滑膜炎和继发的疼痛[11]。

最后，一种将内植物置入跗骨窦内治疗活动性、症状性、扁平足畸形的新疗法本身就可能会引起跗骨窦疼痛。塑料内植物会引起反应性滑膜炎[12]。另一种金属材质的球形内植物，在 28 例病例中，有 11 例（39%）在术后发生了跗骨窦疼痛而不得不再次取出[13]。据报道，最近，一种叫作 HyProCure™（GRAMedica，Macomb，MI，USA）（图 11.5a、b）的内植物，其形状更接近跗骨窦原本的结构，重建了跗骨窦形态，疗效良好[14]。117 例患者平均随访 51 个月，有 7 例（6%）内植物被取出。然而，植入过程本身可能会损伤跗骨窦的神经。关节切除失败的患者可以通过跗骨窦去神经化来保留内植物。

跗骨窦疼痛研究述评

在已经进行的一项临床研究和两项基础

科学研究中，深入研究与跗骨窦周围韧带损伤相关的疼痛机制。从 1999 年开始[15]，对 18 例外侧踝关节不稳患者的"腓骨反应时间"进行了测量，并将这些时间与未受伤的正常人群进行了比较。据此推测，脚踝扭伤带来的疼痛会导致反应时间的延迟。这一推测已被证实，正常的反应时间是 71 毫秒，受伤的脚踝的反应时间是 82 毫秒。为了证明疼痛是其机制，对每组的脚踝进行局部麻醉。正常组反应时无明显变化，损伤组反应时缩短至 63 毫秒。对于这种疼痛机制的解释是，由于韧带中的伤害性传入，而不是先前假设的肌梭 γ 传入的变化。

这两项基础科学研究是在 2011 年报道的，都是由同一组研究人员使用大鼠的后肢进行的[16, 17]。大鼠踝关节受到很强的内翻 / 足底屈曲力，模拟人类的"脚踝扭伤"。疼痛的评估是通过受伤足部与对侧足部的负重能力的比值来评估的。同时，测量了吗啡给药前后与踝关节对应的脊髓段背根传入神经的电生理变化。这些变化在损伤后显著增加，与损伤引起的脊髓疼痛输入增加一致。这种频率在吗啡给药后降低，在使用吗啡拮

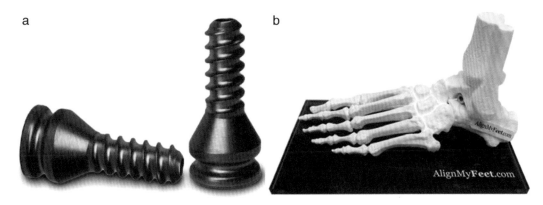

图 11.5（a、b）　HyProCure 内植物的形状更像漏斗形，因此在解剖学上更适合于跗骨窦，以矫正可复性扁平足畸形相关的前旋和疼痛。这引起跗骨窦疼痛的机会较小，因此不需要去除内植物[14]（a、b：经美国密歇根州的 GRAMedica 出版社和作者 Macomb 许可使用）

抗剂纳洛酮后再次增加[16]。在第二项研究中，采用电脉冲（10 Hz，脉宽 1 毫秒，强度 2 mA）电针对右前肢 SI-6 穴位刺激 30 分钟。这一刺激会导致损伤侧负重增加，背角神经元放电频率降低。电针的这种"止痛"作用可以被 α 肾上腺素能阻滞剂酚妥拉明逆转。这表明电针对踝关节扭伤痛的镇痛作用主要是通过脊髓水平的 α - 肾上腺素能下行抑制系统抑制背角神经元的活动来实现的[17]。

治疗选择

运动医学中，对于跗骨窦综合征的非手术治疗包括休息、抗炎药物和类固醇注射[18]。Helgeson 在 2009 年对检查距跟关节不稳定的手法进行了很好的描述，并提出了合适的捆绑手法和鞋型作为解决这个问题的非手术方法的一部分[19]。干预性疼痛管理方法是在超声引导下，在跗骨窦部位直接进行局部麻醉和注射可的松[20, 21]。超声引导下的注射已被证实能比没有超声引导的注射更准确地注入跗骨窦[22]。

骨科手术首选跗骨窦的刮除。这可以是一种开放式的手术入路[23]，或内镜手术入路[24, 25]，手术包括切除瘢痕组织、清创和滑膜切除。据报道，这两种手术方式都能显著改善足部和踝关节功能。如果这种手术入路不能缓解疼痛，那么就进行距下融合术[26, 27]。

当所有这些方法都失败时，公认的方法是让患者回到疼痛管理医师那里，后者一般会重新给患者开药，包括一种或多种"神经性"止痛药，外加一种鸦片类药物，以及一种安眠药[可能与神经性药物相同，如阿米替林（Elavil）]。对于疼痛管理医师来说，

最后的选择可能是某种形式的脊髓刺激，然而这在治疗跗骨窦综合征方面报道很少[28]。

假设：踝关节前外侧和外侧深部疼痛起源于支配跗骨窦的神经

如果这一假设是正确的，那么介入性疼痛治疗可能会采用各种超声引导的神经消融技术，如射频消融或冷冻消融来治疗顽固性跗骨窦疼痛。在撰写本文时，这些方法还没有报道。

已采用一种直接的外科手术方法进行跗骨窦去神经。2002 年报道了首例患者[29]，然后在 2005 年报道了 13 例患者[30]。

诊断性神经阻滞

关于阻滞的一些提醒

- 阻滞指长伸肌腱外侧脚踝前的腓深神经。
- 如果仍有跗骨窦疼痛残留，则阻断踝部近端的腓肠神经。

为了确定哪一条神经是跗骨窦综合征患者的疼痛来源，有必要做诊断性神经阻滞。放射学成像可以识别与跗骨窦相关的骨骼和韧带的损伤，但不能识别支配它的受损的小神经[31-33]。神经阻滞的顺序是按照神经支配跗骨窦的解剖频率的顺序[6, 7]。

当然，如果需要的话，超声可以用来引导神经阻滞[20, 21]，但解剖学标志对于进行上述阻滞的位置是相当容易辨识的。

首先阻滞腓深神经。触诊脚踝近端的拇长伸肌腱。如图 11.6 所示进行注射。为了证明这条神经已经被阻断，应该在足背第一

趾蹼处出现感觉丧失。如果这片皮肤麻木，说明阻断了正确的神经。然后让患者行走，并让他们对疼痛的缓解程度进行评估，比较他们在阻滞前和阻滞后 10 分钟的评估数值，从 0（没有疼痛）到 10（最严重的疼痛）。如果疼痛没有完全消失，也就是说评分没有降到 0，那就说明有另一条神经参与了疼痛机制。

然后继续下一步阻滞腓肠神经。如图 11.6 所示。在脚踝近端位置阻断腓骨和跟腱之间的腓肠神经。为了证明这条神经已经被阻断，感觉丧失应该出现在脚背侧皮肤上，有时会延伸到第五个脚趾。如果这片皮肤麻木，说明阻断了正确的神经。然后让患者下地走动，并让他们对疼痛的缓解程度进行评估，比较他们在阻滞前和阻滞后 10 分钟的评估数值，从 0（没有疼痛）到 10（最严重的疼痛）。如果疼痛没有完全消失，也就是说评分没有降到 0，那就说明有另一条神经

参与了疼痛机制。

然后继续下一步阻滞腓浅神经。如图 11.7 所示。这条神经在侧室。针应该放在这个间室里，就在腓骨的前面。为了证明这条神经已经被阻断，足背内侧和背外侧皮肤应该出现感觉丧失，有时还会延伸到腓肠神经。如果这段皮肤麻木，说明阻断了正确的神经。然后让患者行走，并让他们对疼痛的缓解程度进行评估，比较他们在阻滞前和阻滞后 10 分钟的评估数值，从 0（没有疼痛）到 10（最严重的疼痛）。如果疼痛没有完全消失，也就是说评分没有降到 0，那就说明有另一条神经参与了疼痛机制。已有研究表明，25% 的人在前室至少有一个腓浅神经分支，有时还有整个腓神经分支（图 11.8）[34, 35]。如果跗骨窦仍有疼痛，则对前室做最后一次阻滞。

提醒一下，通常不需要对腓浅神经进行阻断。

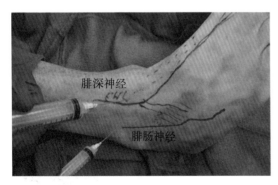

图 11.6　跗骨窦的神经阻滞。腓总深神经：在这个尸体标本上绘制腓总深神经的解剖行径，从近端到脚踝，再到其支配的趾短伸肌，然后止于足背第一个趾蹼的皮肤。将针头插入到姆长伸肌腱的外侧，以阻滞踝关节近端的腓深神经。腓肠神经：对于腓深神经阻滞未获得 100% 缓解的患者，可以在腓骨后方和跟腱前方，邻近踝关节的位置进针，在腓肠神经跨越和支配跗骨窦之前将其阻断

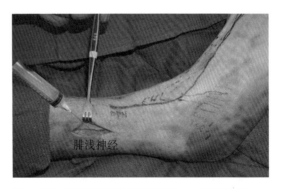

图 11.7　腓浅神经的神经阻滞。在这张照片中，腓浅神经显露在外侧间室中，可见其位置。针头应注射到腓骨的前方，正好位于筋膜的下方。这也是去神经手术的第一步

作者首选的去神经技术

手术使用3.5倍的放大镜和双极电凝器，不使用止血带。患者取仰卧位。使用1%的利多卡因和1:10万肾上腺素进行局麻。手术前要做好手术部位的标记。

通过小腿外踝近端约10 cm处长3~4 cm（图11.7）的切口暴露腓浅神经。在侧室和前室行筋膜切开术，切口为6 cm，找到腓浅神经，术中必须予以保护并且需要确认该神经的位置没有解剖异常（图11.8），筋膜切开术可以减轻肿胀。

然后，穿过骨间膜，到达胫骨（图11.9和图11.12a）。用双极电凝器将发亮的白色骨间膜与肌肉起始处分开，以建立一个可以看到神经血管束的无血手术区。

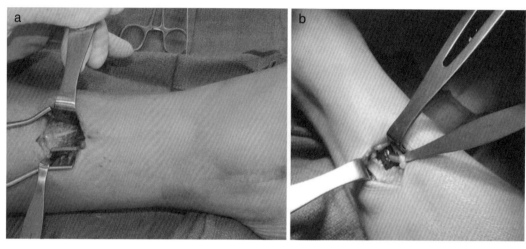

图11.8 （a）在25%的人中，腓浅神经在近侧分支，因此外侧间室和前侧间室都有分支。这在术中照片中可见。在该照片中，前侧间室和外侧间室均打开后，可见两条分开的腓浅神经。（b）整个腓浅神经位于前侧间室。如果腓浅神经阻滞不能消除任何残留的踝关节外侧疼痛，则应在小腿前侧间室进行阻滞

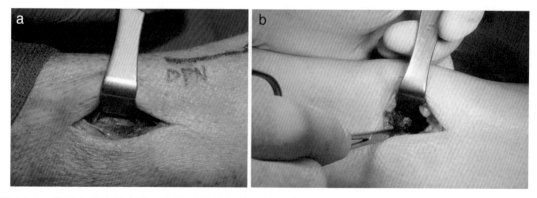

图11.9 跗骨窦的去神经术：保护腓浅神经并行前、外侧肌间隔筋膜切开术后，继续穿过骨间膜继续解剖，最后到达胫骨。注意：（a）为尸体解剖，（b）为术中临床解剖

将伸肌 / 外翻肌的肌肉抬高，以识别包含腓深神经和腓深动静脉的神经血管束（图 11.10 和图 11.12b）。与血管相比，神经是白色的。有时神经在血管的侧面（后面），因此必须对神经血管束进行轻柔的解剖。

将腓深神经从血管中分离出来，注射局麻药，然后分离并植入趾总伸肌（图 11.11 和图 11.12c、d）。

特殊的解剖情况

当腓浅神经需要切除时

部分患者会同时患有腓浅神经的神经瘤以及跗骨窦综合征。实际上，这种情况在足部和脚踝关节进行了肌腱修复或骨折脱位内固定术后很常见。在图 11.13 中，标注了手术切

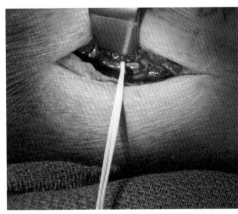
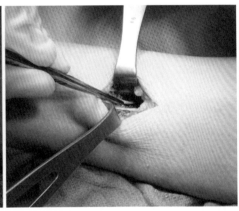

图 11.10　跗骨窦的去神经术：拉钩将伸肌 / 外翻肌的肌肉抬高，轻轻移动直到看见包含腓深神经和腓深动静脉的神经血管束。注意：左为尸体解剖，右为术中临床解剖

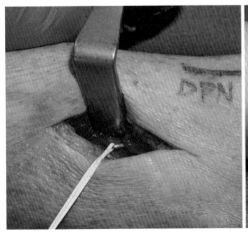
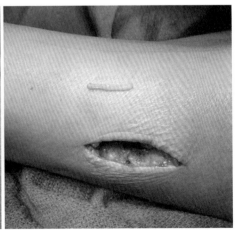

图 11.11　跗骨窦的去神经支配术：将腓深神经从腓总神经血管处仔细切断。注意：左为尸体解剖，右为术中临床解剖

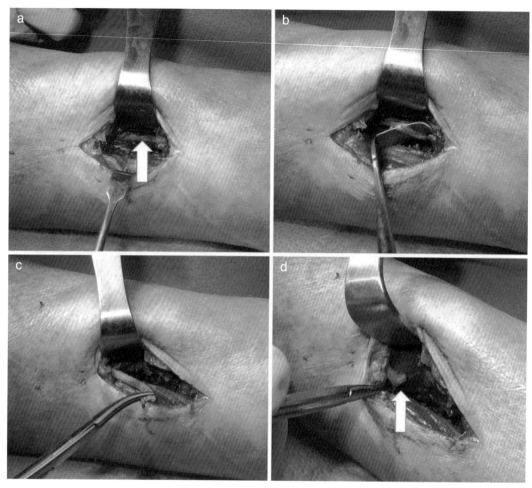

图 11.12 临床术中实例。右腿，右侧为远端。（a）解剖经过骨间膜，看到神经血管束（白色箭头）。（b）腓深神经已显露。（c）神经近端予以阻滞，然后烧灼并向远端分离。（d）将神经（白色箭头）植入伸肌中

口，可以看到一个腓浅神经的神经瘤。在这种情况下，需要在一次手术中，将腓浅神经（在此例中为高位分离）分离并植入指总伸肌内，使用的切口与跗骨窦去神经术相同。

当既往手术使得腓深神经难以探寻时

如果你无法通过小腿外侧切口辨认腓深神经，请记住，你可以在脚背上单独切开来辨认这条神经，在此部位，它穿过指短伸肌至跗指。图 11.14 所示为第二个远端切口，

用牵引器抬高腓深神经。然后，轻轻地向远端牵引神经，其近端切口处的神经会发生位置移动。值得注意的是，既往的小腿手术会使腓深神经难以辨认。

临床结果

"全踝关节去神经"在第 12 章中有介绍。在最近的一份出版物中，用德文和法文发表的一份报道总结了跗骨窦去神经的临床

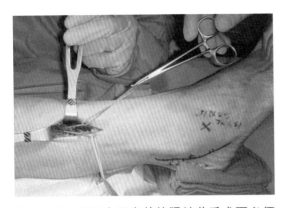

图 11.13　如果由于先前的踝关节手术而必须切断腓浅神经以治疗痛性神经瘤，则可以通过与跗骨窦去神经术相同的切口切断腓浅神经。远端手术切口部位已被标记。该患者的腓浅神经在高处就开始分叉

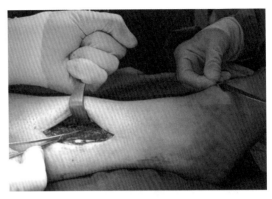

图 11.14　如果先前在小腿上进行的手术导致难以识别腓深神经，则可以使用远端足部切口来识别该神经。然后在远端牵拉神经就可以在近端识别出该神经

结果 [35]。该信息现如表 11.1[1, 3, 29, 30, 35–38] 所示。2002 年有一个 V 级病例报告 [29]，还有一个由 13 例患者组成的小型病例系列（IV 级证据，发表于 2005 年）[30]，它们使用了本章"作者首选的去神经技术"中描述的确切外科技术。

表 11.1　文献回顾结果：跗骨窦去神经术

作者	出版年	病例数	好 - 很好的结果
Nykas 和 Kiss[3]	1954	48	73%
Garrel 等[36]	1972	21	30%
Mittelmeier 等[37]	1992	10	70%
Mentzel 等[1]	1999	11	70%
Dellon[29]	2002	1	100%
Barrett 和 Dellon[30]	2005	13	92%
Richter[38]	2007	47	74%

注：经 Gohritz 等同意进行改编 [35]。

在作者自己的病例 [30] 中，汇总了 13 例跗骨窦综合征的临床结果。每例患者都只切除了腓深神经。术后 6 个月，10 例患者（77%）完全无痛，穿着正常的鞋子，并已重返工作岗位。2 例患者（15%）有轻微的残余疼痛，但恢复了正常的活动，并穿着正常的鞋。1 例患者疼痛有所缓解，但无法恢复正常活动。可以得出结论，跗骨窦去神经可减轻顽固跗骨窦疼痛。该治疗方法可尽量避免距下融合术或包括关节融合术在内的切除手术的需要，从而避免潜在的并发症。有人认为，尽管术后主观存在疼痛，但是在客观结果令人满意的情况下，仍可保留可能会引起疼痛的关节融合术内植物。

临床案例

一名大学生运动员在撑竿跳高时脚踝受伤，导致骨折脱位，需要切开复位和内固定（图 11.15a~c）。尽管骨折复位很好，但其行走和田径运动状态的恢复仍因跗骨窦疼痛而受阻。手术时，通过小腿外侧切口切除腓深神经。图 11.15d 是她在术后 3 年作为瑜伽教练时的工作照片。

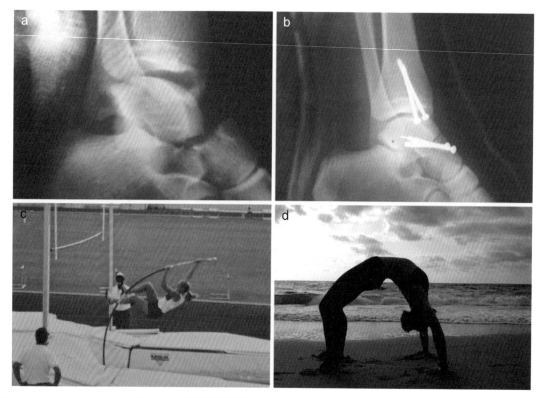

图 11.15 一名大学生运动员在撑竿跳时脚踝受伤（a），导致骨折脱位（b）需要进行切开复位和内部固定（c）。尽管骨折得到了很好的复位，但由于跗骨窦疼痛，她的步行和重返体育运动仍然受到阻碍。手术时，通过小腿外侧的切口切断腓深神经。（d）图显示她术后担任瑜伽教练时的工作照片

参考文献

[1] Mentzel M, Fleischmann W, Bauer G, Kinzl L. Ankle joint denervation. Part 1: anatomy–the sensory innervation of the ankle joint. Foot and Ankle Surg. 1999;5:15–20.

[2] Rüdinger N. Die Gelenknerven des menschlicher Körpers. Erlangen: Verlag von Ferdinand Enke; 1857.

[3] Nyakas A, Kiss T. Heilung von Beschwerden nach Calcaneusfrakturen mittels Denervation. Zentralbl Chir. 1954;79:1273–7.

[4] Nyakas A. Unsere neueren Erfahrungen in der Denervation des Knöchel- und tarsalen Gelenks. Zentralbl Chir. 1958; 58:2243–9.

[5] Von Lanz T, Wachsmuth W. Praktische Anatomie, Bd. 1. Teil 4: Bein und Statik. 2 Auflage. Berlin/Göttingen/sHeidelberg: Springer; 1959.

[6] Champetier J. Innervation del'articulation tibio-tarsienne (Articulatio talocruraris). Acta Anat. 1970;77:398–421.

[7] Rab M, Ebmer J, Dellon AL. Innervation of the sinus tarsi and implications for treating anterolateral ankle pain. Ann Plast Surg. 2001;47:500–4.

[8] Rein S, Manthey S, Zwipp H, Witt A. Distribution of sensory nerve endings around the human sinus tarsi: a cadaver study. J Anat. 2014;224:499–508.

[9] O'Connor D. Sinus tarsi syndrome: a clinical entity. J Bone Joint Surg. 1958;40:720–6.

[10] O'Neill PJ, Parks BG, Walsh R, Simmons LM, Miller SD. Excursion and strain of the superficial peroneal nerve during inversion ankle sprain. J Bone Joint Surg Am. 2007;89:979–86.

[11] Pisani G, Pisani PC, Parino E. Sinus tarsi syndrome and subtalar joint instability. Clin Podiatr Med Surg. 2005;22:63–77.

[12] Scher DM, Bansal M, Handler-Matasar S, Bohne WH, Green DW. Extensive implant reaction in failed subtalar joint arthroereisis: report of two cases. Hosp Special Surg J. 2007;3:177–81.

[13] Needleman RL. A surgical approach for flexible flatfeet in

adults including a subtalar arthroereisis with the MBA sinus tarsi implant. Foot Ankle Int. 2006;227:9–18.

[14] Graham ME, Jawrani NT, Chikka A. Extraosseous talotarsal stabilization using HyProCure® in adults: a 5-year retrospective follow-up. J Foot Ankle Surg. 2012;51:23–9.

[15] Khin-Myo-Hla IT, Sakane M, Hayashi K. Effect of anesthesia of the sinus tarsi on peroneal reaction time in patients with functional instability of the ankle. Foot Ankle Int. 1999; 20:554–9.

[16] Kim JH, Kim HY, Chung K, Chung JM. Responses of spinal dorsal horn neurons to foot movements in rats with a sprained ankle. J Neurophysiol. 2011;105:2043–9.

[17] Kim JH, Kim HY, Chung K, Chung JM. Electroacupuncture reduces the evoked responses of the spinal dorsal horn neurons in ankle-sprained rats. J Neurophysiol. 2011;105: 2050–7.

[18] Holzer K, Ankle KJ. Pain. Chapter 39. In: Brukner P, Bahr R, Blair S, Cook J, Crossley K, McConnell J, McCrory P, Noakes T, Kahn K, editors. Brukner & Kahn's clinical sports medicine. 4th ed. New York: McGraw-Hill Education Publisher; 2012. p. 835–40.

[19] Helgeson K. Examination and intervention for sinus tarsi syndrome. J Amer Sports Phys Ther. 2009;4:29–37.

[20] Hardy K. Sinus Tarsi Injection. Chapter 82. In: Malanga G, Mautner KR, editors. Atlas of ultrasound-guided musculoskeletal injections. New York: McGraw-Hill Education Publisher; 2014. p. 336–8.

[21] Pearce BS, Brown MN, Karl HW. Deep peroneal nerve entrapment. Chapter 69. In: Trescot AM, editor. Peripheral nerve entrapments. Switzerland: Springer International Publishing Company; 2016. p. 769–71.

[22] Wisnewski SJ, Smith J, Patterson DG, Carmichael SW, Pawlina W. Ultrasound-guided versus nonguided tibotalar joint and sinus tarsi injections: a cadaveric study. PMR. 2010; 2:277–81.

[23] Fried A, Dobbs BM. Sinus tarsi synovectomy. A possible alternative to a subtalar joint fusion. J Am Podiatr Med Assoc. 1985;75:494–7.

[24] Lee KB, Bai LB, Song EK, Jung ST, Kong IK. Subtalar arthroscopy for sinus Tarsi syndrome: arthroscopic findings and clinical outcomes of 33 consecutive cases. Arthroscopy. 2008;24:1130–4.

[25] Ahn JH, Lee SK, Kim KJ, Kim YI, Choy WS. Subtalar arthroscopic procedures for the treatment of subtalar

pathologic conditions: 115 consecutive cases. Orthopedics. 2009;32:891.

[26] Burton DC, Olney BW, Horton GA. Late results of subtalar distraction fusion. Foot Ankle Int. 1998;19:197–202.

[27] Vulcano E, Ellington JK, Myerson MS. The spectrum of indications for subtalar joint arthrodesis. Foot Ankle Clin. 2015;20:293–310.

[28] Saranita J, Childs D, Saranita AD. Spinal cord stimulation in the treatment of complex regional pain syndrome (CRPS) of the lower extremity: a case report. J Foot Ankle Surg. 2009;48:52–5.

[29] Dellon AL. Denervation of the sinus tarsi for chronic post-traumatic lateral ankle pain. Orthopedics. 2002;25:849–51.

[30] Dellon AL, Barrett SL. Sinus tarsi denervation: clinical results. J Am Podiatr Med Assoc. 2005;95:108–13.

[31] Mansour R, Jibri Z, Kamath S, Mukherjee K, Ostlere S. Persistent ankle pain following a sprain: a review of imaging. Emerg Radiol. 2011;18:211–25.

[32] Nazarenko A, Beltran LS, Bencardino JT. Imaging evaluation of traumatic ligamentous injuries of the ankle and foot. Radiol Clin N Am. 2013;51:455–78.

[33] Rosson GD, Dellon AL. Superficial peroneal nerve anatomic variability changes surgical technique. Clinical Orthop Rel Res. 2005;438:248–52.

[34] Ducic I, Dellon AL, Graw KS. The clinical importance of variations in the surgical anatomy of the superficial peroneal nerve in the mid-third of the leg. Ann Plast Surg. 2006; 56:635–8.

[35] Gohritz A, Dellon AL, Kalbermattern D, Fulco I, Tremp M, Shaeffer D. Joint denervation and neuroma surgery as joint preserving therapy for ankle pain. Foot Ankle Clin N Am. 2013;18:571–89.

[36] Garrel JF, Aubert M, Francois C, Faure C, Bally M, Butel J. Dénervation de la árticulation tibio-tarsienne dans les arthroses post-traumatiques. Rhumatologie. 1972;24:337–40.

[37] Mittlemeier T, Herlien H, Beyer A, et al. Gelenkerhaltende Therapie der post-traumatischen Arthrose des oberen Sprunggelenks. In: Ramenzadeh R, Meissner A, editors. Fortschritte in der Unfallchirurgie-10 Steglitzer Unfalltagung. Berlin, Heidelberg: Springer Publisher; 1992. p. 347–53.

[38] Richter M. Langzeitergebnisse der Gelenkdenervation bei posttraumattischer Sprunggelenksarthrose [Dissertation]. Ulm, Germany; 2007.

第 12 章

踝关节内侧去神经术

Medial Ankle Denervation

江立波 译

解　剖

德国乌尔姆大学医院的 Mentzel 和他的同事提出了具有重大意义的踝关节的神经支配[1]。他们将 Rüdinger（1857）[2]、Nyakas（1954 和 1958）[3, 4]以及 von Lanz 和 Wachsmuth（1959）[5]对踝关节神经的早期描述从德语翻译过来，又在 1999 年用"放大镜"解剖了 8 具福尔马林固定后的尸体，并且补充了他们自己在解剖过程中的发现[1]。他们的结论是："踝关节"由每一条穿过它的神经支配，包括内侧的隐神经和胫骨神经、外侧的腓深神经和腓浅神经（图 12.1）。这个引言类似于第 11 章第一段中对于内踝介绍的引言，因为在外侧踝关节内侧，这些解剖学结构是相同的。内踝的解剖与外踝的不同之处在于，踝关节内侧的神经痛来源具有变异性，隐神经的分布有很大的变异性。例如，在最近的一项评估神经周围注射治疗足部和踝部疼痛的研究中，大多数内侧注射是指内侧的趾底神经，然后是足底内侧神经本身，最后才是隐神经[6]。

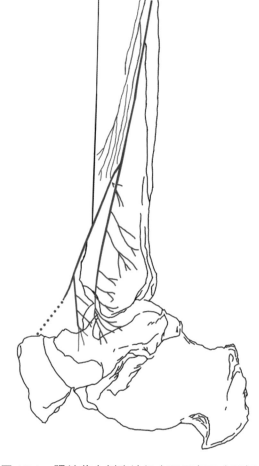

图 12.1　踝关节内侧隐神经支配示意图（版权：Elsevier 和 Mentzel et al[1]）

隐神经的解剖学研究主要通过解剖进行，但是近年来通过神经阻滞进行了研究，可以更加精准地确定其所支配的皮肤区域，而这一研究方法与疼痛学的研究也更加相关。在解剖学研究方面，踝关节内侧不仅由隐神经支配，在某些情况下还由来自胫神经和腓肠神经的变异皮支支配[7]。这些变异如图 12.2a~e 所示。54% 的踝关节内侧区域由三条神经支配：隐神经、腓肠神经和胫骨神

经。14% 的踝内侧区域由隐神经和腓肠神经共同支配，另有 9% 由隐神经和胫神经双重支配。14% 仅由隐神经支配，9% 仅由胫神经支配踝内侧区。总的来说，在该研究中，踝关节内侧区域有 91% 的概率受到隐神经的支配[7]。

隐神经沿着脚背分布到远端的什么部位？为什么这一点很重要？如果患者在滑液囊肿切除术后主诉疼痛，那么这种疼痛的发

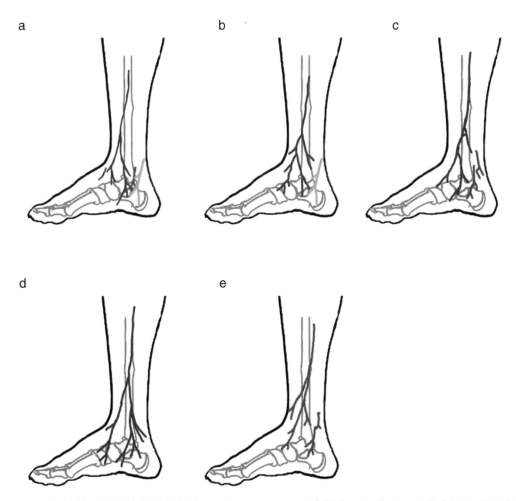

图 12.2　踝关节内侧区神经分布的变异。（a）在 54% 的病例中，隐神经、胫骨神经和腓肠神经均参与神经支配。（b）隐神经和腓肠神经双重支配占 14%。（c）隐神经和胫神经双重支配占 9%。（d）14% 的患者只有隐神经参与支配。（e）9% 的患者仅受胫骨神经支配。请注意，总体来说，在 91%的患者中隐神经都参与了内侧踝关节的支配（版权：Aszmann et al[7]）

生是由于隐神经受损还是其分布的位置太远？如果患者要做滑液囊肿手术，是否应该将隐神经阻滞包括在患者的围手术期护理中？解剖学上，1922 年，Testut 首次提出隐神经可以延伸到踇趾[8]，1971 年 Puerner 首次发现隐神经可以延伸到第一跖骨[9]。在 2013 年进行的一项解剖学研究中，用放大镜进行新鲜尸体解剖的结果显示，在 29 具标本中，72% 的神经到达第一楔骨上的胫骨前止点，28% 到达第一跖骨[10]。在 2016 年的一项研究中，对 52 具尸体进行了双侧解剖，在所有标本中都发现隐神经从内踝近端 3.9~8.2 cm 处出现，然后继续延伸到踝关节内侧囊，即距跟囊[11]。这些研究为远端隐神经切除治疗踝关节内侧疼痛提供了解剖学基础。

只有通过临床评估隐神经阻滞后的麻木程度，才能了解隐神经所支配的区域。在对这一问题的一项研究中，2012 年，Lopez 及其同事在超声引导下阻断胫神经、腓肠神经、腓浅神经和腓深神经后，评估了仍然保持兴奋的神经[12]。这是连续在 100 例接受滑液囊肿手术的患者中进行的。他们发现，仅有 3% 的患者第一跖骨上方切口的近端 1 cm 处仍有神经支配。未被麻醉的区域为隐神经支配区，延伸至距离内踝远端 57 ± 13 cm 处[12]。虽然他们得出结论，97% 的滑液囊肿患者可能不需要隐神经阻滞，但在成人的四肢神经手术中，隐神经被彻底阻滞的成功率极高，而且几乎没有任何并发症（190 例患者中没有重大并发症）[13]。这些研究的重要临床证据是，只有神经阻滞才能确定隐神经是否参与疼痛机制，因为隐神经在某些患者中可以一直延伸到第一跖骨。

要做"全踝关节去神经手术"，你就需要对第 11 章和本章中提及的神经进行阻滞和手术。

踝关节内侧疼痛及其治疗选择

常见临床表现：疼痛

- 胫后肌腱炎。
- 踇长屈肌腱炎。
- 踝关节前内侧扭伤、骨折 / 脱位。
- 跗管切口疼痛。
- 跟内侧神经卡压 / 神经瘤。
- 复杂的足部 / 踝部区域疼痛。
- 全踝关节置换术后疼痛。

踝关节内侧疼痛的鉴别诊断必须包括所有可能影响关节或关节系统的疾病，如关节炎、肿瘤和骨折 / 脱位（图 12.3），对这些疾病的诊断是相对比较简单的。在神经源性踝关节内侧疼痛的鉴别诊断中，了解该区域的神经及其损伤方式是做出正确诊断的关键。

在踝关节内侧手术出现之前，运动医学对踝关节内侧疼痛（假定与胫后肌腱炎或踇长屈肌腱有关）的非手术治疗方法包括休

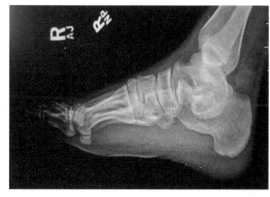

图 12.3 踝关节脱位。这种损伤可以导致踝关节神经受到牵拉，从而导致神经源性的关节疼痛

息、抗炎药物和类固醇注射[14]。介入性疼痛治疗方法通常是在超声引导下[15, 16]，在踝关节内侧注射局部麻醉剂加可的松。如果 MRI 提示肌腱断裂，则采取直接手术入路，但在脚踝内侧通常不会出现这种情况。

当所有这些方法都失败时，公认的方法是让患者回到疼痛管理医师那里，后者会重新评估患者的药物，开具包括一种或多种"神经性"止痛药，外加一种鸦片类药物，以及一种安眠药 [可能与神经性药物作用相同，例如阿米替林（Elavil）]。对于疼痛管理医师来说，最后的方法可能是某种形式的脊髓刺激。

鉴别诊断必须包括几种已知的踝关节内侧痛的周围神经病因。膝关节手术后有医源性隐神经损伤的报道[17-20]，通常是隐神经的髌下分支，但远端分支也可能受到损伤，

特别是在采集隐静脉进行血管重建的过程中[21]。在这些情况下，病史主要表现为疼痛沿着小腿内侧向下延伸至脚踝背侧区域，但不包括脚底部位。在既往的踝关节内侧手术中，如跗管减压术后形成的瘢痕组织最常与远端隐神经后支的损伤[22, 23]或跟神经损伤[24, 25]有关。病史在这里也很重要，因为除了足踝内侧疼痛外，足后跟、足弓、足底和足趾也会有麻木和刺痛，随着活动量的增加，情况会恶化。在踇趾和跟骨内侧区域也会出现异常的敏感度。踝管内胫神经上方出现 Tinel 征阳性是一个极其重要的诊断发现（图 12.4）。这个疼痛问题的治疗方法是切除神经瘤，并将神经的近端植入肌肉[19, 20, 25]。显然，如果有踝管综合征的症状或胫神经分支受累，则需要适当的神经松解术。

既往踝关节镜检查术后的疼痛情况记录

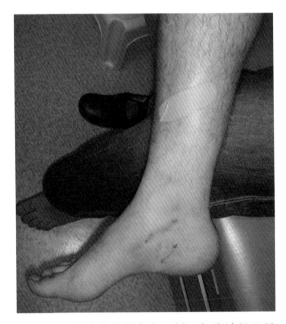

图 12.4　踝关节内侧疼痛 1 例，与隐神经无关（注意隐神经阻滞部位已行包扎，但疼痛仍然存在）。图中显示已行体格检查（星号部位），显示跟内侧神经有卡压或损伤，并辐射至足跟

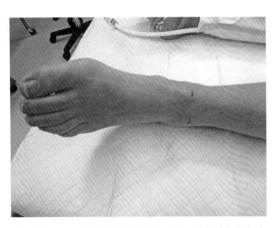

图 12.5　一例关节镜检查后疼痛的病例（疼痛部位标了星号），疼痛部位为双侧内外踝的上方

完善（图 12.5）。在 1996 年由 612 例患者组成的回顾性研究队列中[26]，有 27 例（占所有关节镜检查的 4.4%）有神经并发症，占所有并发症的 49.1%。其中腓浅神经损伤 15 例，腓肠神经损伤 6 例，隐神经损伤 5 例，腓深神经损伤 1 例。所有的神经损伤都是通过门静脉或牵引器针的直接损伤发生的。在 2011 年报道的 260 例踝关节镜检查中[27]，总共有 20 例患者（7.69%）出现了关节镜相关并发症。最常见的并发症是皮神经损伤，共 9 例（3.46%）。腓浅神经损伤占 5 例，隐神经损伤占 4 例。

一种与踝关节内侧疼痛有关的更罕见的周围神经问题是从胫神经的关节分支到踝关节内侧的神经冲动。这是当有神经内神经节时的情况[28, 29]。治疗方法是对四条踝关节内侧管道进行减压，切断踝关节与胫神经的连接[28, 29]。

当 1 例患者在既往的某种手术之后出现足部或者踝部持续性大面积广泛疼痛时，就可以诊断为复杂性区域疼痛综合征。请记住，持续性疼痛传入信号可能来自踝关节内侧受损的皮神经或由关节传入。图 12.6a~d 给出了一个这样的例子。

就鉴别诊断而言，踝管慢性神经卡压的电生理诊断试验通常不敏感。即使测试是

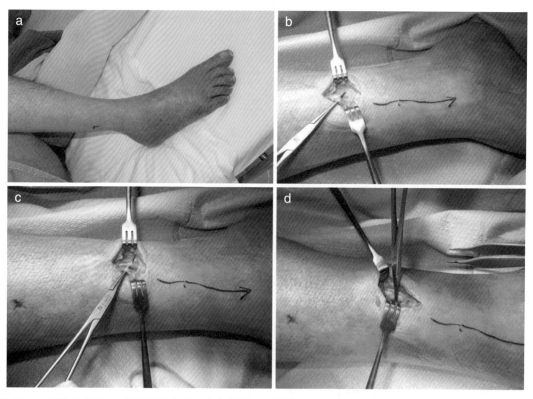

图 12.6　距跟关节融合术后内踝疼痛。注意脚踝内侧的切口。（a）此患者患有复杂的区域疼痛综合征，其足部呈紫色且皮温低，整个踝关节内侧及足背远端区域均有感觉障碍。小腿外侧的标记是来自浅感觉神经元上的 Tinel 征，被融合术原本的投射所抑制。腿部和足部的内侧面可以区分隐神经和静脉，箭头所指为隐神经区域。（b）手术前在隐神经上方标记 Tinel 征，以及隐神经的前支和后支与隐静脉的关系（c），打开比目鱼肌的筋膜后，用钳子将隐神经的近端植入比目鱼肌（d）

阳性的，如果患者年龄大于 50 岁，电生理诊断测试也不是特异性的：55 岁以上的无症状患者中有 33% 的人足底内侧感觉传导缺失，50% 的人内在肌肉有去神经电位[30]。在另一项研究中，在 50 岁以上的健康人中，有 72% 的人至少有一块内在肌肉有纤颤电位、正的锐波或颤动[31]。电生理诊断测试对于确定神经根病或神经病非常重要。

在鉴别诊断方面，踝关节内侧的 MRI 有助于识别踝管内的肿块，并可提示胫神经的异常[32, 33]。超声还可以检查踝部受压部位近端的胫神经是否发生肿胀[34, 35]。

假设：踝关节内侧疼痛起源于远端隐神经

如果这一假设属实，那么间歇性疼痛治疗可以采用多种超声引导的神经消融技术，如射频消融术（RFA）或冷冻消融术来治疗踝关节内侧疼痛。Andrea Trescot 在书[16]中的图 59.15 展示了踝部隐神经冷冻消融的照片，但到目前为止，这些方法还没有被报道过。最后，可以采用一种直接的手术入路对内侧踝关节进行去神经。这也没有报道，但将在下文中描述。

诊断性神经阻滞

阻滞的小提醒

- 阻滞远端隐神经，毗邻内踝近端的大隐静脉。

通常选择如图 12.7 所示的部位进行远端隐神经的阻滞。这是内踝近端和大隐静脉走行的位置。通常情况下，静脉可以透过皮肤看到。如果接受检查的患者有内踝附近的皮肤疼痛部位，沿着从踝部开始到近端的神经走行轻轻叩击会引起远端辐射性 Tinel 征（图 12.6c）。应对此部位进行标记并且选择在此进行神经阻滞。虽然隐神经在这个位置的走行通常被描述成沿着大隐静脉走行的一条神经，但根据我的经验，该神经通常已经分成两个分支，一条在静脉后面，一条在静脉前面（图 12.6c 和图 12.8）。这意味着如

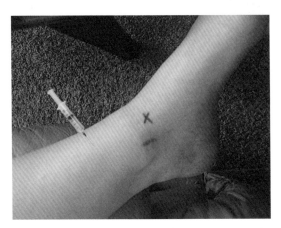

图 12.7　阻滞远端隐神经的部位。内踝近端，沿着大隐神经的走行

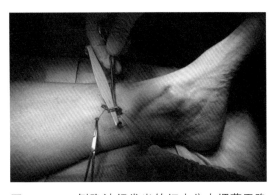

图 12.8　一例隐神经发出的细小分支埋藏于隐静脉后方而其前支相对较大。两股神经都需要被切断并植入比目鱼肌。注意既往跗骨窦手术后遗留的瘢痕，而该手术正是导致疼痛的原因

果使用超声引导，注射部位的选择是大隐静脉超声位置的前方和后方。

我们对 20 具尸体标本的研究，详细阐述了隐神经与大隐静脉的确切关系[21]。95%的小腿的大隐静脉位于踝部上方 32 cm 处的小腿筋膜浅层。隐神经在小腿的走行过程中，40% 的走行于静脉后方，40% 的隐神经走行于静脉前方，然后在静脉后方走行，还有 10% 的隐神经位于静脉后方。55% 的隐神经会穿过静脉。隐神经的三个恒定分支：中 – 后、中 – 前和下 – 前，隐神经的末端在踝关节近端 5.9 cm 处分开。有一个神经受损可能比较大的"脆弱区域"，该段与静脉粘连在一起走行，位于隐神经最远端的 13.2 cm 处。在这个平面上，66% 的腿部有隐神经发出并穿过静脉的下前支。正是这个分支支配着踝关节前内侧。

关于超声引导的神经阻滞，一项随机前瞻性研究表明，无论使用还是不使用超声，隐神经皮肤区麻木的结果都是相同的[36]。这项研究是在膝关节附近的隐神经走行位置上进行的，那里的神经比小腿要深得多。因此，通常不需要超声来定位远端隐神经。

作者首选的去神经技术

特别提醒

时刻牢记：
- 踝关节不稳是手术去神经的禁忌证。

手术使用 3.5 倍放大镜和双极电凝器，没有使用止血带。患者取仰卧位。局麻使用 1% 的利洛卡因和 1：10 万肾上腺素。手术前要做好手术部位的标记，在大隐静脉上方 3~4 cm 纵向切开。此切口可与 Tinel 征阳性相关（图 12.6a）。大隐静脉容易辨识，隐神经走行于其旁边（图 12.6b）。应寻找隐静脉前后的分支（图 12.6a~d 和图 12.8）。在切下送病理切片的组织之前，用局部麻醉剂对神经进行近端阻滞（图 12.6c）。然后打开比目鱼肌上的筋膜，确认肌肉（图 12.6d）。神经的近端植入肌肉中。神经没有缝合到肌肉中，肌肉筋膜也没有缝合。

临床疗效

目前还没有已发表的研究采用切除远端隐神经的方式，对踝关节内侧疼痛患者进行去神经化。而我本人已经做了 6 次这样的手术，每次都取得了很好的效果。这些结果的

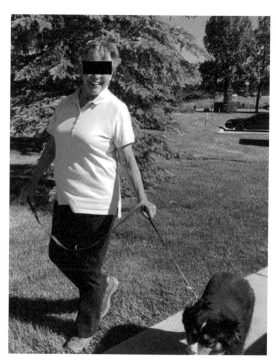

图 12.9　女性患者，内踝去神经术后，正在遛狗（版权：James Anderson，DPM）

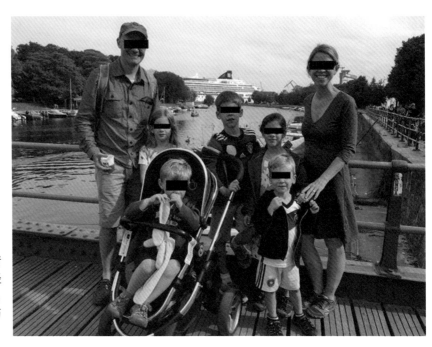

图 12.10 女性患者通过切除远端隐神经实现了内踝去神经，术后三年在度假时与她的家人一起散步

临床案例如图 12.9 和图 12.10 所示。下文将给出另一个病例。表 12.1 是我自己的患者的临床治疗结果。

然而，已有发表的文献采用切除隐神经后支的方法来治疗踝管手术后的切口疼痛[22, 23]。

在 2001 年首次报道的治疗疼痛性跗骨窦瘢痕的研究中[22]，对 16 例患者进行

了回顾性研究，这些患者在跗骨窦减压后出现切口处疼痛的主诉。具体来说，疼痛位于踝管减压瘢痕的近端。疼痛持续时间 6~34 个月，平均 21 个月。疼痛可被远端隐神经阻滞消除，表明疼痛是由该神经的神经瘤引起的。通过切除小腿远端隐神经并将该神经近端植入比目鱼肌来治疗疼痛。术后平均 18.5 个月（范围 6~33 个月），

表 12.1 内踝去神经术后的结果

患者编号	损伤机制	先前的手术	随访（月）	结果
1	砸伤 / 车祸	切开复位内固定术	18	很好
2	脱位	切开复位内固定术	48	很好
3	扭伤	无	36	很好
4	Lisfranc 损伤	切开复位内固定术	32	好
5	Lisfranc 损伤	切开复位内固定术	24	很好
6	脱位	无	27	很好
7	Lisfranc 损伤	无	36	很好

76% 的病例疼痛明显缓解，24% 的病例疼痛缓解良好。

在 2008 年报道的第二组患者[23] 中，纳入了 46 例踝管松解术失败的患者，通过切除隐神经观察其疗效。其中 48% 的患者都有疼痛性瘢痕。近端瘢痕疼痛来自远端隐神经后支，远端瘢痕疼痛通常与跟神经支损伤有关。单独将某一例患者隐神经切除后的疗效从整个队列中抽离出来分析是不可取的。总体而言，术后平均 2.2 年，54% 的患者疗效优良，24% 的患者效果良好。没有手术后瘢痕组织部位持续性疼痛的报道

全踝关节去神经

1999 年，几位来自德国乌尔姆的外科医师发表了一篇由两部分组成的足踝外科研究，描述了踝关节神经的解剖学，以及他们对于保留足背和足底感觉的全踝关节去神经手术的尝试[37]。他们切除的神经包括"隐神经、腓肠神经、腓深神经、骨间神经和胫骨浅关节神经"。他们在 1 年内对 10 例患者进行了随访，报告了 70% 的"良好"结果[37]。表 12.2 列出了这些结果。

2015 年，几位来自德国慕尼黑的外科医师发表了他们对于上述类型的全踝关节去神经手术的经验[38]。他们纳入的 45 例患者的组成为：7% 的感染后关节炎，13% 的原发性骨关节炎，80% 的创伤后关节炎。VAS

评分显示，静息疼痛从平均 5.9 分下降到平均 2.7 分。活动性疼痛由术前的 8.3 分降至术后的 5.9 分。在平均 61 个月的随访中，82% 的患者疗效为良至优。这在表 12.2 中列出。作者提出，如有必要，持续性疼痛可以通过融合术来治疗。

临床案例

一名 17 岁的高中生因右前内侧脚踝持续疼痛而就诊。她 9 岁时在一场"慢投"棒球比赛中扭伤了脚踝。疼痛影响了她的行走和运动。运动医学医师的评估没有确定疼痛的来源，X 线平片、CT 和 MRI 检查均无异常。类固醇注射和神经病理性止痛药都没有效果。5 年前，跗骨窦减压术使她的脚踝感觉"松动"了，但并没有改变疼痛的程度。体格检查显示，隐神经远端有 Tinel 阳性征象，内踝前、内侧皮肤有异常区（图 12.11a）。远端隐神经的神经阻滞可缓解脚踝疼痛，并且 VAS 评分从阻滞前的 8 分降为 0 分（满分 10 分），她可以触摸她麻木的皮肤，也能在停车场慢跑。在手术中，辨认出远端隐神经并将其植入比目鱼肌（图 12.11b~e）。术后便立即开始康复训练，下地行走，在拆线后的第 15 天在水中行走，最后发展到跑步机上的训练。术后 3 年，她没有复发疼痛，能够滑水（图 12.12）。

表 12.2　有关全踝关节去神经的综述

作者	出版年月	患者数量	平均随访时间（月）	结果（好 – 很好）
Mentzel 等[37]	1999	10	21（6~35）	70%
Röhm 等[38]	2015	45	61	82%

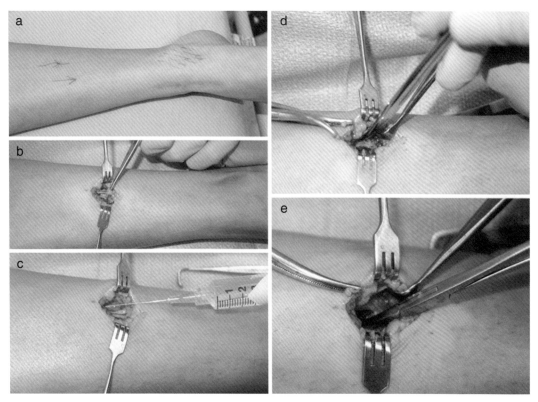

图 12.11　临床病例：摔倒时扭伤所导致的内踝疼痛。（a）Tinel 征的位置用星号标记，在疼痛和感觉障碍的区域同样做了标记。注意既往的跗骨窦减压术留下的瘢痕。（b）附着在大隐静脉上的隐神经已被牵引器抬起。（c）分离神经前注射局麻药。（d）可以看到比目鱼肌上的筋膜（白色），此处为了暴露比目鱼肌已将筋膜打开。（e）夹住隐神经近端，以便将神经植入比目鱼肌。注：植入术中不使用缝线，筋膜也不缝合

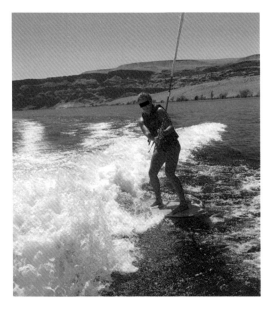

图 12.12　临床病例。1 例女性患者在右侧内踝去神经术后 3 年进行划水运动

参考文献

[1] Mentzel M, Fleischmann W, Bauer G, Kinzl L. Ankle joint denervation. Part 1: anatomy –the sensory innervation of the ankle joint. Foot Ankle Surg. 1999;5:15–20.

[2] Rüdinger N. Die Gelenknerven des menschlichen Körpers. Erlangen: Verlag von Ferdinand Enke; 1857.

[3] Nyakas A, Kiss T. Heilung von Beschwerden nach Calcaneusfraktuen mittels Denervation. Zentralbl Chir. 1954;79:1273–7.

[4] Nyakas A. Unsere neueren Erfahrungen in der Denervation des Knöchel- und tarsalen Gelenks. Zentralbl Chir. 1958; 58:2243–9.

[5] Von Lanz T, Wachsmuth W. Praktisch Anatomie, Bd. 1, Teil 4, Bein und Statik. 2 Auflage. Berlin/Göttingen/Heidelberg: Springer; 1959.

[6] Walter WR, Burke CJ, Adler RS. Ultrasound-guided therapeutic injections for neural pathology about the foot and ankle: a 4 year retrospective review. Skelet Radiol. 2017;46:795–803.

[7] Aszmann OC, Ebmer JM, Dellon AL. Cutaneous innervation of the medial ankle: an anatomic study of the saphenous, sural, and tibial nerves and their clinical significance. Foot & Ankle Internat. 1998;19:753–6.

[8] Testut L. Traité d'Anatomie Humaine, Tome III: Méninges, Systeme Nerveux Périphérique, Organes des Sens, Appareil de la Respiration et de la Phonation. Paris: Librairie Octave Doin; 1922.

[9] Puerner J. Ueber den peripheren Verlauf des Nervus saphenous. Anat Anz. 1971;129:114–32.

[10] Marsland D, Dray A, Little NJ, Solan MC. The saphenous nerve in foot and ankle surgery; its variable anatomy and relevance. Foot Ankle Surg. 2013;19:76–9.

[11] Eglitis N, Horn JL, Benninger B, Nelsen S. The importance of the saphenous nerve in ankle surgery. Anesth Analg. 2016;122:1704–6.

[12] López AM, Sala-Blanch X, Magaldi M, Poggio D, Asuncion J, Franco CD. Ultrasound-guided ankle block for forefoot surgery: the contribution of the saphenous nerve. Reg Anesth Pain Med. 2012;37:554–7.

[13] Lollo L, Bhananker S, Stogicza A. Postoperative sciatic and femoral or saphenous nerve blockade for lower extremity surgery in anesthetized adults. Int J Crit Illn Inj Sci. 2015; 5:232–6.

[14] Holzer K, Karlsson J. Ankle pain. Chapter 39. In: Brukner P, Bahr R, Blair S, Cook J, Crossley K, McConnell J, McCrory P, Noakes T, Kahn K, editors. Brukner & Kahn's clinical sports medicine. 4th ed. New York: McGraw-Hill Education Publisher; 2012. p. 828–35.

[15] de Webster K. Sinus tibiotalar joint injection. Chapter 80. In: Malanga G, Mautner KR, editors. Atlas of ultrasound-guided musculoskeletal injections. New York: McGraw-Hill Education Publisher; 2014. p. 329–31.

[16] Brown MN, Pearce BS, Karl HW, Trescott AM. Distal saphenous nerve entrapment. Chapter 59. In: Trescot AM, editor. Peripheral nerve entrapments, vol. 771. Switzerland: Springer International Publishing Company; 2016. p. 645–54.

[17] Senegor M. Iatrogenic saphenous neuralgia: successful therapy with neuroma resection. Neurosurgery. 1991;28:295–8.

[18] Bertram C, Porsch M, Hackenbroch MH, Terhaag D. Saphenous neuralgia after arthroscopically assisted anterior cruciate ligament reconstruction with a semitendinosus and gracilis tendon graft. Arthroscopy. 2000;16:763–6.

[19] Ducic I, Levin M, Larson EE, Al-Attar A. Management of chronic leg and knee pain following surgery or trauma related to saphenous nerve and knee neuromata. Ann Plast Surg. 2010;64:35–40.

[20] Dellon AL. Knee pain of neural origin. Chapter 42. In: Noyes FR, editor. Knee disorders: surgery, rehabilitation, clinical outcomes. Philadelphia: Elsevier Pub; 2010. p. 1096–115.

[21] Dayan V, Cura L, Cubas S, Carriquiry G. Surgical anatomy of the saphenous nerve. Ann Thorac Surg. 2008;85:896–900.

[22] Kim J, Dellon AL. Tarsal tunnel incisional pain due to neuroma of the posterior branch of saphenous nerve. J Am Podiatr Med Assoc. 2001;91:109–13.

[23] Barker AR, Rosson GD, Dellon AL. Outcome of neurolysis for failed tarsal tunnel surgery. J Reconstr Microsurg. 2008; 24:111–8.

[24] Kim J, Dellon AL. Neuromas of the calcaneal nerves: diagnosis and treatment. Foot Ankle Int. 2001;22:890–4.

[25] Spaulding CM, Kim J, Dellon AL. Tibial nerve variation about the tarsal tunnel. J Reconstr Microsurg. 2001;17:289.

[26] Ferkel RD, Heath DD, Guhl JF. Neurological complications of ankle arthroscopy. Arthroscopy. 1996;12:200–8.

[27] Deng DF, Hamilton GA, Lee M, Rush S, Ford LA, Patel S. Complications associated with foot and ankle arthroscopy. J Foot Ankle Surg. 2012;51:281–4.

[28] Rosson GD, Spinner RJ, Dellon AL. Tarsal tunnel surgery for treatment of tarsal ganglion: a rewarding operation with devastating potential complications. J Am Podiatr Med Assoc. 2005;95:459–63.

[29] Spinner RJ, Dellon AL, Rosson GD, Anderson SR, Amrami KK. Tibial intraneural ganglia in the tarsal tunnel: is there a joint connection? J Foot Ankle Surg. 2007;46:27–31.

[30] Fealey RD, Litchy WJ, Daube JR. Plantar nerve stimulation in evaluation of peripheral nerves. Neurology. 1980;30:412.. (abstract).

[31] Falk B, Alarantra H. Fibrillation potentials, positive sharp waves and fasciculation in the intrinsic muscles of the foot in healthy subjects. J Neurol Neurosurg Psychiatry. 1983;46:681–3.

[32] Chhabra A, Subhawong TK, Williams EH, Wang KC, Hashemi S, Thawait SK, Carrino JA. High-resolution MR neurography: evaluation before repeat tarsal tunnel surgery. AJR Am J Roentgenol. 2011;197:175–83.

[33] Alaia EF, Rosenberg ZS, Bencardino JT, Ciavarra GA, Rossi

I, Petchprapa CN. Tarsal tunnel disease and talocalcaneal coalition: MRI features. Skelet Radiol. 2016;45:1507–14.

[34] Lee D, Dauphinée DM. Morphological and functional changes in the diabetic peripheral nerve: using diagnostic ultrasound and neurosensory testing to select candidates for nerve decompression. J Am Podiatr Med Assoc. 2005; 95:433–7.

[35] Fantino O. Role of ultrasound in posteromedial tarsal tunnel syndrome: 81 cases. J Ultrasound. 2014;17:99–112.

[36] Montgomery SH, Shamji CM, Yi GS, Yarnold CH, Head SJ, Bell SC, Schwarz SK. Effect of nerve stimulation use on the success rate of ultrasound-guided subsartorial saphenous nerve block: a randomized controlled trial. Reg Anesth Pain Med. 2017;42:25–31.

[37] Mentzel W, Fleischmann B, Eifert A, Schwieger G, Kinzl L. Ankle joint denervation. Part 2: operative technique and results. Foot Ankle Surg. 1999;5:21–7.

[38] Röhm A, Mentzel M, Schöll H, Apic G, Gebhard F, Gülke J. Midterm results following denervation of the ankle [German]. Unfallchirurg. 2015;118:615–20.

第*13*章
足部去神经术

Foot Denervation

林毓泽 译

解 剖

脚的关节包括跗骨关节，如图 13.1 所示。在本书的内、外侧踝关节章节中已描述了跗骨近端关节的神经支配。本章的解剖是由新英格兰大学骨科医学院生物医学系解剖学副教授 Mark Schuenke 和解剖学教授 Frank Willard 在医学生 Eloise Rogers 和 Brittany Whitaker 的帮助下编写的。

足部关节的背侧由腓深神经和腓浅神经的分支与腓肠神经支配。足底关节由足底内侧和外侧神经分支支配。这些符合本书其他章节根据希尔顿定律描述的模式，其中支配屈曲关节的肌肉的神经提供该关节的感觉神经支配[1, 2]。在这方面，虽然腓肠神经本身并不支配肌肉，但人们可以认为这是源于胫神经和腓总神经，这两种神经都支配控制足部关节的肌肉。

"足跟"不是关节但将在本章中简要讨论，以防止将足跟疼痛与关节疼痛混淆[3]。

足关节神经的第一幅插图来自 Nikolaus Rüdinger（1857）（图 13.2）[4]。这幅插图来自他的博士论文，最近有一篇文章将他置于历史地位[5]。Gray 和 Gardner 于 1948 年在 5 个胎儿标本上使用 Bodian 银染组织学来记录几个足关节的神经支配（图 13.3）[6]。

表 13.1 出自 Gray 和 Gardner，并详细列出了足关节的神经支配[6]。该表是下面给出的描述的依据。

腓神经支

腓深神经——位于骨间膜浅层，毗邻腓动脉，深至前骨筋膜室的肌肉——在踝关节近端分为腓深内侧神经和腓深外侧神经（图 13.4）[7]。腓深内侧神经从伸肌支持带下方的前踝管发出，然后与腓深动脉（足背内侧动脉）相邻，深入趾短伸肌腱。此时，支配第一和第二跗跖关节的分支出现，并且可能出现支配第三跗跖关节的分支，而末梢皮肤感觉分支继续延伸至第一背蹼（图 13.5）。腓深外侧神经支配跗骨窦[8]（见第 11 章），然后支配短伸肌肉，之后它继续支配距舟关节、舟状楔骨关节和楔间关节（图 13.6）。

腓浅神经（也称为腓骨浅神经）[9] 最常从外侧室上方的筋膜退出，但在多达 25% 的人中，可能从前室退出。最典型的位置在

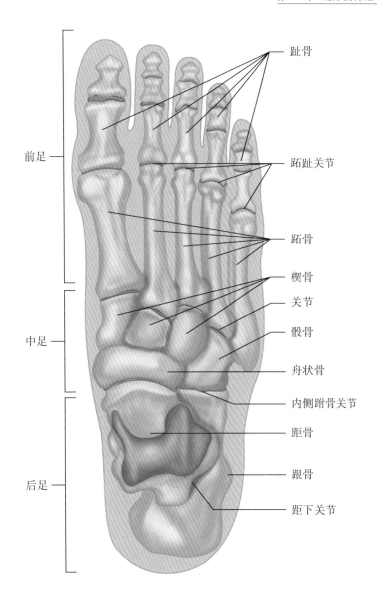

趾骨

跖趾关节

跖骨

楔骨

关节

骰骨

舟状骨

内侧跗骨关节

距骨

跟骨

距下关节

前足

中足

后足

图 13.1　足部关节图解

外踝近端约 10 cm 处，该神经在该点分为内侧背侧支和中间背侧支（腓肠神经代表"外侧背侧"支）。在一些人中，腓浅神经在高处分支，导致内侧背支通过前室退出，中间背支通过侧室退出[10-12]。这些变化在进行神经阻滞时非常重要（参见本章中的"诊断神经阻滞"一节）。腓浅神经的内侧背侧皮支支配第一和第二跖跖关节（图 13.7）。腓浅神经的中间背侧皮支支配外侧楔状骨间和第四和第五骰跖骨关节（图 13.8）。

腓肠神经

踝关节水平的腓肠神经是由胫神经的腓肠内侧神经分支和腓总神经的腓肠外侧神经分支形成的共同的腓肠神经。腓肠神经支配足跟外侧和足背外侧，延伸至小趾，有可变的神经支配第四背侧蹼。在大约 25% 的患者中，腓肠神经在越过跗骨窦时支配跗骨窦[8]，接着依次支配第四和第五跖跖关节、跖趾关节和趾间关节（图 13.9）。腓肠神经

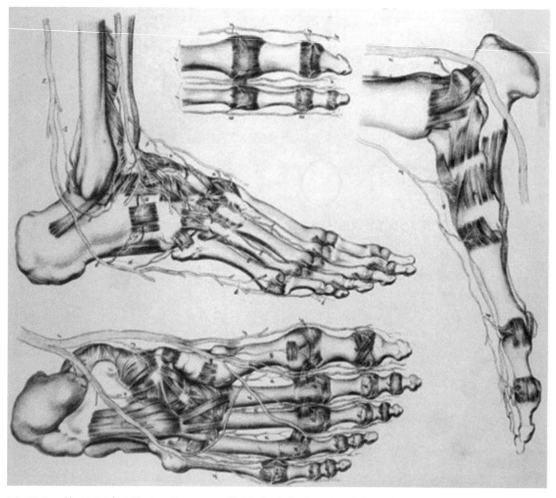

图 13.2 从 1857 年 Nikolas Rüdinger 的博士论文中可以看出足部关节的神经支配（版权：Rüdinger [4]. Public Domain.Bayerische Staatsbibliothek München/4 Anat 157s，Tab 5，urn：nbn：de：bvb：12-bsb10331108-1）

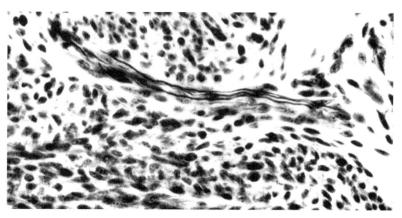

图 13.3 第四跖趾关节足底表面神经支配的组织学证据。来自 Gardner 和 Gray 的 Bodian 银染（经允许，引自 John Wiley and Sons from Gardner and Gray [6]）

表 13.1　足和踝的神经

内侧足底	外侧足底	外侧足底（深支）
距下	跟骰	Mt 2–Mt 3
距舟	骰骨 – 舟骨	Mt 3–Mt 4
舟骨 – 内侧楔骨	舟骨 – 外侧楔骨	MtPh 4
舟骨 – 中间楔骨	骰骨——Mt 5	MtPh 3
内侧楔骨 – 中间楔骨	Mt 4–Mt 5	MtPh 2
中间楔骨——Mt 2	外侧楔骨 – 中间楔骨	
内侧楔骨——Mt 1	外侧楔骨——Mt 2	
MtPh 1	外侧楔骨——Mt 3	
IPh 1	外侧楔骨——Mt 4	
MtPh 2		
P IPh 2		
D IPh 2		
MtPh 3		
P IPh 3		
D IPh 3		
MtPh 4		
P IPh 4		
D IPh 4		

外侧足底（浅支）	腓深	副腓深
MtPh 5	跟骰	距下
P IPh 5	距舟	跟骰
D IPh 5	骰骨 – 舟骨	
MtPh 4	骰骨 – 外侧楔骨	
P IPh 4	舟骨 – 内侧楔骨	
D IPh 4	舟骨 – 中间楔骨	
	外侧楔骨 – 中间楔骨	
	外侧楔骨——Mt 3	
	Mt. 3——Mt 4	
	外侧楔骨——Mt 4	
	内侧楔骨 – 中间楔骨	
	Mt. 2——Mt 3	
	中间楔骨——Mt 2	
	内侧楔骨——Mt 2	
	内侧楔骨——Mt 1	
	MtPh 1	
	IPh 1	
	MtPh 2	

内侧背侧皮支	中间背侧皮支	外侧背侧皮支
MtPh 1	外侧楔骨 – 中间楔骨	距下
IPh 1	骰骨——Mt 4	跟骰
	骰骨——Mt 5	骰骨——Mt 4
	Mt. 4——Mt 5	骰骨——Mt 5
		MtPh 4
		MtPh 5

注：Used with permission of John Wiley and Sons from Gardner and Gray [6]。
Mt，跖骨；MtPh，跖趾；P IPh，近端趾间；D IPh，远端趾间。

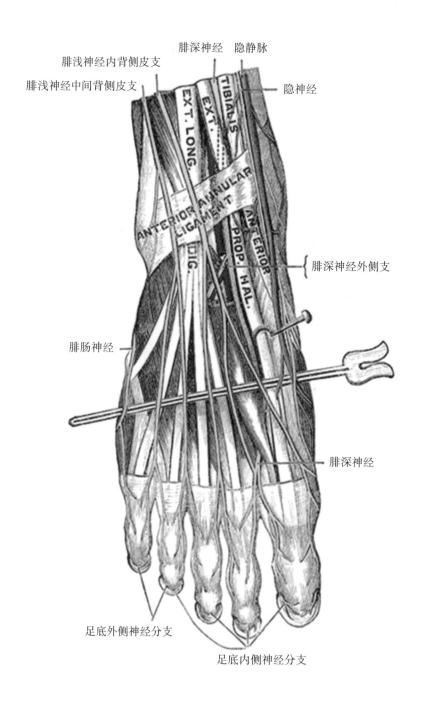

腓浅神经内背侧皮支

腓浅神经中间背侧皮支

腓深神经　隐静脉

隐神经

腓深神经外侧支

腓肠神经

腓深神经

足底外侧神经分支

足底内侧神经分支

图 13.4　足背神经示意图，强调腓肠神经最外侧，隐神经最内侧，腓浅神经和腓深神经到它们之间的皮肤区（版权：Gray and Lewis [7]. In Public Domain. https：//commons.wikimedia.org/wiki/File：Gray836.png）

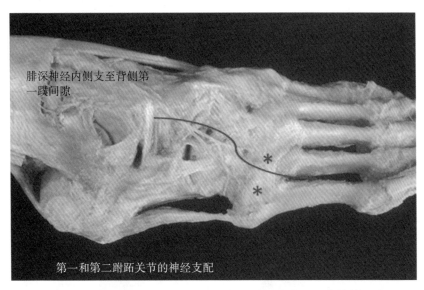

图 13.5 腓深神经内侧支至背侧第一蹼间隙，显示第一和第二跗跖关节的神经支配（红色星号）的大体解剖

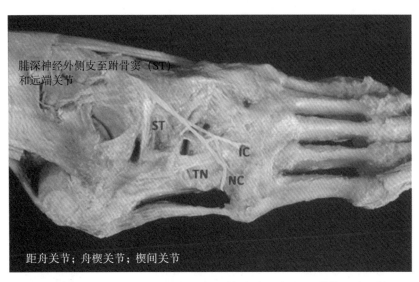

图 13.6 腓深神经外侧支的大体解剖，起始于踝关节近端，在支配跗骨窦（ST）后，继续向远端支配距舟关节（TN）、舟楔关节（NC）和第一楔间关节（IC）

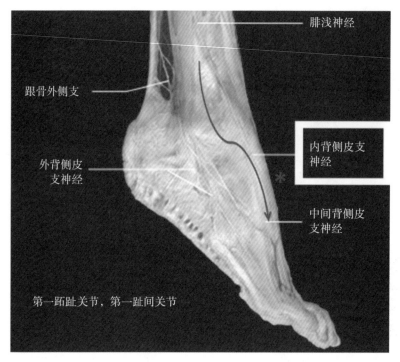

图 13.7　腓浅神经内侧背支大体解剖（红色星号）

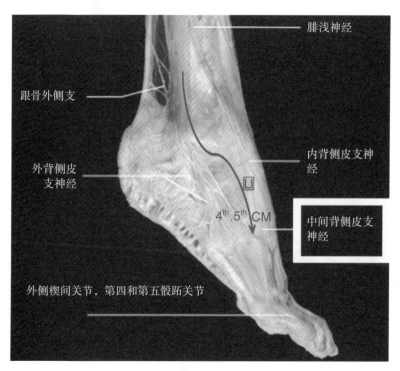

图 13.8　腓浅神经中间背支大体解剖

支配第四跖跗关节纵行线的程度取决于它与腓浅神经的中间背侧支的重叠。这种可变性是诊断阻滞对去神经是否成功至关重要的另一个原因。

隐神经

隐神经通常被表示为其最远程的神经支配位于踝部（图 13.4）；然而，在 28% 的身体上，这种神经可以向远程延伸到第一跖趾关节[13]。考虑到这一点，阻断腓浅神经后残留的足背内侧疼痛可能是由于隐神经（图 13.10）。再一次，神经阻滞在确定疼痛的病因学来源方面将是至关重要的，这通常见于以前的跚囊炎手术患者（跚囊炎手术最常损伤腓浅神经的内侧背支[14]）。

胫神经分支

胫神经在踝管内分为足底内侧和外侧神经，每条神经都通过自己的解剖隧道，即足底内侧和外侧隧道进入足部[15, 16]。

从足底内侧隧道发出的内侧足底神经的分支支配足内侧的跗骨和跖跗关节的掌侧表面，然后继续通过共同的足底间神经的分支，支配跖趾关节，最后，直接从趾神经至趾间关节（图 13.11）。跚趾即跚趾内侧的神经，支配内侧籽骨关节，介导内侧籽骨炎症引起的疼痛。这种神经通常被称为跚趾的固有趾神经。

从足底外侧隧道发出的足底外侧神经分支支配足外侧跗骨和跗跖关节的掌面，然后通过趾间共同神经的分支支配跖趾关节，最后直接从趾神经发出趾间关节（图13.12）。足底外侧神经产生一个分支到跟骨内侧结节，由 Baxter[17, 18] 描述，称为 Baxter 神经，这条神经将在本章"特殊性临床解剖情况"的"足跟痛"中进行更多讨论。Baxter 神经和胫神经的跟骨分支都不支配任何关节。

常见的临床表现：疼痛

- Lisfranc 骨折 / 脱位后。
- 跚囊炎手术后。
- 其他前足手术后。
- 非足跟痛。
- 非 Joplin 神经瘤。

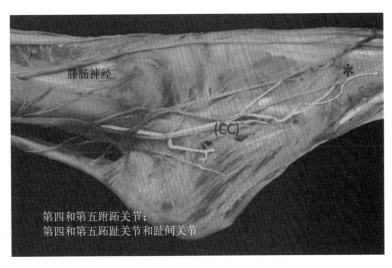

图 13.9　腓肠神经的大体解剖

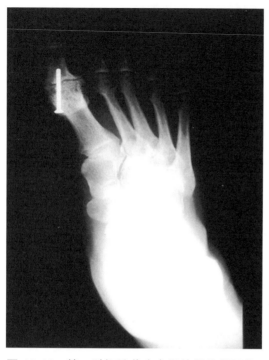

图 13.10　第一趾间关节内定固的影像学图像。在 28% 的患者中，这个关节或更近端的第一跖趾关节可能由隐神经的远端分支支配，这就是为什么神经阻滞对确定足关节疼痛的神经病因学至关重要

治疗方案

大多数足部关节疼痛与关节炎或创伤后关节炎有关，通常用抗炎药物治疗有效。对于慢性足关节疼痛，影像学检查通常会发现结构性问题，可以通过公认的足踝手术方法来治疗，这些超出了本章的范围。Agosta 和 Holzer 对这些选项进行了极好的评论 [19]。

对于慢性足部关节疼痛，融合术一直是足部和踝关节外科医师的选择 [20, 21]。本章将回顾足部关节去神经的方法，而不是融合术或融合术后的持续性足部关节疼痛。

诊断性神经阻滞

神经阻滞的技巧

- 在两个不同的位置阻断腓深神经。
- 在两个位置阻滞腓浅神经。
- 在跗管内阻滞胫神经。
- 在足弓阻断至拇趾的固有趾神经。

超声引导的足部神经阻滞（胫神经、大

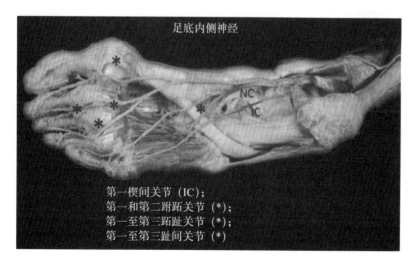

足底内侧神经

第一楔间关节（IC）；
第一和第二跖跖关节（*）；
第一至第三跖趾关节（*）；
第一至第三趾间关节（*）

图 13.11　胫神经足底内侧支的大体解剖

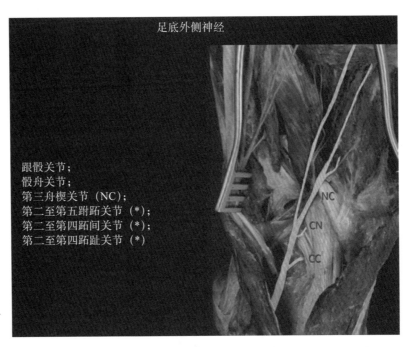

足底外侧神经

跟骰关节；
骰舟关节；
第三舟楔关节（NC）；
第二至第五跗跖关节（*）；
第二至第四跖间关节（*）；
第二至第四跖趾关节（*）

NC
CN
CC

图 13.12　胫神经足底外侧支的大体解剖

隐神经、腓深神经、腓浅神经和腓肠神经）已经被描述并得到很好的说明[22]，本章将不再讨论。

　　腓深神经在踝部分出。如果你正在做神经阻滞以确定第一或第二跗跖关节或第一或第二跖趾关节的疼痛是否起源于腓深神经的内侧支，则应在第一跗跖骨关节近端，在可触及的骨性隆起处，刚好与足背脉搏相邻的位置进行阻滞（图 13.13）。让针接触到骨头，然后仅注射 2~3 mL，以防止阻滞上覆的腓浅神经内侧支。如果你正在做神经阻滞以确定距舟、舟楔或楔间关节的疼痛是否起源于腓深神经的外侧支，则阻滞应在踝关节上方进行，注射到可触及的踇长伸肌腱外侧的间隙中（图 13.13 和图 13.14）。注意此方法和阻滞跗骨窦是一样的。注意脚踝上方的阻滞将同时阻滞腓深神经的内侧支和外侧支，因此如果你担心内侧支，你需要首先阻滞该支。

　　如果你阻滞了腓深神经的内侧支，并且疼痛持续或仅部分缓解，那么你还必须接着阻滞腓浅神经的内侧背侧支（图 11.7），然后，如果疼痛持续，阻滞隐神经（图 12.4）。

　　腓浅神经在外踝近端的一个可变距离分出（4~15 cm，平均 10 cm，明显也取决于患者的身高）。腓浅神经可在距踝骨近端可变距离处分出，内侧背支从前室发出，中间背支从外侧室发出（图 13.15）[10-12]。因此，腓浅神经的阻滞可以如图 13.16 所示，希望将两个分支聚集在一起，或者可以在足踝远程用两个单独的阻滞来完成，试图分别阻滞分支（图 13.17）。如果你阻滞腓浅神经的中间背支，疼痛在足外侧关节残留或仅部分缓解，那么疼痛很可能是由腓肠神经介导的，接下来应该阻滞腓肠神经。

　　腓肠神经阻滞可以在踝关节的一侧，在外踝的后方（图 13.14）。

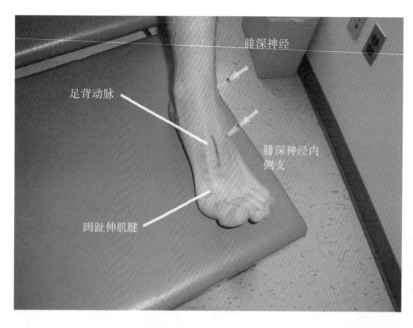

图 13.13　腓深神经阻滞。要阻断内侧支，在邻近足背脉搏的可触及的隆起处（第一跖楔关节）注射。为了同时阻断内侧支和外侧支，即腓深神经本身，在可触及的跚长伸肌腱的外侧，踝关节近端阻滞

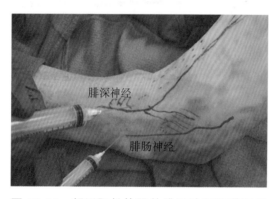

图 13.14　邻近跚长伸肌的腓深神经阻滞和腓肠神经阻滞的大体解剖

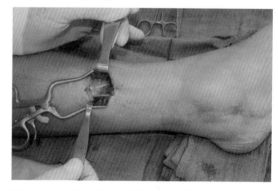

图 13.15　术中显示腓浅神经高位分支，内侧背支位于前室，中间背支位于外侧室

作者首选的去神经技术

切记：

• 去神经手术的禁忌证：不稳定的关节。

对于每条神经，手术使用 3.5 倍的放大率，不使用止血带，而使用双极凝固器。患者为仰卧位。局麻药是 1% 利多卡因加 1 : 10

万肾上腺素。手术部位在手术前做标记。

腓深神经

对于腓深神经切断术，其技术在第 11 章中详细描述，作为切断跗骨窦神经的方法（图 11.7~ 图 11.12）。关于本章，这将与用于腓深神经外侧支的方法相同。相反，对于足底外侧神经的内侧支，据报道，可以使用踝关节上方的背侧切口，将神经的近端植入第一跖骨近端根部的钻孔中或楔骨中[14]。

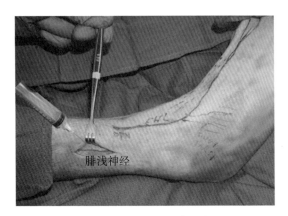

腓浅神经

如果将神经与脚踝成 90° 角植入骨骼中，则可能会导致失败，因为当患者的足底弯曲踝关节时，神经将处于拉伸状态并牵拉该插入部位，从而产生疼痛。因此，我的首选方法是定位踝关节近端的分支端。我对腓深神经内侧支的首选入路与外侧支相同，即使这会牺牲短伸肌的功能。

腓浅神经

在小腿部暴露腓肠浅神经，行一 3~4 cm 的切口，切口中央距外踝近端约 10 cm（图 11.7）。侧室和前室均用筋膜切开术切开 6 cm，以识别腓浅神经（必须保留），并确保该神经的位置没有解剖异常（图 11.8）[10-12]，并行筋膜切开术，以减轻其余解剖部位的任何腔室肿胀。如果神经阻滞可以清楚地看到，只有腓浅神经的内侧背侧支才是足关节疼痛的来源，如果腓浅神经存在高位分支，便可在前室识别出这个分支，那么就可以将这个分支分开并植入趾总伸肌的下侧。如果腓浅神经近端未清楚分开，则必须将整个腓浅神经分开并植入肌肉内。如果神经阻滞可以清楚地看到，只是腓浅神经的中间背侧支是足关节疼痛的来源，如果腓浅神经存在高

位分支，便可在外侧隔区识别这个分支，那么就可以将这个分支分开并植入到趾总伸肌的下侧。如果腓浅神经在近端没有清楚地分开，那么如前所述，整个腓浅神经必须被分开并植入肌肉中。要将外侧室的神经植入趾总伸肌，必须切除一部分肌间隔区，这样它就不会成为未来神经受压的部位，因为它已经从后向前旋转了。自 1998 年进行描述以来，已证明这种类型的神经植入肌肉可治疗神经源性背足痛 [23]。虽然可以在足背水平分开腓浅神经的这两个分支中的任何一个，并将该神经植入骨骼中，但也可以提出同样的驳议，即当足底弯曲时在远端植入的神经上拉伸，会再次出现足痛的风险。

隐神经

隐神经切除已在第 12 章中完整描述，如图 12.7 所示。

腓肠神经

腓肠神经可在踝关节近端切除并植入腓肠肌内。这有可能导致行走时疼痛，因为神经的植入端会随着腓肠肌的每次收缩而被拉动。因此，将神经近端植入比目鱼肌是一种较好的策略。腓肠神经的分支可在足背上分出，近端植入第五跖骨基底部或长方骨内。然而同样，当足底弯曲时拉伸在远端植入的神经上，存在着复发足部疼痛的风险。我的首选方法——由于腓肠神经的分支可以由多个路径从腘窝到足背——进入腘窝，识别腓肠内侧神经和外侧神经，近端阻断它们，然后烧灼和分割这些神经，这样它们的近端将位于二头肌和绳肌膝盖屈肌之间。如果腓肠神经支配的关节在第五趾远端以上，可能会破坏趾间关节的微小神经，使近端仅位于皮

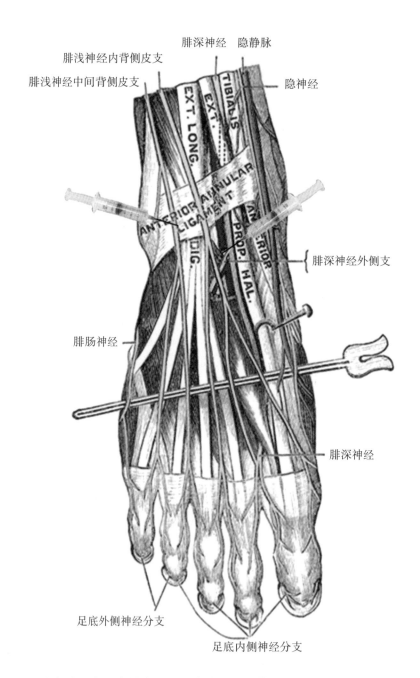

图 13.17　如果腓浅神经有正常的分区，腓浅神经在踝背上方的每个分区的神经阻滞位置（版权：Gray and Lewis [7]. In Public Domain. https：// commons.wikimedia.org/wiki/File：Gray836.png ）

下组织中。这对于腕关节的桡侧去神经是成功的（参考第 4 章）。

特殊性临床解剖情况

足跟痛和足底筋膜（内侧跟骨结节骨膜疼痛）

现今足跟疼痛最常见的形式与起源于内侧跟骨结节的足底筋膜有关。尽管这种情况被称为足底"筋膜炎"，但现在普遍认为没有炎症。现在有时使用术语"肌腱病"[3, 24]。这一状况的治疗不是本节的主题，而是如何将这种状况的诊断与跟骨内侧神经压迫区分开来，以及哪种神经介导了与足底筋膜拉伸/牵引相关的疼痛[25]。

在关于肱骨外侧和内侧上髁炎的章节（第 6 章和第 7 章），提出了与这些情况相关的疼痛（与关节无关，也被证明没有炎症）是由于肌肉起源的撕裂引起的假说：疼痛是由于微神经瘤形成，受伤的神经支配产生这些肌肉的骨膜。我想在这里做同样的假设，因为足底筋膜起源于内侧跟骨结节的骨膜而与足跟疼痛有关。

与内侧跟骨神经压迫相关的疼痛——可在踝关节损伤、跟骨骨折后出现，或仅在长时间跑步运动后出现——是一种与活动增加相关的疼痛，随后对神经施加压力，麻木，感觉异常，内侧踝关节疼痛。休息会改善这一点，这是一个与"足底筋膜炎"完全不同的病史。与足底筋膜相关的经典病史是静力性运动障碍。下床的第一步会有疼痛，慢慢增加的活动可以缓解这种疼痛。在最简单的手术模式中，一旦用尽所有保守措施，使用踝管入路进行神经减压以压迫内侧跟骨神经，同时进行足底内侧筋膜切开术以释放足底筋膜上的张力。

鉴别诊断并不复杂，因为跟内侧神经受压，在跟内侧神经或至少踝管内的胫神经上有 Tinel 征，但在足跟中部没有受压痛点，而病因是足底筋膜导致的跟痛感则是相反表现。如果跟骨内侧神经受压，则内侧跟骨皮肤的神经感觉测试将显示异常的皮压阈值。2003 年的一项卓越研究证实了这一点，该研究发现，首次就诊足部和踝关节外科医师的患者中，23% 的患者在内侧跟骨皮肤上具有异常敏感性，另有 50% 的患者在内侧跟骨皮肤加上踇趾趾腹具有异常敏感性[26]。该研究中使用了压力指定的传感装置（图 13.18）；自 2015 年以来，该装置被称为 AcroVal®（可从 AxoGen，Inc.，Alachua，Florida 获得）。足底筋膜的真正病理是用超声鉴定的（图 13.19），超声评估筋膜的厚度，将其与标准值联系起来。显然会有一些患者同时具有这两种情况，但通过测量敏感度和足底筋膜厚度，并采取适当的病史，可以确定正确的诊断。

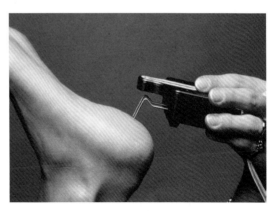

图 13.18　使用压力指定的感应设备（现在称为 Acroval®）对足跟进行神经感官测试（AxoGen Inc.，Alachua，FL，USA）

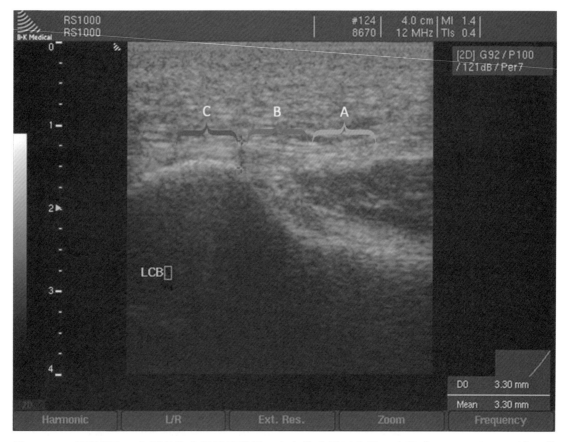

图 13.19 足跟超声。左下角的大圆形是跟骨。白色的水平图案是足底筋膜。A、B 和 C 区域是进行厚度测量的地方（版权：Steve Barrett，DPM）

Baxter 和 Thigpen 在 1984 年描述了一种支配内侧跟骨结节的神经，在足跟疼痛的治疗中非常重要[17]。该神经从足底外侧神经发出分支。足底外侧神经——胫神经的一个分支——从内侧到外侧横跨踝部，支配趾展肌，并继续为外侧三趾提供感觉神经支配，同时也支配足外侧的趾间关节。Baxter 和 Thigpen 称这种神经为足底外侧神经的第一支，在它绕过跖方肌的内侧起始处变为水平时被卡压，是足底筋膜炎相关的足跟疼痛的原因。这神经现被称为 Baxter 神经。这导致手术方法除了分割足底筋膜外，还将移除内侧跟骨结节，并在此过程中认可足底

外侧神经的第一支受到压迫的概念[27]。这种概念化已经被 Baxter 的书 *The Foot and Ankle in Sport* 制度化了[28]。

1986 年，Rondhuis 和 Huson 在一篇题为 *The first branch of the lateral plantar nerve and heel pain* 的论文[29]中详细描述了 Baxter 神经的精确解剖：

在 4 例胎儿足底外侧神经连续切片和 34 例成人足底外侧神经的解剖中，对足底外侧神经的走行和分支方式进行了研究，特别是对所谓的第一支进行了研究。在所有观察到的胎儿和成人标本中都发现了这一分支。神经从其起始点立即远端延伸到跟骨结

节内侧突外侧至小趾展肌近端部分。在行进过程中，它出现分支。其中一种有时会穿透四方肌的止点，而在成人足中，它总是将纤维发送到跟骨粗隆内侧突周围的骨膜和足底长韧带[30]。

但是这个神经总是第一个分支吗？在2001 年，85 例患者使用止血带和 3.5 倍放大率在连续的踝管减压中记录了他们的胫神经分支模式[30]。足跟内侧仅由一条跟骨内侧神经支配的占 37%，由两条跟骨内侧神经支配的占 41%，由三条跟骨内侧神经支配的占 19%，由四条跟骨内侧神经支配的占 3%。当跟内侧神经起源于胫神经本身而不是足底外侧神经时，Baxter 神经是足底外侧神经的第一支。然而，只要胫神经有高位分支，那么 Baxter 神经就是足底外侧神经的第二支。当跟内侧神经从足底外侧神经发出时，只

有一条内侧跟骨神经，Baxter 神经总是第二支。当有两条跟骨内侧神经时，Baxter 神经为足底外侧神经的第三支。在文中描述的22 种足跟内侧神经支配模式中，有 17 种模式的 Baxter 神经不是足底外侧神经的第一支。这些模式在 Baxter 的书[31]第 2 版中有完整的说明。如图 13.20 所示。

最后，电诊断测试不能特异性识别到内侧跟骨结节骨膜的 Baxter 神经。因为足底外侧神经的下一个分支进入肌肉，肌电图显示对姆外展肌延迟传导的去神经支配，但这通常出现在更近端的压迫中，包括 S_1 神经根、坐骨神经和踝管中的胫神经。然而，文献声称这一诊断可通过电学测试来实现的。关于这一点，Schon 和他的同事做了最好的理解[32]，他们发现，在阳性体征与内侧跟骨结节疼痛一致的患者中：

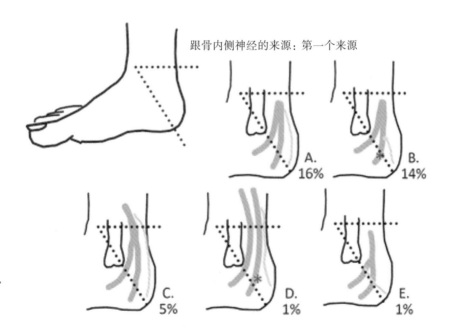

图 13.20　跟骨内侧神经类型。在 22 种可能的模式中，其中有 17 种 Baxter 神经不是足底外侧神经的第一支[30, 31]。在此图中，绿色神经分支是足底内侧神经。红色星号位于 Baxter 神经到达内侧跟骨结节骨膜的位置。在这些带有红色星号的病例中，Baxter 神经不是足底外侧神经的第一支

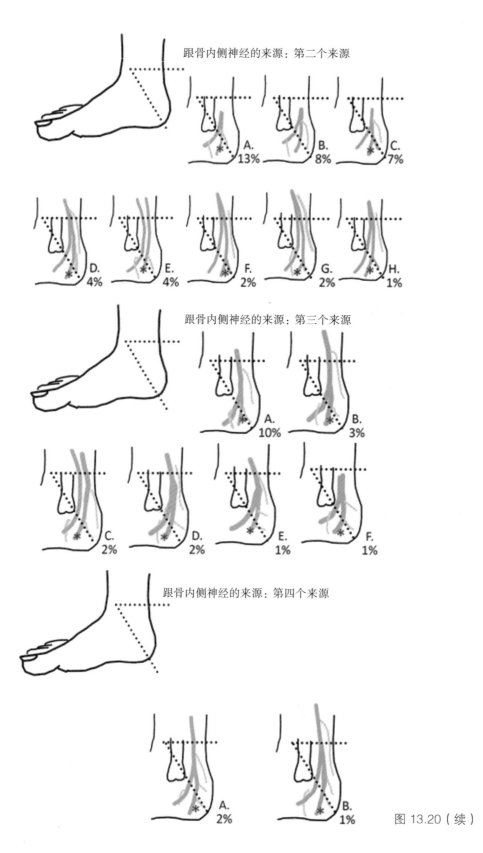

图 13.20（续）

在 38 个有症状的足跟中，有 23 个在足底外侧和（或）内侧神经中发现异常。最常见的发现是足底内侧神经受累（57%）。30% 的足跟在足底外侧神经有孤立的发现，13% 的足后跟双侧足底神经有异常。2 例患者有活动性的 S_1 神经根病的电生理学证据，同侧足底神经卡压的证据表明是"双重挤压"综合征。这项研究的结果支持在选定的一组神经炎性足跟痛患者中存在足底神经功能异常 [32]①。

关于 Baxter 神经的关键点

- 有神经支配内侧跟骨结节的骨膜。
- 该神经传递与"足底筋膜炎"相关的痛觉。
- 该神经往往不是足底外侧神经的第一支。
- 这一神经不支配皮肤。
- 此神经不能通过肌电图进行评估。
- Baxter 手术完成三件事：分离足底筋膜，切除内侧跟骨结节，跟骨去神经。
- 如果有内侧跟骨皮肤的异常感觉，则"足跟痛"的部位是足底外侧隧道内的足底外侧神经受压，最常见的是跗管综合征的一部分。适应证是踝部神经减压治疗。
- 如果足底筋膜厚度异常，皮肤感觉正常，则足底筋膜切开术是合适的手术方法。
- 切除内侧跟骨结节是一种去神经治疗跟痛的方法，类似于肱骨外上髁去神经支配治疗肱骨外上髁炎。

Lisfranc 骨折 / 脱位（第一 / 第二跗跖关节）

与 Lisfranc 骨折 / 脱位相关的关节疼痛可能是较常见的足部关节疼痛问题之一，通常需要融合才能成功治疗 [33-35]。有趣的是，Jacques Lisfranc de St.Martin 并没有真正描述这种骨折 / 脱位，而是在 1815 年拿破仑战争期间，他照顾了一名从马上摔下来的士兵，发展出前足的血管受损，并需要截肢。Lisfranc 描述了通过今天带有他名字的跗跖关节进行的截肢 [36]。在跗骨有或没有第一和（或）第二跖骨骨折的脱位是同名骨折 / 脱位（图 13.21a~d）[37]。如果骨折 / 脱位矫正后疼痛仍然存在，无论是开放性还是闭合性的，都可以进行去神经，而不是融合术。这已经通过将腓深神经内侧支的分支植入跗骨 [14] 进行了描述，或者可以通过仅仅分离向下进入关节间隙的微小分支来完成（图 13.22a~c），如果这样不成功，但踝部近端腓深神经阻滞成功，则有指征在踝部分离近端腓深神经 [就像对跗骨窦去神经所做的那样（参考第 11 章）]。

Joplin 神经瘤

1971 年，Robert J. Joplin 医学博士在伊利诺伊州芝加哥举行的美国整形外科足部协会第一届年会上发表了主席讲话。他曾是哈佛医学院整形外科的讲师，在他发表演讲时，他是马萨诸塞州综合医院咨询委员会的成员 [36]。他在演讲开始时指出：

现今一个难得的机会等待着对足部问题感兴趣的年轻骨外科医师，因为就像我现在所知的没有其他外科分支和此一样，有机会在这个几乎未被探索的特殊领域发挥他的独创性。到处都有患者等待治疗，"足的数量是人的两倍" [36]②。

---

① Used with permission of Sage from Schon et al[32]。

② 经 Wolters Kluwer 出版社和作者 Joplin 同意使用 [36]。

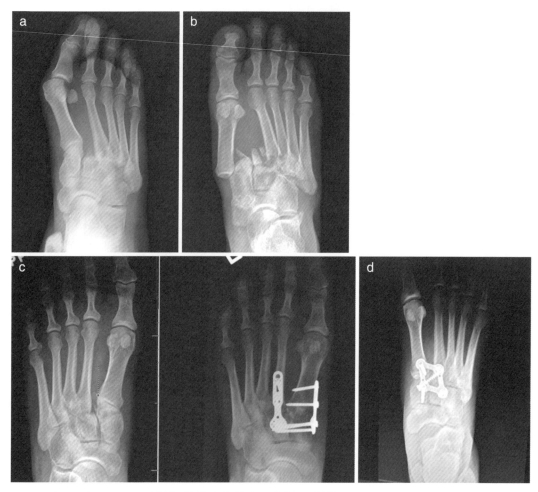

图 13.21（a~d） Lisfranc 骨折 / 脱位和各种内固定技术的例子

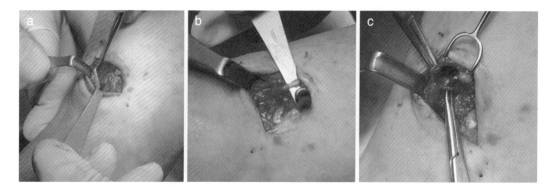

图 13.22 术中入路去神经支配第一和第二跖跖关节。（a）在第一和第二跖跖关节交界处水平进行背侧斜切口。切除踇伸肌腱，减压腓深神经内侧支。（b）该神经在小拉钩上。（c）邻近关节的神经进入间隙。这条神经被阻滞和分离可以留在这个位置

Joplin 描述了 3 例在蹈囊炎手术后第一跖趾关节疼痛的患者。他切除了足底内侧神经后显示了足底内侧神经到蹈趾的纤维化的组织学证据。他没有说他是如何处理神经近端的。他没有区分内侧籽骨炎、跖趾关节疼痛或真正的神经瘤之间的鉴别诊断。他的组织学检查显示纤维化，而不是神经瘤。随后出现了一系列基本的病例报告和对现在被称为"Joplin 神经瘤"的评论[37-40]，包括我们自己的 8 例患者的小病例系列，为其中最大的一系列报道[41]。

与第一跖趾关节相关的疼痛可能是由于内侧籽骨炎、真性跖趾关节疼痛，或蹈趾内侧固有神经损伤。图 13.23a~c 说明了蹈囊炎切开部位近端的疼痛、趾内侧固有神经的人体解剖，以及进行神经阻滞的位置。图 13.24a、b 显示了蹈趾固有神经的真正神经瘤和广泛的暴露。阻断趾骨内侧固有神经可

以停止疼痛，无论三种诊断中哪一种是正确的病因，并允许患者了解他们现在是否可以无痛行走，以及他们是否愿意让半个蹈趾麻木。在进行任何周围神经手术之前，这一点至关重要。对患者来说，切除适当的趾神经可能比内侧籽骨切除术更安全，后者通常会损伤同样的神经。图 13.25a~d 显示了通过几个小的"钥匙眼"切口对一位在切除内侧籽骨时损伤了足底内侧神经到蹈趾的患者所使用的方法。

在我们自己对 8 例与趾神经相关的内侧蹈趾疼痛患者的回顾性病历中，纳入标准是每例患者对 >6 个月的非手术治疗均无反应。在手术中，8 例患者中的 7 例（87.5%）在远端识别了蹈趾内侧神经，远端切除了神经瘤，并将神经的近端植入足弓内。平均随访25 个月（范围为 13~43 个月），6 例（75%）患者的结果为优秀，1 例患者（12.5%）的结

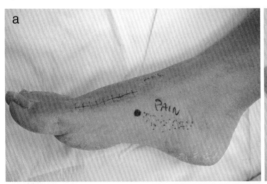
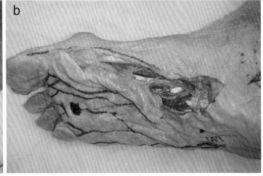
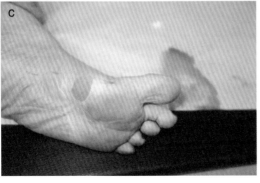

图 13.23 Joplin "神经瘤"。(a) 蹈囊炎手术切口部位标示。皮肤上星号和点状是疼痛和感觉障碍的区域。(b) 趾固有神经至跖趾关节的位置的大体解剖。(c) 创可贴处识别蹈趾固有神经的阻滞位置

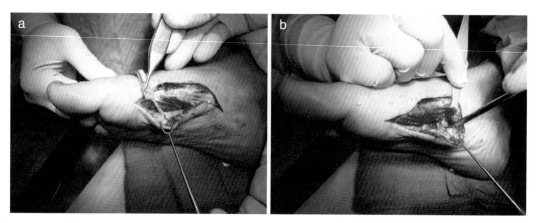

图 13.24　因姆囊炎手术引起 Joplin 神经瘤的术中视图。(a) 应用大切口，显示神经瘤仍附着于姆趾足底内侧（固有）神经。(b) 神经的近端已植入足弓

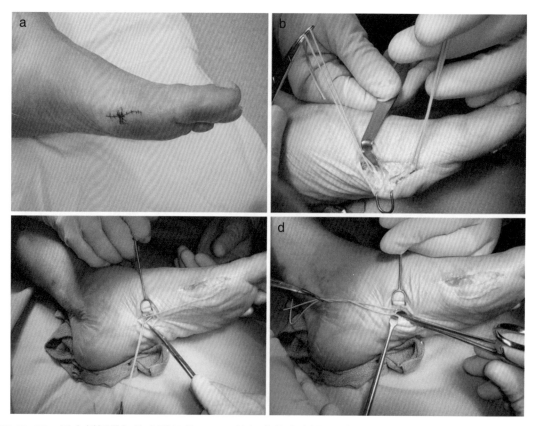

图 13.25　因内侧籽骨切除术引起的 Joplin 神经瘤的术中视图。(a) 内侧籽骨切除瘢痕中标有星号的疼痛部位。(b) 足底内侧神经姆趾的远端部分已辨别并开始近端追踪。(c) 足弓内侧切口，用于"收回"至姆趾的足底内侧神经，注意足底内侧神经有远端神经瘤。(d) 切除神经的远端部分后，将近端部分翻转并植入足弓

果为良好，1 例患者（12.5%）的结果为一般。根据患者的要求，结果"一般"的 1 例患者是唯一 1 例未将分离神经的远端植入近端的患者。总之，手术切除足底内侧神经至踇趾，并将神经近端植入足弓，有望在 80% 的患者中产生良好至极好的疼痛缓解[41]。由于第一跖趾关节的神经从足底内侧神经向踇趾内侧发出，这种类型的关节去神经可能足以完全缓解疼痛，具体取决于疼痛的病因。

如果第一跖趾关节疼痛是在截骨和融合后出现的，那么部分疼痛可能是由第一趾间的第一共同趾间神经介导的。初始的神经阻滞会让你知道这个关节的外侧是否也需要去神经。

临床结果

已发表的关于第一跖趾关节去神经的研究只有一项[14]。这项研究包括 9 只足，其中 8 例患者接受了踇囊炎手术，1 例患者有挤压伤。结果见表 13.2。平均疼痛水平从 8.6 点下至 2.0 点，$P<0.001$，所有患者的疼痛得到良好或极好的缓解。腓深神经内侧背支植入骨内。

已发表的关于跗骨和跗跖关节去神经的研究只有一项[42]。这项研究包括 10 例患者的 13 只足，其结果按"足"列表，见表 13.2。在踝关节近端做纵向切口，胫骨前肌从踇长伸肌牵开，以识别神经血管束。将腓深神经本身"远端"分成支配短伸肌的运动支，并将神经的近端植入踇长伸肌内。这与 Dellon 和 Barrett 所采取的去神经支配跗骨窦的方法相似，不同之处在于他们使用的是前纵形切口，而不是穿过骨间膜通过前室和侧室进行解剖[43]。70% 的足部疼痛缓解超过 70%，而 15% 的足部疼痛减轻 50%。两只足（或 15%）没有改善。

足跟"感觉去神经"治疗跟骨骨折痛的概念可能只是历史性的兴趣[44]。1948 年，这一概念被提出，因为许多患者在跟骨骨折后遭受严重的疼痛，即使有良好的 X 线片愈合。手术方法是将足踝上方的腓肠神经和胫神经分开，留下足跟麻木和足底麻木。去神经术之前行神经阻滞。如今，随着对跟骨隧道[16]和跟骨内侧神经的变异[30]的了解，有可能通过选择性阻滞证明疼痛来自跟骨内侧神经来保存足底感觉，然后，采取用于跟骨神经瘤的手术方法，切除跗骨隧道内的跟骨内侧神经，并将近端植入踝关节近端的踇长屈肌[45]。

临床案例

一名 40 岁的男子在工作时穿着工作靴，

表 13.2　足部关节去神经手术结果

作者	发表年份	患者	平均值（范围）（月）	结果（%）			
				优秀	良好	一般	差
Miller[14]	2001[a]	9	22.8（16~33）	56	22	22	
Blacklidge 等[42]	2012[b]	13	4（1~6）		70	15	15

注：[a] 第一跖趾关节。
[b] 跗骨和跗跖关节。

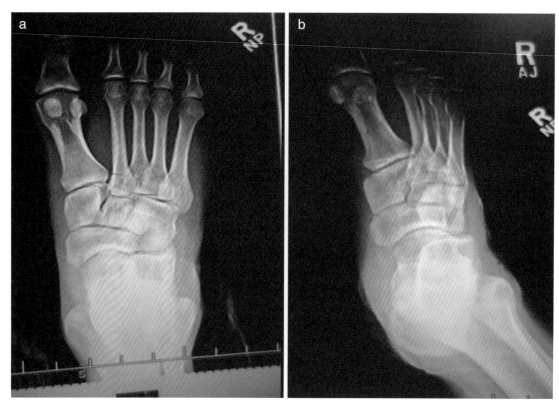

图 13.26（a、b） 案例示例。右足 X 线片第二跖楔关节的 Lisfranc 骨折 / 脱位

右足被挖掘机碾过。X 线片显示第二跖骨楔形关节的 Lisfranc 骨折 / 脱位（图 13.26a、b），在 6 周的时间内制动。然而，在事故发生 6 个月后，他在行走时仍然有骨折处疼痛。腓深神经内侧背侧支的神经阻滞缓解了他的疼痛，他通过切除踝部近端的腓深神经来去神经支配这个关节。他的痛苦得到了缓解，这样他就可以回到工作岗位上，回到他作为消防员的志愿工作中去（图 13.27）。4 年的随访表明，他继续作为一名重型设备操作员在工作。

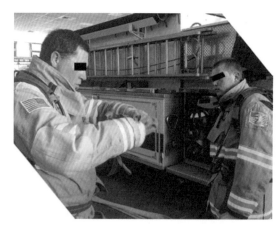

图 13.27 案例在进行切断踝关节近端腓深神经的关节去神经术后，患者回到了他的消防队员志愿者工作

参考文献

[1] Hilton J. On rest and pain: a course of lectures on the influence of mechanical and physiological rest in the treatment of accidents and surgical diseases, and the diagnostic value of pain. 2nd ed. Edited by WHA Jacobson. London: George Bell and Sons; 1877.

[2] Hebert-Blouin MM, Tubbs RS, Carmichael SW, Spinner RJ. Hilton's law revisited. Clin Anat. 2014;27:548–55.

[3] Barrett SL. Heel pain: healing the heel. Bloomington: AuthorHouse; 2009.

[4] Rüdinger N. Die Gelenknerven des menschlichen Körpers. Erlangen: Verlag von Ferdinand Enke; 1857.

[5] Gohritz A, Kaiser E, Guggenheim M, Dellon AL. Nikolaus Rüdinger (1832–1896), his description of joint innervation in 1857 and the history of surgical joint denervation. J Reconstr Microsurg. 2018;34:21–8.

[6] Gardner E, Gray DJ. Innervation of the joints of the foot. Anat Rec. 1968;161:141–8.

[7] Gray H, Lewis WH. Anatomy of the human body. 20th ed. Philadelphia: Lea & Febiger Pub; 1918. p. 965, figure 836.

[8] Rab M, Ebmer J, Dellon AL. Innervation of the sinus tarsi: implications for treating anterolateral ankle pain. Ann Plast Surg. 2001;47:500–4.

[9] Bregman PJ, Schuenke M. Current diagnosis and treatment of superficial fibular nerve injuries and entrapment. Clin Podiatr Med Surg. 2016;33:243–54.

[10] Rosson GD, Dellon AL. Superficial peroneal nerve anatomic variability changes surgical technique. Clin Orthop Rel Res. 2005;438:248–52.

[11] Barrett SL, Dellon AL, Rosson GD, Walters L. Superficial peroneal nerve: clinical implications of its anatomic variability. J Foot Ankle Surg. 2006;45:174–6.

[12] Ducic I, Dellon AL, Graw KS. The clinical importance of variations in the surgical anatomy of the superficial peroneal nerve in the mid-third of the leg. Ann Plast Surg. 2006; 56:635–8.

[13] Marsland D, Dray A, Little NJ, Solan MC. The saphenous nerve in foot and ankle surgery: its variable anatomy and relevance. Foot Ankle Surg. 2013;19:76–9.

[14] Miller SD. Dorsomedial cutaneous nerve syndrome: treatment with nerve transection and burial into bone. Foot Ankle Int. 2001;22:198–202.

[15] Mullick T, Dellon AL. Results of treatment of four medial ankle tunnels in tarsal tunnels syndrome. J Reconstr Microsurg. 2008;24:119–26.

[16] Dellon AL. The four medial ankle tunnels: a critical review of perceptions of tarsal tunnel syndrome and neuropathy. Neurosurg Clin N Am. 2008;19:629–48.

[17] Baxter DE, Thigpen CM. Heel pain – operative results. Foot Ankle Int. 1984;5:16–25.

[18] Schon LC, Baxter DE. Chronic heel pain; treatment rationale. Clin Sports Med. 1990;9:489–509.

[19] Agosta J, Holzer K. Foot pain. Chapter 40. In: Brukner P, et al., editors. Brukner & Khans's clinical sports medicine. 4th ed. Sydney: McGraw-Hill Pub; 2014. p. 844–78.

[20] Wang Y, Li Z, Zhang M. Biomechanical study of tarsometatarsal joint fusion using finite element analysis. Med Eng Phys. 2014;36:1394–400.

[21] Rammelt S, Panzner I, Mittlmeier T. Metatarsophalangeal joint fusion: Why and How? Foot Ankle Clin. 2015;20:465–77.

[22] Grant SA, Auyong DB. Ankle block. In: Ultrasound guided regional anesthesia. 2nd ed. Oxford: Oxford Press; 2017. p. 179–86.

[23] Dellon AL, Aszmann OC. Treatment of dorsal foot neuromas by translocation of nerves into anterolateral compartment. Foot Ankle Int. 1998;19:300–3.

[24] Barrett SL. Heel pain. Chapter 18: complex heel pain in practical pain management. Baltimore: Data Trace Publisher; 2015. p. 219–223.

[25] Dellon AL. Deciding when heel pain is of neural origin. J Foot Ankle Surg. 2001;40:341–5.

[26] Rose JD, Malay DS, Sorrento DL. Neurosensory testing of the medial calcaneal and medial plantar nerves in patients with plantar heel pain. J Foot Ankle Surg. 2003;42:173–7.

[27] Baxter DE, Pfeffer GB. Treatment of chronic heel pain by surgical release of the first branch of the lateral plantar nerve. Clin Orthop Relat Res. 1992;(279):229–36.

[28] Pfeffer GB. Plantar heel pain. Chapter 14. In: Baxter DE, editor. The foot and ankle in sport. St. Louis: Mosby Publisher; 1995. p. 195–206.

[29] Rondhuis JJ, Huson A. The first branch of the lateral plantar nerve and heel pain. Acta Morphol Neerl Scand. 1986; 24:269–79.

[30] Spaulding CM, Kim J, Dellon AL. Tibial nerve variation about the tarsal tunnel. J Reconstr Microsurg. 2001;17:289.

[31] Dellon AL. Nerve disorders and plantar heel pain. Chapter 9A. In: Porter DA, Schon LC, editors. Baxter's the foot and ankle in sport. St. Louis: Mosby Pub; 2008. p. 220.

[32] Schon LC, Glennon TP, Baxter DE. Heel pain syndrome: electrodiagnostic support for nerve entrapment. Foot Ankle Int. 1993;14:129–35.

[33] Mann RA, Prieskorn D, Sobel M. Midtarsal and tarsometatarsal arthrodesis for primary degenerative osteoarthritis or osteoarthritis after trauma. J Bone Joint Surg. 1996; 78A:1376–85.

[34] Lisfranc J. Nouvelle méthode opératoire pour l'amputation partielle du pied son articulation tarsométatarsiene; méthode précédées nombreuses modification qu'a subies celle de Chopart. Paris: L'imprimere de Feugucry; 1815. p. 1–52.

[35] Dimenico LA, Cross D. Tarsometatarsal/Lisfranc joint. Clin Podiatr Med Surg. 2012;29:221–42.

[36] Joplin R. The proper digital nerve, valium stem arthroplasty, and some thoughts about foot surgery. Clin Orthop Res Res. 1971;76:199–212.

[37] Ames PA, Lenet MD, Sherman M. Joplin's neuroma. J Am Podiatry Assoc. 1980;70:99–101.

[38] Merritt GN, Subotnick SI. Medial plantar digital proper nerve syndrome (Joplin's neuroma) – typical presentation. J Foot Surg. 1982;21:166–9.

[39] Marques W Jr, Barreira AA. Joplin's neuroma. Muscle Nerve. 1996;19:1361–2.

[40] Still GP, Fowler MB. Joplin's neuroma or compression neuropathy of the plantar proper digital nerve to the hallux: clinicopathologic study of three cases. J Foot Ankle Surg. 1998;37:524–30.

[41] Melendez MM, Patel A, Dellon AL. The diagnosis and treatment of Joplin's neuroma. J Foot Ankle Surg. 2016;55:320–3.

[42] Blacklidge DK, Masadeh SB, Lyons MC 2nd, Miller JM. A preliminary review of the use of deep peroneal neurectomy for the treatment of painful midtarsal and tarsometatarsal arthritis. J Foot Ankle Surg. 2012;51:464–7.

[43] Barrett SL, Dellon A. Denervation of the sinus tarsi. J Reconstr Microsurg. 2003;19:350.

[44] Sallick MA, Blum L. Sensory denervation of the heel for persistent pain following fractures of the calcaneus. J Bone Joint Surg. 1948;30A:209–35.

[45] Kim J, Dellon AL. Neuromas of the calcaneal nerves: diagnosis and treatment. Foot Ankle Int. 2001;22:890–4.

第14章
髋关节去神经术

Hip Denervation

洪光辉 译

解 剖

文献似乎普遍认为，髋关节前内侧的主要神经支配来自闭孔神经，髋关节前外侧的神经支配来自股神经，髋关节后部的神经支配来自坐骨神经的各个分支。

Jean Cruveilhier（1791—1874）在他 1844 年出版的 *The Anatomy of the Human Body*[1] 一书中描述了髋部的神经支配。Cruveilhier 曾从巴黎医学院的解剖学教授晋升到病理解剖学系，并于 1836 年进入著名的巴黎医学科学院（图 14.1）[2]。在解剖学造诣上，他以阐述蝶骨内侧翼状板的舟状窝，颈丛的 C_1、C_2、C_3 的后支感觉分支构成的背侧神经丛，以及多发性硬化和静脉疾病病理等相关理论而闻名。1948 年，Gardner[3] 记录了 Cruveilhier 的解剖学描述：

闭孔神经发出一支分支至髋关节，如果副闭孔神经很粗，这条神经就很细或者缺如。这一分支被称为"髋股关节神经"。股方肌后方的神经通过穿过髋关节囊后部参与

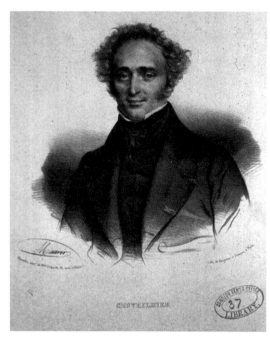

图 14.1 约 1836 年，Jean Cruveilhier 被任命为巴黎医学院病理解剖学主任（版权：National Library of Medicine）

支配髋关节 [3] ①。

如同 Gardner 所述，第二位完整描述髋关节神经支配的是 Nikolaus Rüdinger [3]。

---

① 经 Wiley 出版社和作者 Gardner 同意使用 [3]。

1857 年，Rüdinger 于慕尼黑 Ludwig Maximillan 大学解剖系写的博士论文 [4] 中，他描述了起自股神经分布到股直肌的肌支，以及其他由股神经支配的肌肉的肌支，这些神经继而形成神经丛，支配着髋关节囊前份、内份、部分后份。他描述了支配髋关节囊前内侧份的闭孔神经分支，起源于骨盆的闭孔附近。在髋关节后方，Rüdinger 发现源自坐骨神经和臀下神经的神经支配（图 14.2a~d）。

Sadovsky 在 1933 年发表的俄文文章 [5] 中解释了 33 具尸体的髋关节神经支配。Gardner[3] 描述了 Sadovsky 的发现。髋关节由股神经、闭孔神经、坐骨神经和臀上神经支配。他报道股神经分支从前方穿髂腰肌进入髋关节，股直肌和股外侧肌的分支也进入其中。起自闭孔神经前后支的分支支配髋关节囊内侧；起自坐骨神经后支的分支从后方分布至髋关节囊，来自股直肌肌支和臀上神经的分支也是如此分布。

Ernst Gardner 博士是密歇根州底特律市 Wayne 大学的解剖学教授，他通过对 7 个完整的和 7 个部分的成年髋关节进行研究，然后对 4 具胎儿尸体进行组织学评估，以确认髋关节囊 [3] 的神经支配，从而对髋关节神经支配的知识做出了贡献。他证实了上述发现，并补充说，骶神经丛的分支可能通过髋关节的动脉加入交感神经纤维，并描述了骶神经丛纤维通过臀上神经和股直肌肌支分布到关节囊后份。最后，他描述了从闭孔神经穿入耻骨肌分布到髋关节囊的分支（图 14.3a~d）。

对髋关节神经支配的进一步研究来自 Emanuel B. Kaplan 医学博士。Kaplan 是新约克市哥伦比亚大学内科和外科学院的解剖学教授，也是新约克市关节病医院的骨科医师。他的目标是确定一种解剖方法来缓解与骨关节炎相关的髋关节疼痛，这种疼痛表现为前髋关节囊的腹股沟内侧疼痛。Kaplan 注意到现有解剖学教科书中解释太多，因此他自己使用放大镜解剖了 4 具尸体，并且哥伦比亚大学医学院的新医学生对另外 24 具尸体进行了仔细而精确的解剖 [6]。他报道，闭孔神经是传递骨关节炎疼痛的主要传入神经，主要通过闭孔神经的主干和前后支的纤细分支（图 14.4）。他认为髋关节囊后份受坐骨神经和股后皮神经支配。

Cruveilhier 在他 1844 年的教科书 [1] 中首次描述了副闭孔神经的存在，1960 年 [7] 和 1980 年 [8] 的两项相对近期的解剖学研究证实了这一点。Woodburne[7] 于 20 世纪 50 年代在密歇根大学解剖系工作期间对 550 具尸体进行了研究，发现 8.7% 的尸体有副闭孔神经（图 14.5）。他报道，许多早期的研究认为这一神经的出现率接近 25%。总之，这些研究发现了起源于 L_3、L_4 前支的神经，跨过腰大肌表面闭孔神经的前外侧，然后再从深面越过腰小肌腱，跨越耻骨，分布于耻骨肌（除了股神经支配），加入闭孔神经的主体部分，在这个过程中，发出小分支支配髋关节囊前内侧份。1980 年，希腊的研究者基本重复这项研究，分析了 1 000 例样本，出现率为 13.2%，其中某些神经源自 L_2 神经 [8]。

1997 年，德国 Aachen 工业大学解剖和矫形外科学系对髋关节神经支配的解剖做出了最新的贡献，运用 7.5~12.5 倍的手术显微镜检验 11 具福尔马林固定的尸体得出结论：

我们发现髋关节囊的前后感觉支之间的

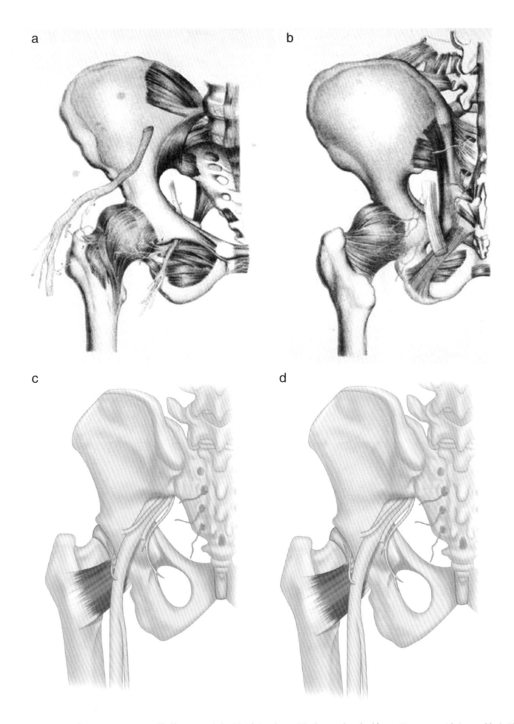

图 14.2　1857 年，Rüdinger 的作品，髋部的神经支配模式图：(a) 前面观显示股神经及其内外侧
关节支支配髋关节囊前份、内份，外份。(b) 髋关节后份神经支配来自坐骨神经。(c) 髋关节前份
神经支配的图解，源自股神经到股前外侧皮神经，前内侧份起自闭孔神经。(d) 坐骨神经支配髋关
节后份图解 [a、b 版权：Rüdinger [4]. Public Domain. Bayerische Staatsbibliothek München/4
Anat. 157 s，Table 4（urn：nbn：de：bvb：12-bsb10331108-1），4 Anat157 s，Table 5（urn：
nbn：de：bvb：12-bsb10331108-1）]

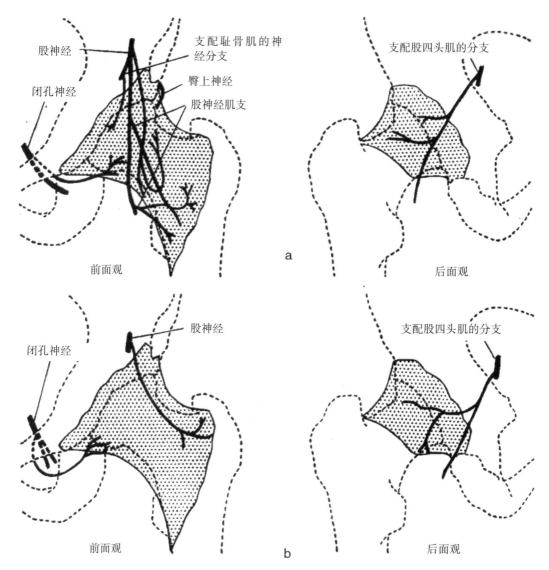

图 14.3　1948 年 Gardner 研究的髋关节神经支配模式。(a、b) 两种不同的尸体解剖，前面和后面都有标记。(c、d) 另外两例，标记相似，整体模式图显示出支配髋关节前侧的闭孔神经和股神经，以及支配后侧的坐骨神经的解剖变异（经 Wiley 出版社和作者 Gardner 同意改编 [3]）

间隔。关节囊前内侧神经支配取决于闭孔神经的关节支，髋关节囊前份受股神经关节支支配。在髋关节囊后部我们发现了来自坐骨神经的关节分支。除此之外，股方肌肌支发出的关节支还支配髋关节囊的后内侧份。同

时臀上神经的关节分支还支配髋关节囊后外侧 [9] ①。

---

① 经 Springer 出版社和作者 Birnbaum 等同意使用 [9]。

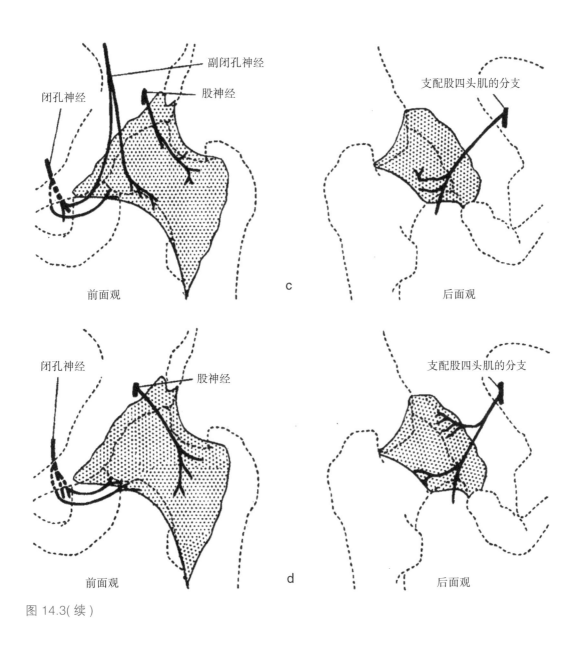

图 14.3(续)

总结：临床相关解剖

　　临床上，由于骨性关节炎的存在，髋关节最常见的疼痛是前方疼痛。由此可见，对于前内侧髋部疼痛，为了切断髋关节的神经，需要切断的最重要神经是闭孔神经和（或）副闭孔神经的分支。为了确定股神经是否支配髋关节囊的前侧和前外侧，需要神经阻滞。髋关节囊后份，通常不是髋关节疼痛的来源，由坐骨神经的分支支配。较小的神经分支与坐骨神经一起从支配股直肌和臀肌的肌支中发出。

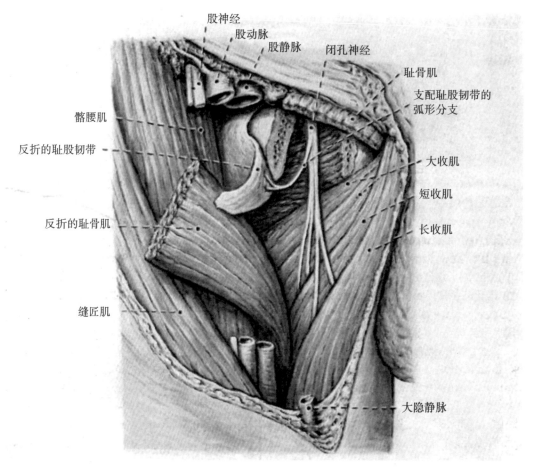

图 14.4　从 Emanuel B. Kaplan 的解剖看髋关节囊前侧的神经支配。表明主要的神经支配来自闭孔神经关节分支。注意耻骨肌从它的起点处被分开来显示这个位置，位于腹股沟韧带的近端（经 Wolters Kluwer 出版社和作者 Kaplan 同意使用[6]）

髋部疼痛

虽然骨关节炎是导致"老年"人群髋关节疼痛的最重要原因，但运动损伤或非运动损伤引起的疼痛通常与"年轻"人群关节盂唇撕裂有关。很明显，这个区域受到严重的创伤会引起骨折，导致创伤性关节炎。先天性异常和其他病因引起关节炎的，如类风湿或股骨头骨坏死是髋关节疼痛的其他可能病因。

常见的临床症状：疼痛

- 后天性或创伤性髋关节骨性关节炎。
- 运动后或其他损伤后髋关节疼痛。
- 全髋关节置换术后髋关节疼痛。

治疗方案

髋关节疼痛的临床治疗方法不仅具有

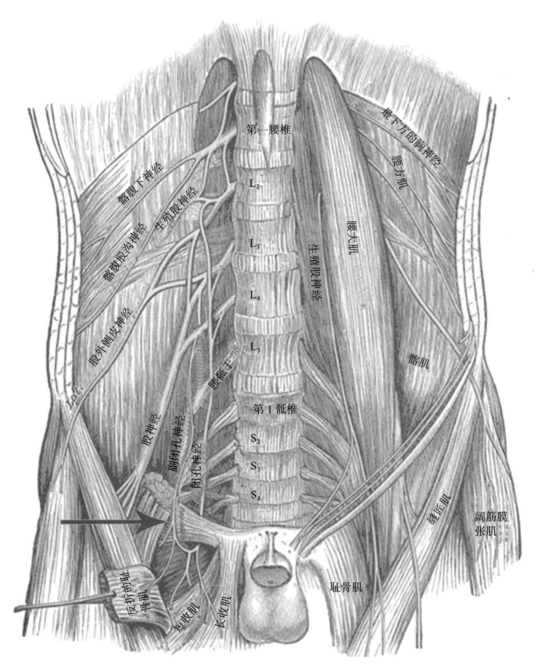

图 14.5　副闭孔神经（箭头）起源于 L_3 和 L_4 腰脊神经的腹侧根，与闭孔神经本身相连，并由此向耻骨肌和髋关节囊前内侧发出神经（版权：Gray [53]）

历史价值，而且在其他关节疼痛治疗上具有代表性。一般情况下，根据症状或消除先天性结构异常来缓解髋关节疼痛。第一个手术入路是由 Selig 在 1914 年[10]描述的骨盆内入路，Kaplan[6]所述的骨盆外手术入路是 Tavernier[11, 12]于 1934 年提出的，其缓解髋关节疼痛的方法是"通过股三角切口撕拖闭孔神经"。在 PubMed（2018 年 2 月 18 日）搜索上发现，1948 年至 1962 年，有 15 位不同的作者/团体发表了与髋关节去神经支配相关的论文，之后无相关文献。这些报道许多无法从 PubMed 获取，因为它们均是"无法明确的信息"，没有相关摘要。

髋关节置换术从根本上改变了髋关节失神经术入路。John Charnley 在 20 世纪 60 年代引入低摩擦人工髋关节置换术[13, 14]。从那时起，治疗慢性髋关节疼痛的重点就转移到了全髋关节置换术上[15-17]，该手术可以很好地缓解髋关节疼痛，且手术并发症少[18, 19]。初次人工髋关节置换术的疼痛发生率为 0.08%~3.7%，翻修性人工髋关节置换术的疼痛发生率为 7%。最常见的神经损伤是腓总神经，股神经、闭孔神经和臀神经也有报道。神经损伤程度从自愈性缺血性损伤到完全性神经断裂。

对于髋关节疼痛，"年轻"人群可能是慢性的，"年老"人群可能是急性的，运动医学界已经发明出非常精确的诊断方法和治疗手段，这些措施与康复治疗和抗炎有关[20, 21]。

在后文，可能又会转到髋关节部分去神经术，这特别适用于太年轻而对髋关节置换有顾虑的患者；已经行髋关节置换但仍旧疼痛的患者；不希望二次置换的患者；无法行髋关节置换但仍旧疼痛的患者。不通过手术，而通过超声引导下射频切断关键神经的

新技术可能会促进关节去神经术的发展。尽管如此，手术仍是一个选择。

诊断性神经阻滞

神经阻滞的建议

- 第一步：阻滞髋关节闭孔神经感觉支。
- 第二步：阻滞股神经。
- 第三步：阻滞股外侧皮神经。
- 第四步：阻滞支配髋关节的坐骨神经感觉支。

髂筋膜阻滞（神经阻滞数目大于一支）

1989 年，Dalens 和他的同事描述了儿童"下肢手术"术后缓解疼痛的"髂筋膜"神经阻滞（FIB）[22]，这是一种比"三合一"阻滞更简单的神经阻滞方法，理论上可以同时阻滞股外侧皮神经、股神经和闭孔神经。当髂筋膜阻滞时，不使用电刺激。将一根手指置于腹股沟韧带外侧 1/3 与内侧 2/3 交界处下方 0.5 cm 处触诊，阔筋膜张肌筋膜出现一次"弹响"后进行注射，二次"弹响"后通过髂筋膜处，推动注射液，可用 30 mL [对于体重超过 100 lb（1 lb=0.45 kg）的儿童]。2017 年，一项随机对照试验表明，FIB 在全髋关节置换术后疼痛缓解方面比无阻滞更有效[23]。然而，Dalens 及其同事[22]的最初研究表明，尽管 FIB 优于"三合一"阻滞，但只有 60% 的股神经、9% 的股外侧皮神经、9% 的闭孔神经和 8% 的生殖股神经感觉完全丧失。这表明对于髋关节神经阻滞，FIB 可能不是一个好的方法，髋关节主要由闭孔神经支配，FIB 可能更适合于膝部

手术的患者。

2017 年一项包含 5 组随机对照试验、307 例[24]患者的荟萃分析，对比了 FIB 与股神经阻滞治疗全髋关节置换术后疼痛的临床效果。术后的 VAS 评分或是否使用阿片类药物方面，这两种神经阻滞并无差异。

神经阻滞类型

2017 年发表的 Cochrane 分析报告对神经阻滞用于缓解骨折后髋部疼痛和骨折后手术进行了详尽的回顾[25]。共有 31 个随机对照试验，1 760 名参与者。这项研究证实，有最高级别的证据表明，髋关节神经阻滞能够缓解髋部疼痛和降低肺炎的风险。不幸的是，由于受本章及其他神经阻滞章节所要阐述的主题，作者没有比较不同类型的阻滞。作者纳入的 31 个神经阻滞试验组被简单地分为：①股神经阻滞 /1 次阻滞 3 支神经 /3 支神经分别阻滞为一个组（共 16 例）；②股神经加髂嵴浸润（1 例）；③ FIB（7 例）、大腿外侧皮神经加闭孔神经阻滞（1 例）；④闭孔神经阻滞（8 例）；⑤腰大肌筋膜阻滞（1例）。因为一些神经阻滞类型在不同组中重复，实际总数超过 31 人次，其中一些是单次注射，另一些是留置导管。

股神经与闭孔神经阻滞

由于大多数髋关节疼痛位于前侧，因此阻断股神经和闭孔神经最为重要。在一项旨在帮助介入放射科医师或疼痛科医师对这些神经进行射频消融的研究中，最近（2018）的一篇论文报道了对 13 具尸体[26]的观察。作者发现在所有的标本中，前髋关节囊都受到股神经和闭孔神经的支配。13 个标本中有 7 个有副闭孔神经。引导注射最一致的标志是髋臼下段（影像学"泪滴点"）。副闭孔

神经在支配髋关节囊前侧前穿过髂耻隆起。这是一项尸体研究，所以在临床上，可能会用 C 臂或超声来引导神经阻滞。此阻滞的位置如图 14.6 所示。

Grant 和 Auyong 合著的平装书（2012年由牛津出版社出版，2017 年再版）提供了关于闭孔神经[27]和股神经[28]的超声引导下阻滞的指南，并配有该技术的精美照片。

闭孔神经阻滞

最近的一项研究（2017）[29]阐述了超声下阻滞闭孔神经：

将探头置于腹股沟折痕处远端，然后对神经的前、后支进行两次局部麻醉，分别注射到各分支所在的筋膜平面。近端包括向耻骨肌和闭孔外肌之间的筋膜平面单次注射局麻药。不同患者和探头位置的近端阻滞方法均有报道。与远端阻滞相比，近端阻滞在减少局麻药剂量和成功阻滞闭孔神经（包括髋关节关节支）方面可能更优[29]①。

Trescot[21]描述了阻滞闭孔神经的方法（图 14.6），她喜欢这种方法，并将其归因于 Feigl 和同事[30]。下面的外科技术部分中可以看出，这几乎是 Kaplan 在 1948 年[6]所运用的措辞：

无论是否运用周围神经刺激器，引导闭孔神经注射标准的标记包括患者仰卧位，腿稍微外展和外旋；将针头置于耻骨结节外侧 2 cm，尾侧 2 cm 处，将针头插入耻骨上支下缘，抵达闭孔管[21]②。

股神经与股外侧皮神经阻滞

一种腹股沟韧带上注射技术效果更好，可包括股外侧皮神经阻滞[31]。选择腹股沟

---

① 来源：Yoshida et al[29]。
② 经 Springer 出版社和作者 Trescot 同意使用[21]。

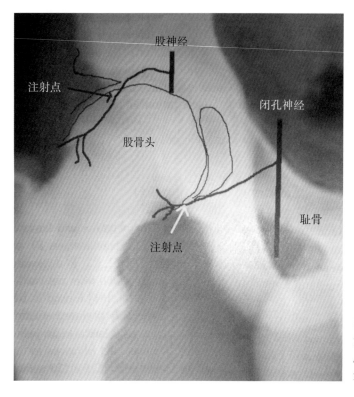

股神经

注射点

闭孔神经

股骨头

耻骨

注射点

图 14.6 髋关节 X 线定位叠加技术，注射阻滞股神经和闭孔神经（版权归 Andrea Trescot 所有 [21]；图 48.12. 经 Trescot 医生同意使用）

韧带上阻滞是因为股外侧皮神经在腹股沟韧带下方 [32] 的位置会有变化。虽然本报道仅包括 5 例患者，但如果阻滞目标包含股外侧皮神经，超声引导似乎有帮助。

作者首选的去神经技术

特别重要

永远记住：

关节去神经术的禁忌证：

- 关节不稳定

经骨盆外前入路，支配髋关节的闭孔神经

据我所知，自 20 世纪 60 年代以来，对于这个关节未曾有人行去神经术。我曾有机会评估 Kaplan[6] 所描述的方法，并在图 14.7a~d 中以我的 1 例患者为例，作为本章的临床案例。

1948 年 Kaplan 发表的论文 [6] 是一个很好的案例：①阐述了一个临床问题。②回顾历史上对于该临床问题的相关解剖学认识。③手术前自己亲自确认解剖。④切除的神经需要在术前通过神经阻滞，疼痛有所缓解。⑤手术后，记录并发布结果。

Kaplan[6] 了解到闭孔神经是与髋关节内侧疼痛相关的关键传入神经。其对术前闭孔神经阻滞的描述是：

为了确定手术前切除闭孔神经的可能效果，注射诺弗卡因至闭孔神经。注射的过程很简单。患者平躺，外展患肢以伸展长内收肌腱。然后，在长内收肌的起点处侧缘附

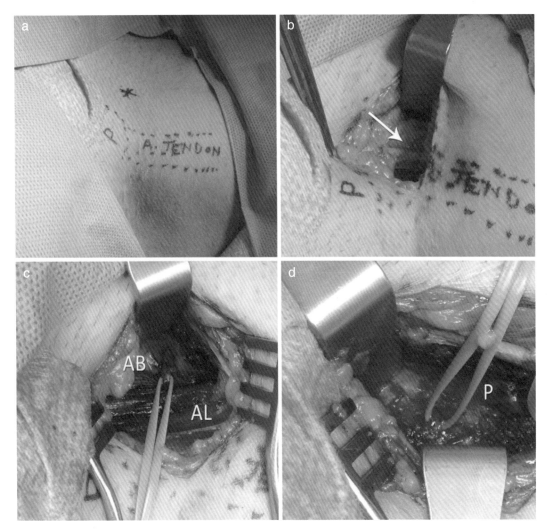

图 14.7　髋关节前侧去神经支配。临床病例。（a）术中定位，腿置于屈曲髋部左侧，"蛙腿状"。P 是耻骨结节和长收肌腱。她疼痛的部位标有 * 号。（b）切口暴露内收肌，内收肌与长收肌和耻骨肌之间有动脉和静脉穿过。（c）蓝色橡皮圈环绕长收肌（AL）和短收肌（AB）之间的闭孔神经前支。（d）分离耻骨肌（P）并牵拉开，显示支配髋关节囊前内侧的细小闭孔神经分支（在蓝色橡皮圈内）

近，插入一根 2 in（1 in=2.54 cm）长的 22 号针，向下推到耻骨的水平支。当到达骨时，针的尖端在水平支转向偏下，并被推入孔内 1~1.5 cm。注射 1% 诺弗卡因 10 mL，但不注射肾上腺素。如果注射后疼痛得到缓解，可行手术切除闭孔神经[6]①。

以下是 Kaplan[6] 对选择经股三角骨盆外入路的解释：

当然也可以通过 Chandler[33] 描述的耻骨上入路或通过长收肌和股薄肌之间的内侧切口进入闭孔神经。然而，由于许多关节炎患者是中年人，而且常肥胖，所以耻骨上入路困难。闭孔神经从骨盆穿入闭孔处与动脉和静脉的关系不稳定。当试图通过耻骨上切

———————————

① 经 Wolters Kluwer 出版社和作者 Kaplan 同意使用[6]。

口到达神经时，血管可能受到损伤，而且很难控制出血。对于有动脉硬化的老年患者尤其如此。如果需要进行内收肌腱切断术，则需要额外的切口。长收肌和股薄肌之间的入路并非闭孔神经进入大腿的出口，也并非长收肌下可见广泛的血管网的入路。根据作者的经验，前路无疑最简单 [6] ①。

基于上述手术技术问题和潜在的并发症，本章不建议采用盆腔内入路。Kaplan 的骨盆外入路是一个建议，但不同于他所阐述的。他描述了一个长切口，从精索附近延伸到髋关节囊前，分离耻骨肌，撕拖闭孔神经的两个分支，因为"难以识别"支配关节的神经 (图 15.4) [6]。

现在如果要做髋关节前部的失神经支配术，就要做一个 S 形切口，穿过腹股沟韧带，位于股动脉内侧。切开深筋膜。隐静脉可轻轻前拉开，识别内收肌。长收肌外侧钝性剥离显示闭孔神经前支。术中电刺激证实了肌肉运动存在。这个分支紧挨着闭孔神经后分支，也可经电刺激确认。然后继续解剖接近闭孔，于此处确认外侧分支进入髋关节囊内侧。刺激这些分支不会产生运动。在近端阻滞这些神经，并向远端分离，近端植入邻近或覆盖的内收肌。可能需要分离伴随这些神经的小血管。

作者推荐的去神经术的关键区别在于整个闭孔神经没有被撕脱，而且运用术中神经刺激识别受到刺激时不会引起肌肉挛缩的关节分支。内收肌运动功能得以保留。在闭孔附近尽可能安全地解剖关节分支，然后根据解剖学的要求深入耻骨肌与闭孔肌。

① 经 Wolters Kluwer 出版社和作者 Kaplan 同意使用 [6]。

术后，患者可以立即开始行走，但第一周只能在家里走动。拆除缝线后，康复治疗可包括水中行走。而术后疼痛可能与内收肌收缩有关。

经后路髋关节去坐骨神经

1949 年，Obletz 和他的同事可能首次阐述了"部分去神经"的概念，通过手术方法来治疗髋关节疼痛 [34]。他们称之为"部分性去感觉神经"。在他们的论文中，他们区分了四种与髋部有关的疼痛模式，分别是前内侧 (与闭孔神经有关)、前外侧 (与股神经有关)、外侧 (与股外侧皮神经有关) 和后外侧 (与坐骨神经的分支有关)。他们研究闭孔神经的方法基本与 Kaplan [6] 相同，虽然说没有参考 Kaplan 的论文，而是参考了 Tavernier[11] 和 Camitz[35] 的方法，但实际上也参考了 Kaplan[6]。Camitz 是瑞典人，用德语出版，Tavernier 用法语出版，Kaplan 出版的是首本英文版。Kaplan 没有运用去神经治疗髋关节疼痛，而是内收肌痉挛。有点意思的是，Obletz 和他的同事没有参考 Kaplan 的研究。然而，1948 年 1 月，在圣路易斯举行的美国骨科医师学会会议上，Kaplan 有机会讨论 Obletz 和同事们的论文。Kaplan 评论说："这种方法为理解关节疼痛打开了新的视野。"

Obletz 和他的同事 [34] 充分地阐述了治疗髋关节后侧疼痛的后入路：

皮肤切口从髂后上棘到转子间线中点的连线远端 2/3 处，分离皮下脂肪以暴露臀大肌。从大转子开始直接纵向分开臀大肌纤维，强力分开和牵拉整块肌肉，暴露臀肌下脂肪组织，可见坐骨神经。不干扰神经，转子间线处分开股方肌、下孖肌、闭孔内肌、上孖肌和梨状肌上的脂肪，显露这些肌肉。于孖肌和闭孔内肌间插入钝性器械，在插入的位置分开这些肌肉，然后向上反折，并尽可能向内侧反折，最好从髋关节囊下面剥离。这样就暴露了髋关节的后部，宽阔的股方肌形成了手术区域的下边界。可触及股方肌的神经常为索状结构，与肌肉垂直，进入坐骨附近肌肉的下面。神经直接位于骨上，被非常密集的纤维筋膜覆盖，因此需要锐性解剖。当神经暴露时，用止血钳夹住它，股方肌会收缩。在肌肉的边缘切断神经，通过切开覆盖其上的致密筋膜，轻轻地使神经近端释放出来。寻找这条神经分布到髋关节的分支，发现时分离该分支。尽可能向后追踪该神经，直到找到它起自坐骨神经处，或者直到它消失在梨状肌下。尽可能向高处分离神经，找到通向下孖肌的神经，入反折肌肉的下表面，在其肌门处切断，并

尽可能向近端追踪。这条神经也可能产生关节分支。偶尔会有一条粗大的感觉神经分支从坐骨神经上发出，就在股方肌肌支上方……必须寻找这条神经，如果找到的话务必切断 [34] ①。

如图 14.8a~d。Obletz 及其同事的方法如图 14.9[34] 所示。

在此阐述的技术因为干扰髋部旋转肌群而具有破坏性，如果这种后路手术现在被接受，那么就应该设计一种保留肌肉的手术方法。

特殊性临床解剖情况

切口痛

用于全髋关节置换术的切口术后可能成为疼痛的来源。如果采用传统的外侧入

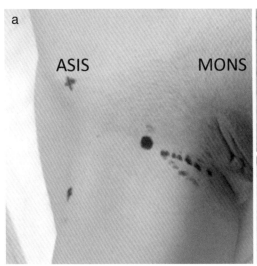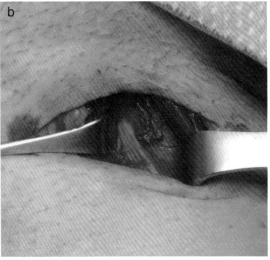

图 14.8　前路髋关节去神经支配，右髋关节。（a）手术体位，右腿蛙腿位。注意髂前上棘（ASIC）和耻骨肌（mons）。（b）闭孔神经位于短收肌和长收肌之间

---

① 经 Wolters Kluwer 出版社和作者 Obletz 等同意使用 [34]。

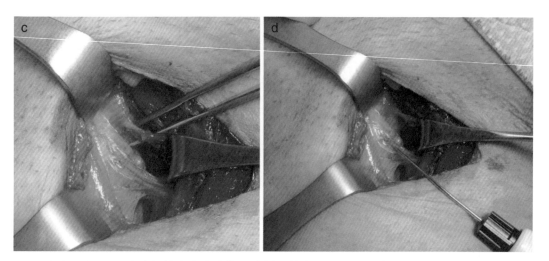

图 14.8（续）（c）闭孔神经的多个分支位于外侧，其中一个分支下有镊子。（d）术中电刺激证实闭孔神经的神经束不是运动神经

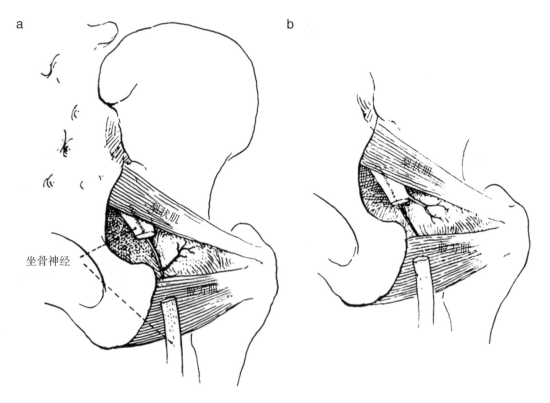

图 14.9　1949 年 Obletz 和他的同事做了髋关节后份去神经术。髋关节囊后侧的主要神经支配与坐骨神经有关，通过股方肌暴露。可以有一个分支直接来自这个肌肉的运动神经（a）或来自坐骨神经（b）（经 Wolters Kluwer 出版社和作者 Obletz 等同意使用[34]）

路，切口在大转子附近或上方，疼痛可类似转子滑囊炎。但一旦确定是疼痛性瘢痕，那么诊断的困难就是确定哪条神经是疼痛的来源。最常见的是股外侧皮神经的后支[36]。这可以通过髂前上棘的神经阻滞来确定。如果疼痛减轻，股外侧皮神经可以减压，识别并分离其后支，使其近端进入骨盆（图14.10a~d）。如果大腿外侧髋关节置换术切口太靠后方，那么损伤的神经可能是最外侧的臀下神经，它本身就是股后皮神经的一个分支。这个分支也可以在手术中被识别和切断（图 14.11a~c）[37]。

坐骨神经麻痹

传统的全髋关节置换术存在损伤坐骨神经的风险。它很少被分离。最常见的是牵拉或血肿压迫神经，一段时间后，功能恢复通常见于胫神经和腓总神经。腓总神经损伤表现为足下垂，用足下垂矫正器治疗。我的方法是做腓总神经松解前，观察 3 个月功能恢复情况[38]。在我看来，坐骨神经可从近端再生到解剖学上已知的狭窄部位，即受压部位，腓总神经管。同样，胫神经功能延迟恢复可能是在比目鱼肌带或踝管处受

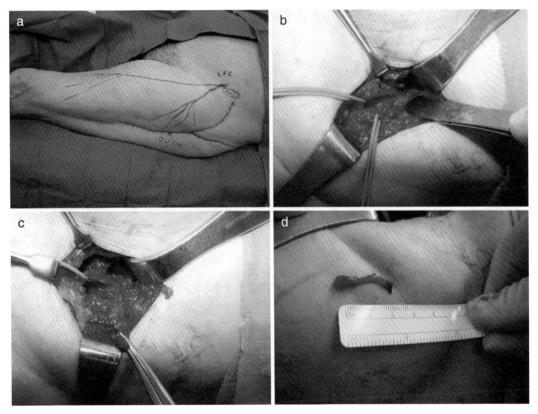

图 14.10　目的：探讨从人工髋关节置换术后疼痛瘢痕中切断股外侧皮神经后支的方法。（a）切口以 * 为标记，可见 LFCN 远端分支，后支支配疼痛的神经瘤。（b）镊子柄位于髂前上棘（ASIC）。LFCN 的每个分支周围都有一个蓝色的橡皮圈。（c）LFCN 的后支在镊子中，已被分离切断，从而使疼痛的瘢痕去神经化。（d）神经的切除部分作为标本送检，近端置入盆骨（经 Elsevier 出版社和作者 Dellon 等同意使用[36]）

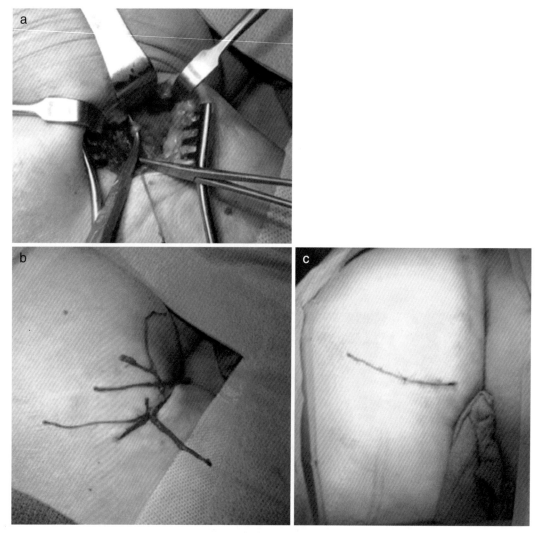

图 14.11　与全髋关节置换术相关的大腿外侧痛性瘢痕可能与最外侧的臀下神经相关神经瘤形成有关。（a）1 例患者股后皮神经于腘绳肌坐骨粗隆起点处损伤。（b）神经已被解剖，可见臀下神经最外侧的分支支配髋关节植入处的疼痛部位。（c）接近该神经的闭合切口（经 Wiley 出版社和作者 Dellon 同意使用 [37]）

压 [39]。出现 Tinel 征是胫神经在这些解剖部位减压的绝对适应证，而电生理检查通常没有帮助。

2015 年 [40] 报道了坐骨神经松解术。该组随访至少 6 个月。作者报道了 12 例患者坐骨神经分支腓总神经和胫神经电生理检查有改善。所有患者均报告疼痛有所改善。只

有 20% 的患者述感觉功能有改善。他们的结论是，这个手术值得做，但不能等到 12 个月后才进行神经松解术。

临床结果

将 1954 年最早的一系列人工髋关节置

换术的结果与同期去神经术的结果进行比较，具有一定的指导意义。Devas 回顾了来自英国 Middlesex 医院的 110 例关节成形术患者[41]。26 例患者中有 6 例"不满意"或需要进行翻修（24%），4 例手术死亡（16%）。Shephard 报道了 650 例髋关节置换术患者，他们的诊断范围很广[42]。效果只有 39 个"良好"（6%），97 个"差"（15%）。在她对疗效的定义中，Shephard 同时考虑了疼痛缓解和活动范围。单侧髋关节置换比双侧髋关节置换疗效更好，骨关节炎比类风湿关节炎的疗效更好。这些疗效均不如表 14.1[6, 11, 34, 43-46]中所报道的髋关节去神经化好，并发症发生率也很低。到目前为止，还没有死于髋关节去神经的报道。全髋关节置换术的死亡率仍然很高。2014 年，Khan 和他的同事[16]的一项综述显示，1 359 例采用"传统"方法的全髋关节置换术患者术后 90 天的死亡率为 0.8%，而采用"加强康复"方案的 1 256 例类似患者术后 90 天的死亡率为 0.5%。

大量的研究报道了髋关节去神经术，但由于许多研究是用外语发表的，文章无法访问，因此只能从其中少数的几个研究中获得数据。现有数据见表 14.1。50~60 年前报道的去神经手术似乎是可靠的，很少有并发症，成功与否取决于选择正确的神经。某些情况下，可能需要前路和后路同时进行。

髋关节射频消融术（RFA）于 1997 年由 Akatov 和 Dreval 首先报道[47]。在一项对股神经和闭孔神经进行射频消融的研究中，大多数患者报告说"疼痛缓解"[48]。采用经皮射频毁损闭孔神经感觉支和（或）股神经的技术，在所有病例中，局部麻醉下行关节内髋关节阻滞或闭孔神经关节支阻滞效果短暂。射频毁损使用 RFG-3B 发生器和 Sluije-Mehta 套管组件，在 75~80℃下进行，持续时间 90 秒（Radionics，Burlington，MA，USA）。Rivera 和同事[49]对 18 例患者进行了类似的研究（图 14.12a~c）。6 个月后，8

表 14.1　髋关节去神经术

作者	发表年份	患者	平均值（范围）		结果（%）			
				（月）	优秀	良好	一般	差
Tavernier 和 Truchet[11]	1942	57	7.3	(3~14)		38		62
Tavernier 和 Godinot[43]	1945	24a	na	na		90		10
Kaplan[6]	1948	42		(6~18)	26	58	16	
Obletz 等[34]	1949	42b		(3~20)		67		33
Liebolt 等[44]	1950	12	3.5	(2~5)	17	58c	25	0
Sanders 和 Hall[45]	1962	51	na	na				na
Zaharia 和 Dumitrescu[46]	1975	16	na	na				na

注：na：无数据
a 与 1942 年报道的患者相比，这组患者采用了前后联合入路（闭孔撕脱加后失神经）。
b 结果为"缓解"或"无缓解"，因此 67% 的"缓解"被放在良好和优良类别之间。根据症状部位进行亚组分析：前路（骨盆内，10 例缓解，2 例无缓解；骨盆外，10 例缓解，11 例无缓解），后路（2 例缓解，0 例无缓解），前后联合入路（6 例缓解，1 例无缓解）。
c 存在内收肌无力和坐骨（髋关节后）症状，大部分髋关节前症状减轻。

例患者报告疼痛减轻一半。Wu 和 Groner[50]使用脉冲射频消融（PRFA）来防止神经瘤的形成。仅有 2 例患者报告术后 3 个月疼痛减轻一半。这些研究的结果见表 14.2[47-51]。这些研究总体上显示，80% 的患者疼痛得到了有效的缓解，且无并发症。从理论上讲，脉冲射频消融术比射频消融术对运动功能的损害风险更小。似乎这种治疗可以持续 6 个月，但需要重复进行。

Trescot 在 2003 年 [52] 第一次报道了髋关节可进行冷消融，但是还没有一系列的病例报道。

临床案例

一名 64 岁的妇女，5 年前因髋部骨折而出现持续的左大腿内侧疼痛。她的股骨粗隆间骨折已"固定"，愈合良好。然而，她的疼痛与其臀部有关，腿部麻木，并非腰骶部病变引起，3T-MRI 确定与梨状肌处坐骨神经压迫有关。切断梨状肌后，臀部和腿部疼痛消失；然而疼痛集中在大腿内侧，也就是髋关节骨关节炎发生的部位。闭孔神经区域一触即痛，大腿内侧感觉有些减退。骨盆外髋关节囊前内侧处行闭孔神经松解术（图

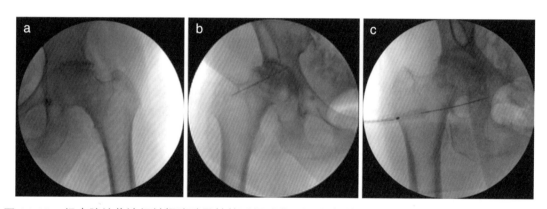

图 14.12　经皮髋关节神经射频消融置针的透视成像。（a）穿刺针内侧放置，针尖置于坐骨与耻骨结合处下方（闭孔神经阻滞）。（b）位于髂前下棘下方、髋关节前外侧缘附近的针尖（股神经感觉支阻滞）。（c）将针头置于坐骨与耻骨结合处下，采用外侧入路，以减少穿通股血管（闭孔神经阻滞）的机会（经 Wiley 出版社和作者 Wu and Groner 同意使用 [50]）

表 14.2　髋关节射频去神经术

作者	发表年份	患者	平均值（范围）	结果（%）			
			（月）	优秀	良好	一般	差
Akatov 和 Devral[47]	1997	na	na			na	
Kawaguchi 等[48]	2001	14	（1~11）		86		14
Wu 和 Groner[50]	2007	2	（2，3）	100			
Rivera 等[49]	2012	18	6	44			na
Gupta 等[51]	2014	1	10	（10）		100	

注：na：无数据。

14.7a~d）。术中可见瘢痕组织，这与髋部骨折清除的血肿一致。确定并切除髋关节囊前内侧的闭孔神经，术后她大腿内侧残存的疼痛明显减轻。

参考文献

[1] Cruveilhier J. The anatomy of the human body. In: Pattison GS, editor. The first American edition, from the last Paris edition. New York: Harper and Bros; 1844. p. 89–92, 807.

[2] Jean Cruveilhier, Wikipedia, https://en.wikipedia.org/wiki/Jean_Cruveilhier. Accessed February 12, 2018.

[3] Gardner E. The innervation of the hip joint. Anatomic Record. 1948;101:352–71.

[4] Rüdinger N. Die Gelenknerven des menschlichen Körpers. Stuttgart: Enke; 1857.

[5] Sadovsky DM. Innervation of the capsule of the hip joint. Vestn Khir. 1933;31:100–3.

[6] Kaplan EB. Resection of the obturator nerve for relief of pain in arthritis of the hip joint. J Bone Joint Surg. 1948; 30(4):213–6.

[7] Woodburne RT. The accessory obturator nerve and the innervation of the pectineus muscle. Anal Rec. 1960;136:367.

[8] Katritsis E. Anatomical observations on the accessory obturator nerve. Anat Anz. 1980;148:440–5.

[9] Birnbaum K, Presche A, Hessler S, Heller KD. The sensory innervation of the hip joint: an anatomical study. Surg Radiol Anal. 1997;19:371–5.

[10] Selig R. Die intrapelvine extraperitoneale Resektion des Nervus obturatoius und anatomische Studien ueber die Topographie dieses Nerven. Arch f klin Chir. 1914;103:994–1011.

[11] Tavernier L, Truchet P. La section des branches articulaires du nerf obturateur dans le traitement de l'arthrite chronique de la hanche. Rev d'Orthop. 1942;18:62–8.

[12] Tavernier L, Godinot CH. Traitement chirurgical de l'arthrite seche de Ia hanche. Suivi de travaux de la Clinique Orthopédique de la Faculté de Lyon. Paris: Masson et Cie; 1945.

[13] Charnley J. Total prosthetic replacement of the hip in relation to physiotherapy. Physiotherapy. 1968;54:406–11.

[14] Charnley J. Total prosthetic replacement of the hip. Triangle. 1968;8:211–6.

[15] Kress AM, Schmidt R, Holzwarth U, Forst R, Mueller LA. Excellent results with cementless total hip arthroplasty and alumina-on-alumina pairing: minimum ten-year follow-up. Int Orthop. 2011;35:195–200.

[16] Khan SK, Malviya A, Muller SD, Carluke I, Partington PF, Emmerson KP, Reed MR. Reduced short-term complications and mortality following Enhanced Recovery primary hip and knee arthroplasty: results from 6,000 consecutive procedures. Acta Orthop. 2014;85:26–31.

[17] Sirka A, Clauss M, Tarasevicius S, Wingstrand H, Stucinskas J, Robertsson O, Ochsner PE, Ilchmann T. Excellent long-term results of the Müller acetabular reinforcement ring in primary total hip arthroplasty: a prospective study on radiology and survival of 321 hips with a mean follow-up of 11 years. Acta Orthop. 2016;87:100–5.

[18] DeHart MM, Riley LH Jr. Nerve injuries in total hip arthroplasty. J Am Acad Orthop Surg. 1999;7:101–11.

[19] Brown GD, Swanson EA, Nercessian OA. Neurologic injuries after total hip arthroplasty. Am J Orthop (Belle Mead NJ). 2008;37:191–7.

[20] Kemp J, Crossley K, Schache A, Pritchrd M. Hip-related pain. Chapter 28. In: Brukner P, et al., editors. Brukner & Khans's clinical sports medicine. 4th ed. Australia: McGraw-Hill; 2014. p. 510–44.

[21] Trescot AM. Obturator nerve entrapment. Chapter 48. In: Trescot AM, editor. Peripheral nerve entrapments: clinical diagnosis and management. Switzerland: Springer; 2016. p. 515–26.

[22] Dalens B, Vanneuville G, Tanguy A. Comparison of the Fascia Iliaca Compartment Block with the 3-in-1 block in Children. Anesth Analg. 1989;69:705–13.

[23] Garner M, Alshameeri Z, Sardesai A, Khanduja V. A prospective randomized controlled trial comparing the efficacy of Fascia Iliaca compartment block versus local anesthetic infiltration after hip arthroscopic surgery. Arthroscopy. 2017;33:125–32.

[24] Wang X, Sun Y, Wang L, Hao X. Femoral nerve block versus fascia iliaca block for pain control in total knee and hip arthroplasty: a meta-analysis from randomized controlled trials. Medicine (Baltimore). 2017;96(27):e7382.

[25] Guay J, Parker MJ, Griffiths R, Kopp S. Peripheral nerve blocks for hip fractures. Cochrane Database Syst Rev. 2017;5:CD001159.

[26] Short AJ, Barnett JJG, Gofeld M, Baig E, Lam K, Agur AMR, Peng PWH. Anatomic study of innervation of the anterior hip capsule: implication for image-guided intervention. Reg Anesth Pain Med. 2018;43:186–92.

[27] Grant SA, Auyong DB. Obturator nerve block. Ultrasound guided regional anesthesia. 2nd ed. Cambridge: Oxford Press; 2017. p. 141–7.

[28] Grant SA, Auyong DB. Femoral nerve block. Ultrasound guided regional anesthesia. 2nd ed. Cambridge: Oxford Press; 2017. p. 111–20.

[29] Yoshida T, Nakamoto T, Kamibayashi T. Ultrasound-guided obturator nerve block: a focused review on anatomy and updated techniques. Biomed Res Int. 2017; Article ID 7023750

[30] Feigl GC, Ulz H, Pixner T, Dolcet C, Likar R, Sandner-

Kiesling A. Anatomical investigation of a new vertical obturator nerve block. Reg Anesth Pain Med. 2012;32:146–51.

[31] Bullock WM, Yalamuri SM, Gregory SH, Auyong DB, Grant SA. Ultrasound-guided suprainguinal Fascia Iliaca technique provides benefit as an analgesic adjunct for patients undergoing total hip arthroplasty. J Ultrasound Med. 2017;36:433–8.

[32] Aszman O, Dellon ES, Dellon AL. Anatomic location of the lateral femoral cutaneous nerve. J Reconstr Microsurg. 1997;13:142–3.

[33] Chandler FA. The Hip: Campbells WC, editor. Operative orthopedics. St Louis: CV Mosby Co; 1939. p. 974.

[34] Obletz BE, Lockie LM, Milch E, Hyman I. Early effects of partial sensory denervation of the hip for relief of pain of chronic osteoarthritis. J Bone Joint Surg. 1949;31A:804–14.

[35] Camitz H. Die Deformierende Hüftgelenksarthritis und speziell ihre Behandlung. Acta Orthop Scand. 1933;4:193–213.

[36] Dellon AL, Mont M, Ducic I. Involvement of the lateral femoral cutaneous nerve as source of persistent pain after total hip arthroplasty. J Arthroplast. 2008;23:480–5.

[37] Dellon AL. Pain with sitting related to injury of the posterior femoral cutaneous nerve. Microsurgery. 2015;35:463–8.

[38] Dellon AL. Post-arthroplasty palsy and systemic neuropathy: a peripheral nerve management algorithm. Ann Plast Surg. 2005;55:638–42.

[39] Williams EH, Dellon AL. Anatomic site for proximal tibial nerve compression: a cadaver study. Ann Plast Surg. 2009;62:322–5.

[40] Regev GJ, Drexler M, Sever R, Dwyer T, Khashan M, Lidar Z, Salame K, Rochkind S. Neurolysis for the treatment of sciatic nerve palsy associated with total hip arthroplasty. Bone Joint J. 2015;97-B(10):1345–9.

[41] Devas MB. Arthroplasty of the hip: a review of 110 cup and replacement arthroplasties. J Bone Joint Surg Br. 1954;36-B:561–6.

[42] Shephard MM. A review of 650 hip arthroplasty operations. J Bone Joint Surg Br. 1954;36-B:567–77.

[43] Tavernier L, Godinot CH. Traitement chirurgical de l'arthrite seche de Ia hanche. Suivi de travaux de la Clinique Orthopédique de la Faculté de Lyon. Paris: Masson et Cie; 1945.

[44] Liebolt FL, Beal JM, Speer DS. Obturator neurectomy for painful hip. Am J Surg. 1950;79:427–31.

[45] Sanders S, Hall KV. Denervation of the hip joint: a follow-up study of 51 patients operated after a modified Tavernier method. Acta Chir Scand. 1962;124:106–13.

[46] Zaharia C, Dumitrescu D. Total denervation in painful diseases of the hip [Article in Romanian]. Rev Chir Oncol Radiol O R L Oftalmol Stomatol Chir. 1975;24:437–9.

[47] Akatov OV, Dreval ON. Percutaneous radiofrequency destruction of the obturator nerve for treatment of pain caused by coxarthrosis. Stereotact Funct Neurosurg. 1997;69:2768–280.

[48] Kawaguchi M, Hashizume K, Iwata T, Furuya H. Percutaneous radiofrequency lesioning of sensory branches of the obturator and femoral nerves for the treatment of hip joint pain. Reg Anesth Pain Med. 2001;26:576–81.

[49] Rivera F, Mariconda C, Annaratone G. Percutaneous radiofrequency denervation in patients with contraindications for total hip arthroplasty. Orthopedics. 2012;35:e302–5.

[50] Wu H, Groner J. Pulsed radiofrequency treatment of articular branches of the obturator and femoral nerves for management of hip joint pain. Pain Pract. 2007;7:341–4.

[51] Gupta G, Radhakrishna M, Etheridge P, Besemann M, Finlayson RJ. Radiofrequency denervation of the hip joint for pain management: case report and literature review. US Army Med Dep J. 2014;2014:41–51.

[52] Trescot AM. Cryoanalgesia in interventional pain management. Pain Physician. 2003;6:345–60.

[53] Gray H. Anatomy of the human body. 20th ed. Philadelphia: Lea and Febiger; 1918.

第15章
颞下颌关节：去神经术

TMJ (Temporomandibular Joint): Denervation

林毓泽 译

解 剖

颞下颌关节（TMJ）的神经支配过去被描述为起源于耳颞神经和咀嚼肌神经[1-5]。然而，关于 TMJ 去神经作为一种治疗方式的可能性，还没有对这些神经的解剖学进行研究。

为了解决与 TMJ 相关的解剖学文献中的这一不足，2005 年，Davidson 及其同事[6] 在 3.5 倍放大率下解剖了 24 具大体的 TMP。其中男 10 具，女 14 具。研究中使用了 16 具防腐大体标本和 8 具新鲜冷冻大体标本。

TMJ 的侧面解剖

采用耳前手术入路暴露 TMJ 的外侧、前部和后部。在耳屏正前方的耳前皮肤皱襞，从耳上脚延伸至耳垂附着点与耳前皮肤的连接处行 3.5 cm 长的切口。在前面耳屏软骨的软骨膜同一水平继续解剖。这个解剖平面在腮腺的被膜、面神经的突起分支和颞浅血管之间提供了一个区域。沿着这个解剖平面，直到颞深筋膜浅层暴露在颧弓后部上方。颞筋膜的这一层覆盖在颧弓上方的颞浅

脂肪垫上，位于包含面神经额支的颞顶筋膜层的深处。一旦确定了颞深筋膜的浅层，就在后方切开，由耳屏软骨软骨膜向前解剖，并向前牵引颧弓后侧面切开的骨膜，从而达到保护耳颞神经、面神经额支和颞浅血管的连续性。一旦这些筋膜层被辨别出来，覆盖在颧弓后部的骨膜在耳前切口的后部被锐利地切开。在这个水平，前方进行骨膜下剥离，将皮瓣抬高并向前方拉开。然后从关节后结节后方开始解剖，并在这个平面前面继续，直到骨性前关节结节被识别出来；这个标志作为 TMJ 和颧弓上解剖的前部范围[6]。

TMJ 的内侧解剖

TMJ 的内侧是通过从下颌骨上升支的外侧和下颌角来抬高和分离咬肌，以暴露下方的下颌切迹来达到的。咬肌从升支的外侧抬起，露出下颌切迹。注意到咬肌神经进入下颌切迹区域的咬肌内侧。这条神经从它的近端到远端被仔细地解剖[6]。

耳颞神经（TMJ 外侧神经支配）

耳颞神经从下颌髁颈部后内侧发出，从后上方向前外侧走行，缠绕在髁状突颈部周围，并在髁状突头部下方 1.2~1.5 cm 处出现（图 15.1a、b）。这种神经可以向上追踪，显示为支配颞下颌关节的包膜。活检这些结构并在显微镜下检查证明是神经组织。在所解剖的 24 个关节中，有 24 个（100%）颞下颌关节囊外侧有耳颞神经的支配。耳颞神经到包膜外侧是呈多个分支的形式[6]。

咬肌神经（内侧 TMJ 神经支配）

咬肌神经被发现有一个小分支终止于颞下颌关节囊的前内侧（图 15.2a、b）。另外，在解剖过程不一致的发现下颌切迹内侧的另一个小神经分支穿过翼状突肌组织到达颞下颌关节囊的内侧（图 15.3a、b）。活检这些结构并在显微镜下检查证明是神经组织。24 个标本中的 18 个（75%）显示从咬肌神经到颞下颌关节囊的前内侧有一个明显的分支。24 个标本中有 8 个（33%）标本有一

个小神经分支从翼状突肌内侧发出，通过下颌切迹到达颞下颌关节囊的内侧。这些神经可能来自翼外侧神经或颞深神经，三叉神经下颌支的两个分支[6]。

TMJ 内侧和外侧表面神经支配的解剖如图 15.4 所示。

> **常见的临床表现：疼痛**

- TMJ 手术后：关节镜，关节置换术。
- TMJ 关节炎。
- 错颌畸形相关。
- TMJ 关节强直。

治疗方案

当回顾治疗症状性 TMJ 疾病的外科专科文献时，长期随访研究中一个不幸的发现是，许多接受 TMJ 疼痛治疗的患者都经历了不同程度的症状复发[7-25]。这包括口腔外科、耳鼻喉科和整形外科所做的外科干预，也包括每一种手术，如全关节置换术。这种疼痛的复发通常在手术干预后的 3~18 个月。需要

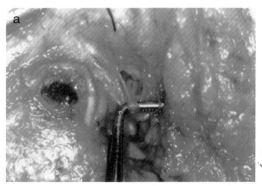
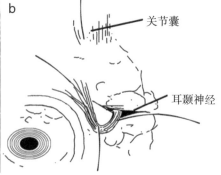

图 15.1　在大体解剖中，耳颞神经被探针向外侧牵引。黑色的丝线标志着 TMJ 关节囊的侧面。横断的耳道和耳廓软骨位于耳颞神经的后方。（a）解剖照片。（b）解剖画图。注意，耳颞神经出现在下颌骨髁状突的后方，其走行在上方，分成小的分支，这些分支将支配颞下颌关节的外侧（经允许，引自 Wolters Kluwer 和 Davidson et al[6]）

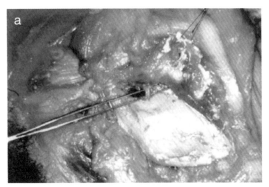

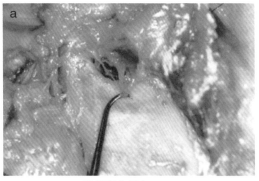

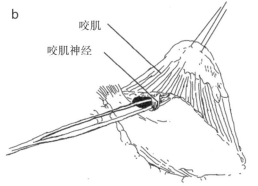

咬肌

咬肌神经

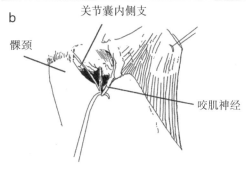

关节囊内侧支

髁颈

咬肌神经

图 15.2 在这具大体解剖（a）中，用镊子显示咬肌神经。从下颌升支分离咬肌后用缝线牵引。咬肌神经从乙状窦切迹出来。（b）解剖画图（经允许，引自 Wolters Kluwer 和 Davidson et al[6]）

图 15.3 支配 TMJ 前内侧的咬肌神经分支。在（a）项中，钩在牵引支配 TMJ 内侧的咬肌神经分支。（b）解剖画图。此图紧跟在图 15.2a、b 中描述的步骤之后（经允许，引自 Wolters Kluwer 和 Davidson et al[6]）

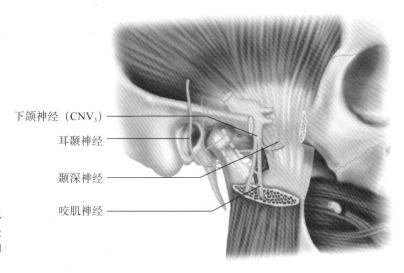

下颌神经（CNV$_3$）

耳颞神经

颞深神经

咬肌神经

图 15.4 耳颞神经支配外侧 TMJ 和咬肌神经（运动支）支配内侧 TMJ 示意图

切开关节囊的侵入性外科手术实际上通过关节去神经来缓解疼痛，而复发性颞下颌关节疼痛可能是由于这些神经再生成瘢痕。

假说：TMJ 疼痛是由神经传递

如果这一假说为真，那么介入性疼痛管理可能采用各种超声引导的神经消融技术，如射频消融（RFA）或冷冻消融来治疗 TMJ。已经有一份使用外周神经刺激器用于此目的的报告；请参阅本章中关于"结果"的部分[26]。

诊断性神经阻滞

耳颞神经应在颞下颌关节下方 1.2~1.5 cm 处，下颌髁后缘，即耳颞神经从髁状突后发出的位置注射阻滞。

咬肌神经——或穿透翼肌以支配 TMJ 内侧的神经——应通过在 TMJ 的正上方注射来阻断，将针穿入颧弓的内侧或深层。

神经阻滞技巧

- 先阻滞耳颞神经，深入下颌骨后缘，注意不要损伤第Ⅶ神经。
- 后阻断咬肌神经，穿入颧弓正下方的髁状突切迹。

作者首选的去神经技术

手术技术使用 3.5 倍放大镜；不使用止血带，而使用双极凝固器。患者仰卧位。局部麻醉剂是禁忌，因为它可能会阻塞面神经，使其面临受伤的风险。相反，使用稀释的肾上腺素溶液。手术部位在手术前做标记。在尽可能低的设置下使用双极烧灼器，以避免在解剖过程中损伤面神经。2006 年[27] 描述了一种去神经的方法。

做耳前切口，解剖下颌升支后缘，使用电刺激识别面神经分支。耳颞神经在下颌支的后缘周围辨别出来。发现一个小分支连接到外耳道。这个分支被切除。耳颞神经向近端延伸并在下颌升支的内侧分支。

咬肌神经的入路是通过在下颌髁切迹上平行于颧弓的切口来完成的。通过对咬肌、切迹之间以及髁突和冠突之间的深入解剖，识别咬肌神经。这与以咬肌神经作为供体神经的面部修复方法相似[28]。使用周围神经刺激器。运动支沿着切迹向下延伸，并识别和分离支配内侧颞下颌关节囊的感觉分支。它们的近端可以植入翼状肌肉系统。

临床结果

2006 年报道的唯一一例经计划的 TMJ 去神经手术，1 例患者在一年的随访中获得了极好的结果[27]。她患有先天性耳畸形（见本章"临床病例"），她的面神经定位异常。她手术后有一过性面瘫。

从概念上讲，即使是如定制的内植物等新的治疗 TMJ 疼痛的方法[29]，也可以通过在植入过程中发生的 TMJ 去神经来减轻疼痛。

最近报道了一种永久性的外周神经刺激器方法[24]：

该研究包括 6 例女性患者，其 TMJ 疼痛持续 2~8 年，对关节内局部麻醉剂和皮质激素注射无效。在阳性诊断阻断试验后，将四极或八极导联植入受累的耳前区进行为期 2 周的刺激试验阶段，之后将这些导联连接到永久植入的脉冲发生器上。视觉模拟量表、SF-12 健康调查、简明疼痛调查表和药物摄入量的结果在基线和永久内植物后 4、12 和 24 周被记录。6 例患者中有 5 例疼痛缓解超过 80%（平均 72%），并接受了永久性内植物。SF-12 健康调查的结果对于所有具体问题都是非常积极的，特别是关于身体组成部分的项目。患者报告说晚上恢复了正常的身体活动和休息。4 例患者停止服用止痛药，1 例患者将加巴喷丁的剂量减少了 50%[24] ①。

临床案例 [27] ②

一名 22 岁的女性是由她的医疗保健专业人员父亲转介的。这位女性患有双侧先天性感音神经性耳聋。学习口头交流技能需要使用她的下巴从正确的讲话中获得触觉反馈，随着时间的推移，给她的 TMJ 带来了巨大的压力。当她 13 岁时，她在与"流感"有关的咳嗽期间发生 TMJ 关节盘脱臼。通过关节镜手术进行双侧复位。她的咬合之前已经被纠正过了。在 20 岁时，在呕吐期间发生了第二次脱位，即双侧下颌关节脱位。在第二次关节镜手术中，TMJ 韧带被收紧。3 个月后，剧烈的疼痛开始出现，首先是左侧颞下颌关节和外耳道，然后是右侧。然后她进行了双侧开放式 TMJ 手术，缩短了关节盘后组织 / 韧带，

并从左侧髁突去除骨刺。她剧烈的疼痛，伴随着"偏头痛"，持续不断。

她的听力通过在左耳佩戴助听器进行了部分矫正。她的 TMJ 疼痛变得非常严重（10 分 /10 分），以至于她不能戴助听器。在她就诊的时候，距离上一次开放性 TMJ 手术已经 1 年了。那个手术并没有改变她的左侧 TMJ 疼痛，并且在左外耳道产生疼痛，使得她不能佩戴助听器（图 15.5a~d）。她的疼痛管理医师用奥施康定 200 mg 每天 3 次控制她的疼痛，并用羟考酮治疗突发性疼痛。她还服用了 600 mg 加巴喷丁，每天 3 次。她还服用了治疗严重偏头痛的药物和舒肌痛作为肌肉松弛剂。她服用治疗抑郁症的药物。高中毕业后，她主要待在家里的房间，但由于疼痛和药物治疗，她无法继续她的学业。她能读唇语，而且她的话还算可以理解。她很容易通过手语与母亲沟通。

她过去的病史包括她的口腔外科医师对她的 TMJ 进行局部麻醉，成功缓解了她 3 小时的疼痛，但随后出现了更剧烈的疼痛。

当时她在咨询 TMJ 去神经术时，她的主要目的是摆脱左侧 TMJ 的疼痛，这样她就可以进食，可以戴助听器，可以脱掉麻醉剂，这样她就可以尝试过更"正常"的生活。她在为她做手语翻译的母亲面前被告知，她将是第一个接受手术的患者。她看了 TMJ 区域的解剖图。计划是移除支配关节的两条神经，耳颞神经和咀嚼感觉神经。她被告知，耳颞神经的一个小分支支配着她疼痛的外耳道，希望通过 TMJ 去神经，这一分支也能被移除，允许她重新戴上助听器。之前在她耳朵前面的切口将再次使用，并将延伸到她的下颌角，以便到达我们需要移除的神经。她的耳朵前面可能有一个与耳颞神经相

---

① 经 Elsevier 出版社和作者 Kumar 等同意使用 [24]。

② 本部分 / 材料的复制许可由《颅面外科杂志》的主编授予。资料来源：Dellon 和 Maloney [27]。

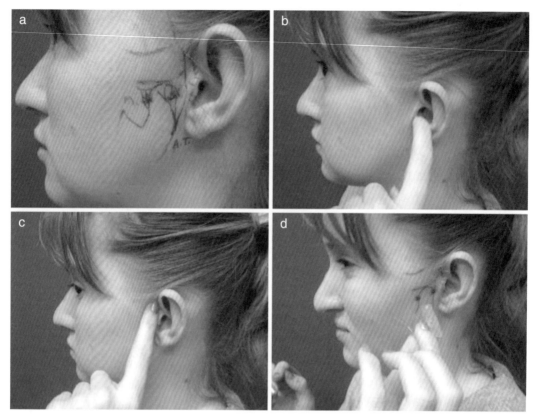

图 15.5　术前评估。（a）下颌髁、切迹、耳颞神经和咬肌神经分支的轮廓。（b）佩戴助听器时疼痛的外耳道位置。（c）咀嚼时 TMJ 疼痛的位置。（d）助听器（经允许，引自 Wolters Kluwer from Dellon and Maloney [27]）

关的区域，在她的余生中可能会保持麻木或没有正常感觉。她意识到面神经损伤的风险（图 15.6a~d）。

她的母亲问她女儿的情况是否会因为手术而变得更糟。

手术于 2005 年 1 月 25 日完成。

手术后的第二天早上，患者可以毫无痛苦地触摸她的外耳道。她一夜之间没有偏头痛。她之前的 TMJ 疼痛消失了，但她的下巴因手术而"酸痛"。她不能完全闭上右眼睑，她的面神经颞支在右侧不起作用。她有很好的 Bell 现象。没有出血或呼吸问题。

手术后 3 个月，她仍然没有偏头痛，她

戴着助听器，她几乎可以闭上右眼睑，但她的笑容还没有恢复。她开始了一项戒麻醉药计划。

在手术后 6 个月，她仍然没有疼痛，她可以闭上她的右眼，她的笑容正在改善。

在手术后 12 个月，她仍然没有先前的 TMJ 疼痛。她的偏头痛现在只发生在右侧，即对侧。她仍然有 TMJ 疼痛，疼痛有增无减，并保持在 10 分 /10 分的水平。在左侧，她有咬肌痉挛，并有正畸。她的笑容又恢复了。她可以戴助听器。她仍然服用与右侧，即对侧疼痛相关的麻醉药（图 15.7a~c）。

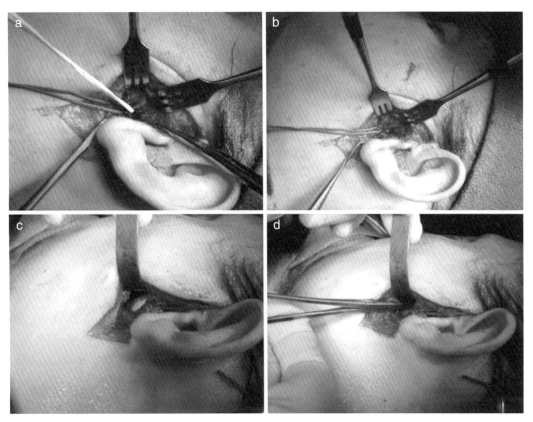

图 15.6　术中图。(a)白色血管环的耳颞神经，蓝色血管环的面神经颊支，以及切除前对假定的耳颞神经进行电刺激。(b)切除的耳颞神经位于皮肤上，面神经异常颊支周围仍有蓝环。(c)咬肌翻转，下颌切迹白色区域。(d)切迹内的直角夹，试图 TMJ 内侧去神经（经允许，引自 Wolters Kluwer from Dellon and Maloney [27]）

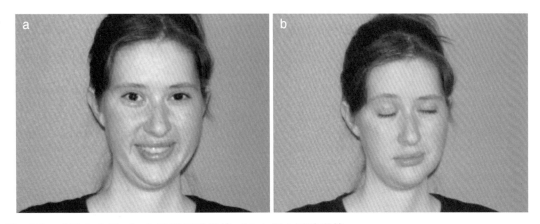

图 15.7　术后 6 个月。(a)睁开眼睛微笑。(b)闭上眼睛微笑

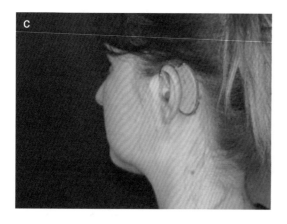

图 15.7（续）（c）佩戴助听器而不感到疼痛（经允许，引自 Wolters Kluwer from Dellon and Maloney [27]）

参考文献

[1] Thilander B. Innervation of the temporomandibular joint capsule in man. Trans R School Dent Umea. 1961;2:1.

[2] Griffin CJ, Harris R. Innervation of the temporomandibular joint. Austral Dent J. 1975;4:78–65.

[3] Worwick R, Williams PL. Gray's anatomy, 36th British ed. Philadelphia: Saunders Co; 1980.

[4] Hiatt JL, Gartner LP. Textbook of head and neck anatomy. 2nd ed. Baltimore: Williams & Wilkins; 1987. p. 213–5.

[5] Howerton DW, Zysset M. Anatomy of the temporomandibular joint and related structures with surgical anatomic considerations. Oral Maxillofac Surg Clin North Am. 1989; 1:229–47.

[6] Davidson JA, Metzinger SE, Tufaro AP, Dellon AL. Clinical implications of the innervation of the temporomandibular joint. J Craniofac Surg. 2003;14:235–9.

[7] Henny FA, Baldridge OL. Condylotomy for the persistently painful temporomandibular joint. J Oral Surg. 1957;15:24–31.

[8] Green CS, Laskin DM. Long term evaluation of conservative treatment for myofascial pain-dysfunction syndrome. J Am Dent Assoc. 1974;89:1365–8.

[9] Greene CS, Laskin DM. Splint therapy for the myofascial pain dysfunction syndrome: a comparative study. J Am Dent Assoc. 1975;84:624–8.

[10] Brown WA. Internal derangement of the temporomandibular joint: review of 214 patients following meniscectomy. Can J Surg. 1980;23:30–2.

[11] Rasmussen OC. Description of population and progress of symptoms in a longitudinal study of temporomandibular arthropathy. Scand J Dent Res. 1981;89:196–203.

[12] Silver CM. Long-term results of meniscectomy of the temporomandibular joint. J Craniomandib Pract. 1984;3:46–57.

[13] Benson BJ, Keith DA. Patient response to surgical and nonsurgical treatment for internal derangement of the temporomandibular joint. J Oral Maxillofac Surg. 1985;43:770–7.

[14] Merrill RG. Historical perspectives and comparisons of TMJ surgery for internal disk derangements and arthropathy. J Craniomandib Pract. 1986;4:74–85.

[15] Montgomery MT, VanSickles JE, Harms SE, Thrash WJ. Arthroscopic TMJ surgery: effects on signs, symptoms, and disc position. J Oral Maxillofac Surg. 1989;47:1263–71.

[16] Nickerson JW, Veaco NS. Condylotomy in surgery of the temporomandibular joint. Oral Maxillofac Surg Clin North Am. 1989;1:303–27.

[17] Moses JJ, Poker ID. TMJ arthroscopic surgery: an analysis of 237 patients. J Oral Maxillofac Surg. 1989;47:790–4.

[18] Wilkes CH. Surgical treatment of internal derangements of the temporomandibular joint: a long-term study. Arch Otolaryngol Head Neck Surg. 1991;117:64–72.

[19] Montgomery MT, Gordon SM, Van Sickels JE, Harms SE. Changes in signs and symptoms following temporomandibular joint disc repositioning surgery. J Oral Maxillofac Surg. 1992;50:320–8.

[20] Stegenga B, de Bont LG, Dijkstra PU, Boering G. Short-term outcome of arthroscopic surgery of temporomandibular joint osteoarthrosis and internal derangement: a randomized controlled clinical trial. Br J Oral Maxillofac Surg. 1993; 31:3–14.

[21] Murakami K, Moriya Y, Goto K, Segami N. Four-year follow-up study of temporomandibular joint arthroscopic surgery for advanced stage internal derangements. J Oral Maxillofac Surg. 1996;54:285–90.

[22] Jones GP, Tripathi SS. Successful use of stellate ganglion block and a new centrally acting analgesic with dual mode of action in a resistant temporomandibular joint pain. BMJ Case Rep. 2014;2014. pii: bcr2013203308

[23] Quek SY, Subramanian G, Patel J, Ananthan S, Zagury JG,

Khan J. Efficacy of regional nerve block in management of myofascial pain of masseteric origin. Cranio. 2015;33:285–90.

[24] Kumar N, Sardana R, Kaur R, Jain A. Intraoperative mandibular nerve block with peripheral nerve stimulator for temporomandibular joint ankylosis. J Clin Anesth. 2016; 35:207–9.

[25] Machado E, Machado P, Wandscher VF, Marchionatti AME, Zanatta FB, Kaizer OB. A systematic review of different substance injection and dry needling for treatment of temporomandibular myofascial pain. Int J Oral Maxillofac Surg. 2018;47(11):1420–32. pii: S0901-5027(18)30175-9

[26] Rodriguez-Lopez MJ, Fernandez-Baena M, Aldaya-Valverde C. Management of pain secondary to temporomandibular joint syndrome with peripheral nerve stimulation. Pain Physician. 2015;18:E229–36.

[27] Dellon AL, Maloney CT Jr. Denervation of the painful temporomandibular joint. J Craniofac Surg. 2006;17:828–32.

[28] Manktelow RT, Tomat LR, Zuker RM, Chang M. Smile reconstruction in adults with free muscle transfer innervated by the masseter motor nerve: effectiveness and cerebral adaptation. Plast Reconstr Surg. 2006;15(118):885–99.

[29] Ackland D, Robinson D, Lee PVS, Dimitroulis G. Design and clinical outcome of a novel 3D-printed prosthetic joint replacement for the human temporomandibular joint. Clin Biomech (Bristol, Avon). 2018;11(56):52–60.